脉诊：

从初学到提高

（第2版）

徐培平 著

人民卫生出版社
·北京·

图书在版编目（CIP）数据

脉诊：从初学到提高 / 徐培平著. —2 版. —北京：人民卫生出版社，2024.4

ISBN 978-7-117-35943-6

Ⅰ.①脉… Ⅱ.①徐… Ⅲ.①脉诊 Ⅳ.①R241.2

中国国家版本馆 CIP 数据核字（2024）第 016245 号

人卫智网	www.ipmph.com	医学教育、学术、考试、健康，购书智慧智能综合服务平台
人卫官网	www.pmph.com	人卫官方资讯发布平台

脉诊：从初学到提高

Maizhen：cong Chuxue dao Tigao

（第 2 版）

著　　者：徐培平
出版发行：人民卫生出版社（中继线 010-59780011）
地　　址：北京市朝阳区潘家园南里 19 号
邮　　编：100021
E - mail：pmph @ pmph.com
购书热线：010-59787592　010-59787584　010-65264830
印　　刷：天津科创新彩印刷有限公司
经　　销：新华书店
开　　本：710×1000　1/16　印张：20　插页：2
字　　数：338 千字
版　　次：2011 年 5 月第 1 版　2024 年 4 月第 2 版
印　　次：2024 年 5 月第 1 次印刷
标准书号：ISBN 978-7-117-35943-6
定　　价：69.00 元

打击盗版举报电话：**010-59787491**　**E-mail：WQ @ pmph.com**
质量问题联系电话：**010-59787234**　**E-mail：zhiliang @ pmph.com**
数字融合服务电话：**4001118166**　**E-mail：zengzhi @ pmph.com**

著者简介

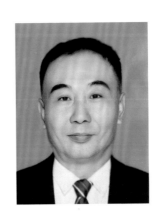

徐培平，1971年4月生，江西上饶人。1994年毕业于江西中医学院，中医临床基础（温病学）博士，广州中医药大学教授。现任广东省中西医结合学会感染病（热病）专业委员会常务委员、广东省中医药学会温病学（疫病）专业委员会常务委员、世界中医药学会联合会中医药抗病毒研究专业委员会常务理事。在中医药领域工作近30年，对中医药基础和临床耽嗜不误，以中医药继承和创新为己任，在中医营卫及经方理论与临床运用方面的研究有所心得，发表相关专业论文近60篇，获发明专利1项。目前的主要研究方向为病毒性疾病（温病疫病）的中医药防治，主持国家自然科学基金面上项目3项。出版专著有《脉诊：从初学到提高》《小郎中跟师笔记3：精准脉诊研习录》。

内容提要

本书结合临床实际，针对学习脉诊中经常面临的两大问题：脉象的掌握和脉诊的临床运用进行了探讨。全书分为上下两篇。

上篇诊脉基础篇，主要是对脉学有关理论的探讨，对脉诊原理和寸口分候脏腑法依据进行了阐述，提出了较有新意的看法；介绍了一些至今在民间仍有所运用的古脉诊法，如遍诊脉法、气口九道脉法等；阐述了脉诊临床运用方法，包括指力脉诊方法的运用及症脉同辨临床运用方法等，对脉诊其他临床运用面临的问题也进行了阐述。下篇诊脉提高篇，主要是病脉的诊辨及论治，以八纲二十九脉分类展开。重点论述了脉象辨析及体会，并结合古今医家脉案案例详解症脉合参在临床运用的具体方法。

本书既有对传统脉学原理和脏腑分候理论的新探索，也有对脉诊临床运用的体会及二十九种脉象的辨析和症脉辨治方法的思考。本书有关指力取脉法的内容有助于学习脉诊者在脉象的辨识方面的掌握；"脉症同辨"的思维方法也有助于初学脉诊者在临床上更好地运用脉诊方法，是一本较为实用的脉诊学习用书。本书可供临床中医、中医药院校师生以及中医爱好者参考。

前　言

　　脉学是中医理论体系的独特缩影，脉诊是最具中医特色的诊断方法之一。《难经·第六十一难》说："望而知之谓之神，闻而知之谓之圣，问而知之谓之工，切脉而知之谓之巧。"在望闻问切四诊中，脉诊虽为四末，但它是中医诊断学中最重要的一环，起决定性作用的一环。因为望闻问诊凭的是外观的感觉收集症状，而脉象除反映了脏腑气血阴阳的变化外，辨脉也是一个思维辨析过程，是揣摩患者体内的五脏六腑气血、正邪虚实状况的过程。脉、症、药是互相联系的整体，清代毛祥麟说："切脉辨证立方，为医家三要，而脉尤重，盖脉既明，自能辨证，而投药不难也。"（《对山医话》）也就是说辨证论治的前提是辨证，而辨证重在辨脉。辨证难的原因在于辨脉难。把脉象很清楚地掌握了，处方用药自然水到渠成，如果对脉象模糊，只凭方症对应处方下药，往往是虽有偶效却觉心中无底，更别提触类旁通了。

　　由于脉诊的难点，所谓"在心易了，指下难明"，不仅在中医本身，在老百姓中间也是一直蒙着神秘的面纱。推崇脉诊，甚至神化脉诊的有之；排斥，甚至主张废弃脉诊的也大有人在。无论是神化脉诊还是排斥脉诊的，都将脉诊落入到神秘和虚无的地步。而脉诊本来就是为临床实践服务的，有着它科学的理论基础。

　　目前脉诊在临床工作中有一大部分是没被重视的。主要原因，还是脉诊难于掌握和客观化。自民国以来，脉诊就被渐渐边缘化。目前的教材虽是经过整理有利于教学，但脉诊内容的介绍往往不切合临床实际。比如临床单一的脉象是较少的。另外有些脉象是互相间杂的，比如弱脉、虚脉、细脉等在指下往往同时出现。另外脉象的特异性也是一个问题。一个脉象，有的人可能诊断为虚，有的人可能就诊断为弦。古代也有这样的情况。说明从古到今，脉象的辨别一直是个困扰医生的问题。此外，脉象的病机推定也没有特异性，许多还得靠自己的经验把握。所以现在临床病案中的有些脉象，要么是按照诊断的病机添的，要么就是给出的脉象和症状相差很大，甚至是完全矛盾的。脉象还缺乏客观化的标准。脉诊靠的是个人指下的感觉，浮沉迟数很容易上手，尤其是迟数，因为有可以定量的标准。难就难在其他脉如微、涩、散等，这种指下感觉即使是医生久按或者歇息后再按都可能没有相同的感觉，更何况学生去按，故此脉学难学难教也。因此临床上脉诊被边缘化是在情理之中。

历代医家对脉诊从不同角度进行了阐发，可谓见仁见智，积累了丰富的经验，然而良莠不齐。本书在学习古今有关脉学经验的基础上，对脉象的把握和脉诊如何与诊疗实践结合作了探讨。脉诊的运用实际上有先天性的缺陷，就是缺乏客观性的标准，因此才会有千人千象的脉象，尽量简化和客观化应该是努力的目标，所以本书对这个问题尽自己的理解和能力所及作了点阐述。如何把脉诊与诊疗实践结合起来作为诊断的方法，本书认为脉象其实与症状一样都是疾病的外在表现，通过脉象去推测的是疾病的病机。脉症并辨而治是临床诊断的前提，两者都是通过对证的"病位＋病性"属性的辨证论治，从而有效地指导临床诊治。

本书分为上下两篇。上篇诊脉基础篇，主要是对脉学有关理论的探讨，对脉诊原理和寸口分候脏腑法依据提出了新的看法。同时介绍了流传至今，散在于民间的一些古脉诊法，如遍诊脉法、气口九道脉法等；并阐述了脉诊临床运用方法，包括指力脉诊方法的运用及症脉同辨临床运用方法等。下篇诊脉提高篇，主要是对病脉的诊辨及论治，重点论述了脉象辨析及体会，并结合古今医家脉案案例详解症脉同辨在临床运用的具体方法。本书既有对传统脉学原理和脏腑分候理论的新探索，也有对脉诊临床运用的体会及二十九种脉象的辨析和症脉辨治方法的思考。

本书部分论述参考了西医之学者，窃以为有助于理解和应用脉学的，可慎为采纳，以期初步融通，但不刻意解释，以免有牵强附会之嫌。

本书参考并引用了从古至今历代医家学者的脉学著作，由于古代的医案大多很精简，评述也主要按辨证的思维分析脉证并辨。主要的参阅书籍均在书末予以标明，以便读者检索。

本书深入浅出地对脉诊临床运用的有关问题进行阐述，对学习中医脉诊有一定的裨益和帮助，对于中医临床医师脉诊的运用提高有一定的启迪。

　　本书自初版以来，多次重印，深受读者喜爱，不少读者来信指出了书中的缺漏及不足，借此再版机会，对他们表示衷心的感谢。本次修订补充了个人对脉诊的一些新认识，增加了图解示例。由于中医脉学博大精深，内容宏富，不可能面面俱到，谬误和缺陷之处，敬请批评指正。

徐培平

2018 年 2 月 9 日

目　录

绪论——学习脉学中的思考

作为一个生活在 21 世纪的中医医生，接受的是传统中医正统教育。相较于"望、闻、问"三诊，脉诊学习和掌握的难度比较大，缺乏客观化的标准。因此在临床工作中或多或少对脉学进行了一番思索，针对许多学生学习脉诊比较关心的问题谈一些心得和体会。

一、学脉要看什么书最易懂和易入门?

能进入到中医这所神圣的殿堂里面，完全是因为高考录取调剂的缘故。在这之前对中医接触得甚少，在报志愿之时甚至对中医学院没有清晰的印象。20 世纪 80 年代末的江西中医学院，传统中医教育氛围还算浓厚，学校也推行了一些中医改革，比如毕业实习选拔学生跟随各地有名望的中医拜师学习。学生之间学习中医的气氛也算浓厚，记得同学之间还打趣谁谁以后要成名医大师。"会当击水三千里"，成就一番中医事业是当时我们这些青春年少的学子的理想。在大学的几年里，算是比较认真地把中医理论学习了下来，该背的背，该记的记，对于中医的信念不像现在的学生那么迷惘。那时计算机还没普及，更谈不上现在的信息网络了，所以跑图书馆是经常的事。但那时的中医图书资料也很有限，由于家里不富裕，每月的生活费都是掐着手指算好的。为了买一本好的中医书，还是下定决心省下钱来买了，记得还在书的扉页上写下当时下决心的心境——"舍不得孩子套不着狼"，在上课时，老师也看到了这本好书，他拿起书看了一下，读出了我写的那句话，把全班同学逗得哈哈大笑。

书店里关于脉学的书比较少，大多是重印的古籍。工作之后才有能力收集脉诊方面的书。从自己的读书体会来看，要想快速入门的话可以选择现代医家编著的书，这些书用现代语言结合作者的实践经验，对脉学进行了整理和归纳，较有条理，也易理解。比较好的书推荐张琪的《脉学刍议》、许进京的《脉法精粹》、刘伯祥的《脉法求真》、张汤敏的《脉法指要》、黄杰熙的《实践脉学》、吕郁哉的《凭脉辨症凭症用药》。

这些书基本可以帮助对脉学的学习和掌握，但要在临床上精进脉诊，还需钻研古代一些较好的脉学专著。因为现代的脉诊教材中的脉诊内容基本上是根据《脉经》《濒湖脉学》等脉诊书整理归纳而成。

古代脉学专著比较多，要都看下来很困难，必须有选择性地阅读。

王叔和的《脉经》辑集载录了《黄帝内经》以来，扁鹊、张仲景、华佗以及"王、阮、傅、戴、关、葛、吕、张"等历代诸家的脉法论述，而且通过其分析归纳，系统整理，对诊脉方法、脉学理论及脉诊临床意义作出了统一规范或明确阐释，使脉学更趋科学实用。后世脉学的方法和理论都源于此。《脉经》所载脉象由于名称划一，指标明确，临证实用，易于推广，因而得到广泛承认，并成为后世脉法的准则。而且《脉经》把脉象主病与证候辨识结合起来，使脉法成为临床使用的诊断技术，使脉象成为临床辨证的重要依据，从而提高了脉诊的临床价值及意义。《脉经》的理论性较强，是初学者脉学理论必读之书，但内容庞杂，不适合初学者学习使用。

李时珍的《濒湖脉学》则将各种脉象主病以口诀韵语形式进行归纳，规范的27种脉象及其主病，为大多数医家所采纳，成为临床辨证的主要依据，适合初学者背诵记忆，朗朗上口，因而流传较广。

滑寿《诊家枢要》、周学海的《诊家直诀》最为著名。《诊家直诀》撷取《黄帝内经》《难经》《伤寒论》《金匮要略》《脉经》《针灸甲乙经》《备急千金要方》等历代医著中有关脉学的内容写成，实为《脉义简摩》《脉简补义》之精要。全书综论脉象、指法及主病，并用位、数、形、势、微、甚、兼、独八字作为分析正脉、变脉的纲领，会通24脉，内容切要，足资临证参考。

清·吴谦等编撰的《医宗金鉴·四诊心法要诀》，周学霆《三指禅》根据《黄帝内经》以平人定病脉的理论，以缓脉为诀，认为如能分清缓脉，即可提纲挈领，权度诸脉，并在缓脉的统领下，建立起以浮、沉、迟、数为四大纲，以微、细、虚、实等22脉为对应网络的脉象系统，使人能清楚了解每对脉之间的差别特点，便于领悟掌握。朱栋隆《四海同春》，重视脏腑诊治及24脉辨别，"脉阐病源，药随脉定"，在脏腑脉证的辨治方面有独到贡献，颇合临床使用。

这几本书我觉得最值得向想学好脉诊者推荐。当然旁涉之余也应多看《黄帝内经》《难经》《伤寒杂病论》及其他医家关于脉学方面的论述，广博学习，必有所悟。

二、诊脉姿势

有些医书上认为应该以左手切患者的右手，以右手切患者的左手，不应该单手切患者的双手之脉。从诊脉的姿势上来看，这种切脉应该是合理的。有的医书上说患者右手之动脉搏动应全身"气"之进退，患者左手之动脉主全身"血"气之衰旺。从寸关尺脏腑所藏来看，左手候心、肝、肾，主要与血气关系密切，右手候肺、脾、命门，是与气关系密切的脏腑，因此，这种说法也有一定道理。

定位时，一般医生运用自己的双手从患者的桡侧端（外侧）切入，以指腹按高骨定位寸关尺布指，不可用指尖切脉。此时用医生的拇指顶住患者的腕背即可自由施力（图1）。

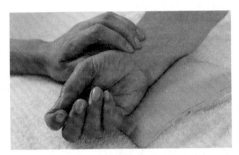
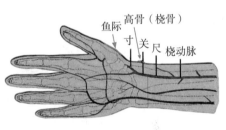

图1　诊脉姿势图

三、平脉是怎么样的？

中医脉诊是医生通过触觉了解病人寸口等部位的动脉搏动之后，用某些修饰性词语所表达出来的知觉，是一种主观的心理学行为。知觉世界并不是凭空臆造出来的，必定与"真实"世界有着某种关系，这种关系取决于知觉客体与主体两方面的客观性质，这是知觉所具有的物质性，也是脉诊在一定程度上客观化的基础。由于缺乏客观化的对照标准，因此，脉诊不如舌诊那样直观，难以黑白分明、图与象对号入座。

对某物的研究，一般都会有正常对照，还要有阳性对照之类参照物。而脉象的掌握也有一个参照物，就是正常人的脉象是什么样的。

教科书里对正常脉象的叙述是这样的："三部有脉、不浮不沉、不迟不数、成人一息四至、和缓有力。"等等。事实上这是在理想状态下一个平脉的标准，难以在实际中见到。

一般来讲，脉来搏动从容和缓，便是正常的脉。这还不够。正常的脉首先表现在脉搏至数和节律是正常的，其次还要求脉象能应乎四时起居、年龄及生理变动，不应即为病脉也。

也就是说，正常人的平脉首先是缓脉，所谓四季皆缓，中央脾脉藏于中。主要表现在脉率和脉律的正常范围内，而随着四时季节的变化，春脉偏弦，夏脉为洪，秋脉为浮，冬脉为沉。因此平脉不是说一次只能见到一种脉，我们平时说的平脉，也就是缓脉，首先在脉率和脉律上是处于正常范围，这个是平脉的基础，同时它又是个复合脉，包括了前面的浮沉弦洪四脉，缓脉之中藏见四时之脉的，均属于平脉，这标志着人的五脏气血运行正常，也能随四时阴阳变化而变化（图2）。否则即为病也。比如冬天人体气血沉潜于内，脉本为沉，如若脉浮现于外，虽缓而亦有病也。

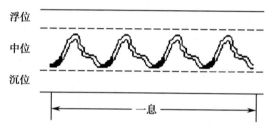

平脉：一息四到五至；节律整齐；从容和缓；尺脉沉取有根；或浮或沉；或大或小，随四时、禀赋等差异波动

图2 平脉示意图

因此在诊脉时既要对病人年龄、生活起居、体质等因素考量，还要结合环境气候的因素。尤其是不同的季节，人体的脉象和气血变化是不尽相同的，春弦、夏洪、秋浮、冬沉，这就是四时的脉象。

不明平人不病之脉，则难辨什么是有病之脉。

四、切脉的一些技巧

古今论脉之书，多侧重于脉象而忽视诊法。脉象的种类在各类著作中有二三十类之多，古代名医柯琴亦曾感叹："自有《脉经》以来，诸家继起，各以脉名取胜，泛而不切，漫无指归。夫在诊法取其约，于脉名取其繁。"这种通病古今皆然。

要掌握好脉诊，就得勤于练习，一方面把患者的脉，另一方面就是练技巧。这个技巧就是指力。指力包括单按、总按的力度，还要掌握《难经》所说的菽权轻重法的指力取脉法。总按的指力要求三个手指的力度一定要平均，这一点需要大家时刻牢记！尤其对于杂病，在临床上常常见到单独一部脉或沉或浮，或弦或弱，那么这就是病机的关键了。这是脉象"查独"的要点，不然疾病病机是不能明确的。所以，要不断练习三个手指的力度，要平均。初学的人一般都不会注意这些细节，常常不自觉地就加重了某个手指的力量，以至于把病机搞错。

至于单按，则要以《难经》所说的菽权轻重法，均匀地加重指力，三菽六菽九菽，慢慢加重，以力度的大小分浮取、中取和沉取，从而准确地辨识脉象（图3）。

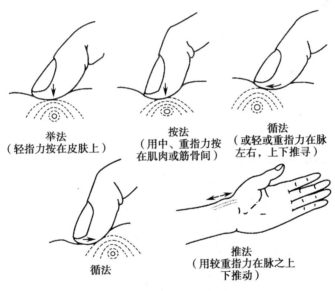

举法
（轻指力按在皮肤上）

按法
（用中、重指力按
在肌肉或筋骨间）

循法
（或轻或重指力在脉
左右，上下推寻）

循法

推法
（用较重指力在脉之上
下推动）

图3　切脉手法示意图

至于菽的大小轻重，不要去管原来一菽有多重，诊脉时，从轻触皮肤算起，就是三菽，到按之至骨，为九菽，中间的自己划分。"菽"主要是指把脉时的力度，具体每次用"几菽"的力度，关键还是个经验问题，真把脉时，是不需要计算的。而且在不同的人，取脉时用的力度也要求不一，不能硬套。具体内容参考本书相关章节。

浮取：诊脉者以最轻的力度，最柔的接触，指腹皮肉搭在患者腕部寸口左右三部的皮肉，都没有变形，叫作极轻的接触，就是浮取。

其次，练沉取：以最重的力度，把诊脉的三指推向被诊脉者的腕骨，深压到不能再压的深度，叫作极重的接触，就是沉取。

诊脉者的三指，寻找到浮取和沉取的中间状态的诊脉力度和深度，就是中取。

诊脉者练习这些，主要是为了获得整体性脉象和个别性脉象。

详细的阐述参阅正文部分的内容。只要平时注意这些细节的东西，多加练习，自然会掌握指力的运用方法。

诊脉的练习，在身边其实有很多机会。自己的亲戚朋友，有病无病的皆可。比如，小孩脉象多数快，老人脉象多弦硬，均可摸察相应的脉象。有肿瘤疾病的，可探查涩脉等；嗜酒的，可以探查濡、数、滑脉等；怀孕的，更可体会滑脉等情况。

即使自己也是很好的学习脉象的材料。把自己平时的脉象记在头脑里，作为一个重要的参照系，在每年四季更迭时体会脉象的变化，就可大致体会弦（春）、洪（夏）、浮（秋）、沉（冬）等脉象。

《黄帝内经》认为，天有四时五行，以应生长收藏。如果单从人体脉象而言，春天，就像江河解冻流通一样，人的经脉也开始流通，所以人的气血集中在经脉中，脉显弦紧之色。夏天，就像万物开始繁荣一样，气血盛满，于是气从经脉中溢出，脉络受血，皮肤充实，脉来盛涌而似洪；长夏时热甚而湿生，热胀湿缓纵，并且溢入肌肉中，其脉似缓。秋天，就像万物都开始收敛一样，皮肤开始收引，腠理开始闭塞，脉象不如夏季那样盛满，处于收敛状态，其脉浮而细涩。冬天，就像万物蛰藏一样，气血潜伏于骨髓之中，五脏之内，如石沉水。

五、寸关尺脏腑配属

脉诊五脏六腑皆有定位。五脏寸口定位比较明确，而六腑的定位则有很多争议。尤其是大肠和小肠的定位就有几种说法。一种是根据脏腑表里配属的关系，把小肠分属右寸，大肠分数左寸。一种是根据大小肠在下焦的位置分属于两尺。这些都有相应的理论根据和实践依据。但临床上碰到一例，按大小肠皆属于脾胃论，大小肠与胃相承，仲景《伤寒论》谓"阳明之为病，胃家实是也"。书中明言"有燥屎在胃中"，实为"有燥屎在肠中"。大肠、小肠定位从属于胃，诊在右关。

就右手而言，右寸候肺。肺虽与大肠相表里，但大肠属腑。根据"虚则为脏，实则为腑"的病理。大肠为实的病机当合之于右关（大小肠，皆属于阳明），大肠为虚的病机则合之于右寸。左寸心与小肠亦类似。脉实者候腑、脉虚者候脏，其余左右三部脏腑病变之断法皆同此，医者不可不知。

不少乙型肝炎患者，临床上的表现大多是肝脾不和的症状。患此病的年轻人不少，熬夜伤身，有些人自制力不强，纵欲较多，因此主诉疲倦乏力、面色苍白。脉象表现则关脉常缓弱。中医有谓"劳倦伤脾""肝病传脾""肝为罢极之本"，反映到脉象就是如此。左关主肝胆，右关主脾胃。但如何区分脏腑之病，有人以浮取主肝脾，沉取主胆胃。按临床上所见，不若虚以脏治，实以腑治。一人患有胆结石，3 年多来常发作，右胁、胃脘时或隐痛，时或绞痛，时或懊恼烦乱，纳呆食减，医院检查断为肝胆管结石伴胆管炎。其发之时，关脉多弦滑紧数，盖其发饮食不甚，食积痰阻触发，是胆腑为病。其未发之时，脉多弦细而微数，是肝阴不足而有积热，是寸口脉诊分脏腑亦不离脏腑病机理论。

以上所述，有些与传统脉学相左，但无论脉理或手法均经临床印证，千锤百炼，绝无疑问。

六、诊脉的方法

我的方法是，先知道正常的脉象是什么（参见前面内容），其余即为病脉，当然也要考虑特殊人群，如老人脉略弦，小孩脉数，胖瘦，春夏秋冬，相信书里也不乏记载。

知道了常脉，下一步就是总按和单按等方法，探识二十九种脉象（具体方法和意义参考后续章节）。

下一步，需要回到我们的手上，以枕后高骨为关脉，前面为寸，后为尺脉，然后浮、中、沉取，左右手脏腑部位脉象情况。

在寸、关、尺上分寸为阳，尺为阴，浮为阳，沉为阴，这样结合浮沉迟数，我们就可以对人体的阴阳、表里、寒热，大致分清了。再结合有力、无力，有力为实，无力为虚，然后看脉形长短，长为有余，短为不足。这样就可以把阴阳表里、寒热虚实分清了。最后结合部位，看所体现的脉，在脏器分属于何脏就可以断病了。知道了这些，我们再把这些脉象重新组合，因为临床会有很多脉象组合在一起，如浮迟、浮数、浮长、浮细，同样，沉脉也是，沉短、沉而有力、沉数，都需要我们结合起来细细分析。最重要的是莫持一诊而诊病，古人的四诊合参是很有道理的。

举一个案例：一女性颈椎病患者，是从事广告设计的，经常伏案工作，因此经常发生头项强痛，X线片诊断为颈椎增生。最近由于忙于交付工作，日夜加班，整天待在空调房里，故发生头项强痛，起初不是很严重，到药店买了点止痛药，服药后症状减轻，药效过后仍然头项痛，而且越来越严重，迁延一周，诊时痛苦异常，体力不支，面色有些苍白。触诊左右脉关、尺均易得脉体清楚，有浮紧之象，然右寸脉搏动较不显，且中按始得，脉体较短。寸主上焦之象。脉细短主气不足，脉浮紧是有风寒袭肉腠，处方以桂枝加葛根、炙麻黄、生黄芪而愈。

七、以脉诊病与以脉辨证

脉本来是四诊的一种，但历代很多脉学著作，比如《脉经》《濒湖脉学》等书中有很大篇幅是讲某脉主某病、某症。这种思路与现在许多民间中医用把脉诊断疾病，尤其是现代疾病的诊断方法类似。目前的脉学研究有追求从脉象断病症，尤其是现代医学的疾病的倾向。常常听人赞誉某某名医一按脉就知病人患有何病，羡慕之情溢于言表。实际上诊脉之根本目的在于诊查病机（气机变化），是为辨证施治服务。当然，若能准确把握病机，结合病人年龄、职业、形态、气色，结合经验是完全有可能较准确地说出病人有何病症的，但绝不是简单地根据诊脉。

本身传统中医这种以脉定症的方法就是值得商榷的，现代这些脉法以脉诊病，其中还发展了各种脉名和手法，纷繁复杂，使本来就难学的脉学变得更复杂，更让人摸不着头脑。一脉可由很多因素而形成，而一种致病因素、病机又可出现很多症状，这是很难准确地预先规定某脉必见某症的。每见有医生滔滔不绝地说只凭诊脉便能断定病人得了什么病，甚至能准确说出这个病发生的时间、地点和原因。不可否认，根据脉诊，的确可以推测一部分症状，有经验的医生结合望、闻、问、切四诊的经验，捉住脉的病机，自然可以推测大概的症状，有何难也。观现在的一些脉法，每以脉诊病，夸大脉诊的作用，作为炫技哗众取宠，貌似是脉诊研究的繁荣，其实是有碍于脉诊发展的。脉学有所凭，所凭的乃是脏腑气血阴阳亏虚和邪气的性质所在。比如浮脉为风，所凭为阳气上浮。涩脉为血瘀，所凭乃气血滞涩。但癌积多瘀、出血、外伤也每多瘀，脉象只是疾病外在表现之一，以一叶推测整个树木非此理。只有在望、闻、问的基础上获得对该病的初步印象，再进行诊脉，才能判断疾病的性质、病位及病的程度。因此，不可将脉与症牵强、刻板地搭配，以脉定症，脉本是症状的一种，也是基本外在表现的一种，应该重视四诊合参和脉象、脉理。脉理通，自可了解各个症状的病理意义及相互之间的联系，从而作出正确的诊断，所谓脉理通而脉自明。

临床上以脉测症倒是可能的。比如摸到涩脉，结合患者其他综合情况，闻声、望全身局部情况，看走路等姿势及寸关尺脏腑定位，大抵可推测出有癥积之类病患。摸到脉结代，大抵也就是西医的心律失常的疾患。这些不过是医生的阅历及四诊合参的结果。在患者看来可能很神奇，但医者切不可故弄玄虚，炫技欺人。

那么是否可以不诊脉辨证就用中药呢？老实说，临床上有一些。比如一些中成药针对的是那些病机比较单一或者明确的疾病。这些都可以根据其他三诊确定疾病用药。或者有明确的病机如补中益气丸、六味地黄丸之类。

但在临床处方时，脉诊的重要性是不言自明的。一个对脉诊一点都不熟悉的中医，怎么能做到"望闻问切"四诊合参呢？脉理不明，四诊合参就是一句空话，只能"望闻问"三诊合参。其他三诊为诊断疾病提供了完整的资料，但在辨别脏腑虚实这一关键病机时还需要靠脉诊来达到。

八、脉象辨识问题

怎么辨识脉象，这是一件很主观、也很困难的事情。困难就在于脉象是主观的，因此把脉客观化是解决问题的主要方法。目前，对脉诊的客观化也做了不少工作，比如用脉诊仪之类，但似乎都没有在临床上得到很好的运用。

从脉象形成的原理看，一言以蔽之，乃气与血耳。脉乃血脉，赖血以充盈，靠气以鼓荡。脉象的诸多变化是气血变化的反映。脉的搏动是气的表现，脉体的充盈是血的表现，而气与血相互影响，与全身脏腑有密切关系，反映在寸口动脉而成脉象。

李时珍在谈其诊脉的体会时曾说："非候五脏六腑之部位也，乃候五脏六腑之气也。"

脉象种类很多，在切脉过程中，我们要探查脉象的哪些因素？许多脉象有脉位深浅的差异，比如浮脉、濡脉、芤脉、散脉、革脉都是脉位在表；沉脉、牢脉、伏脉脉位较深。因此，首先应区别脉是浮脉还是沉脉。切脉时手指是从浅表往深层逐渐探查的，首先轻触皮肤（即"举"），即可探出脉象是否浮；无浮脉则又加压（即"寻"），在这个层次可触到许多脉象；然后用第三种力量即"按"，此时检查是否沉脉。按照指力大小的顺序来探测脉象的位置。

其次，脉搏搏动的力量大小也有区别。脉搏有力为实，无力为虚（弱）。虚脉类有虚脉、微脉、弱脉、散脉（散脉兼有虚象）；实脉类则有实脉。

再是脉体的长短。长脉、弦脉的脉体为长。短脉和动脉脉体较短。在做寸、关、尺三部探测时，可首先区别出脉象的长脉、短脉，然后才能进一步探测寸、关、尺的脉象。

四是推算脉率的快慢，这个是脉的"疾迟"问题。与脉率有关的有数脉、疾脉、迟脉、缓脉。其至数比较容易区分。

五是探查脉律是否规整。与脉律有关的有促脉、结脉、代脉、散脉。这也有较客观的标准区分。

六是脉流的滑利程度，主要表现为滑、涩两脉。

七是脉管的软硬程度，主要表现为弦、紧等脉。

八是脉体宽度程度，主要表现为大脉、细脉、洪脉等。

对这八个方面都考究下来，基本上对脉象的脉位（左、右、上、下）、脉势（虚、实）、脉率（疾、迟等）和脉律（结、代等）、脉形（洪、紧、滑、涩、动等）等已经心中明了，不再是"指下难明，心中难了"。这样就能获得较为具体的脉象。

在这之后，还需细分寸、关、尺的问题，观察是否存在某部位出现异常的脉象。最后结合望、闻、问三诊的情况，判断四诊是否相符，从而决定脉象在治疗决策上的取舍。

把脉时能把上述思维程序了然于胸，逐步操作，才能让自己不被纷繁的脉象所迷惑。古人所说"切脉而知之谓之巧"，这个"巧"大部分就是脉诊思维程序格式化、程序化的结果，多加实践，自然会有"熟能生巧"之妙。

九、芤脉主瘀

芤脉在临床中比较少见，一般见于大出血之后，轻取按之，也就是浮取得之，脉大搏指，但不甚耐按，用力脉软下陷有落空感。这就是脉书所说的"浮取如葱管，中取按之中央空"。除了急性大出血、脑血管出血等之外，临床上一些慢性病也可见到，比如长期月经出血过多及内有痈疡。故《脉诀》主以瘀血及痈脓是有道理的。大出血所现芤脉一般是波及全身性血管，寸、关、尺三部俱见。若长期局部瘀血或者有脓肿，往往是偏于脏腑或组织之某一侧，另一侧仍可流通气血，且因受到阻碍而不畅，故于脉诊部位仍见某部位呈现芤脉，且必伴有细涩而已。但若临证时不细心揣摩，往往被忽视。临床上一些患有高血压、脑动脉硬化的病人常可在寸脉见芤，当防有脑出血的可能。故脉书所言，"寸脉见芤血上溢，芤现尺脉下流红"。

十、浮、沉二脉的辨识

浮脉和沉脉在许多脉书里描述得比较复杂，如浮脉，《濒湖脉学》里是这样说的，"浮脉，举之有余，按之不足。如微风吹鸟背上毛""如水漂木"。"有余"好理解，就是轻轻按手指就能感到脉搏搏动有力，"按之不足"即重按时力度减小。但如"微风吹""水漂木"是很抽象的东西，跟脉象有什么关联呢？

在《难经》里是采用菽权轻重法来区别，相对有参照物，比较客观，辨别浮脉和沉脉非常准确。

指力轻触皮肤，以手指的自然重力施压于皮肤之上，相当于三菽五菽指力，此时能够感触到的脉搏的搏动，即浮脉。指力以深至于肌肉，甚至"按之至骨"为沉脉。所谓"按之至骨"是一种指感，具体表现为以指压而脉气不能流通，指下感觉不到脉动为宜，若稍举指，则脉动于指下。

十一、脉象与八纲的应用

中医传统之诊断法则，皆以"八纲"为主，将病者所表现之症状，归纳为阴、阳、表、里、虚、实、寒、热等，以为病理分析之依据。脉象作为症状之变化的体现，其分类也有八纲之属：阴阳、浮沉、迟数、虚实。这八脉，是大部分中医比较熟悉的二十九脉的根本，也是千千万万、复杂迷离的组合脉象和脉诊的基础。

阴阳是总纲，也是要害。"察色按脉，先别阴阳"，这是《素问·阴阳应象大论》提出的四诊辨治的基本原则。"问曰：脉有阴阳，何谓也？答曰：凡脉大、浮、数、动、滑，此名阳也；脉沉、涩、弱、弦、微，此名阴也。"（《伤寒论·辨脉法第一》）这可是张仲景《伤寒论》正文开宗明义的第一句话！阴阳是八纲辨证的总纲，也是脉诊的总纲。因此准确地辨别脉象之后，首先辨别的是六脉总体上的阴阳，再向某一／某几个具体的脉位上集中（寸、关、尺等），再详辨具体脉位上阴阳情况，其过程是一个从整体疾病的阴阳属性到局部的阴阳属性,最后确定疾病的病机——证。这是脉诊的基本思路,万变不离其宗。

表里、寒热、虚实,变成了六纲,所对应的六脉即为浮、数、实、沉、迟、虚。在这六脉中,浮、数、实为阳脉;沉、迟、虚为阴脉。

虚脉、实脉,脉书上对其脉象描述得很多,大多很抽象。其实在临床上反而不实用。虚实之分,在于沉取有力与无力。虚实与寒热之辨是临床辨治的关键。所谓实则泻之,虚则补之,千古不变之论也。能够分清虚实,思过半矣!

十二、四诊合参、脉证同辨

脉诊是中医诊断的核心,大多数疾病都需要其他三诊的合参,但少数疾病单凭脉诊是可以做到明确诊断的。四诊合参,参合的是中医病机,也就是当前疾病的证——病因、病位、病性、预后转归等情况。把这个大前提给扔了,单纯强调脉诊的诊断并不会给中医治疗带来多大的推动。

脉证同辨在诊治中有重要意义。仲景伤寒杂病之治,讲究这个方法。如其讲:"观其脉证,知犯何逆,随证治之。"自古以来,四诊依其诊断价值来排列,当依次为望、闻、问、切,而其中脉诊起着决定性作用,岂不有违古训?望、闻、问、切是四诊在诊断过程中运用的顺序,而不是重要性的先后排列。医者看病,总是先望病人之神色形态,闻其气息音声,问其所苦,再诊其脉,以明确诊断。若论四诊的重要性,当以切诊为先。中医的一个完整诊断,主要辨别病性、病位、程度。在明确诊断的这三个要素中,脉诊一般都起着重要的、甚至是决定性的作用。明确了诊断中这三个要素,一个完整的诊断也就形成了。这就是脉诊在诊断中的价值。

某患,四五十岁的样子,进来坐下,伸过手来一句话不说,观体形中等,面目虚浮,鼻头色微黑,舌暗淡、湿润,苔薄白。不时而见咳喘,唯气息弱。脉之,双手黏腻而冷,浮取寸浮而大,尺不现,关脉弱,沉取寸脉微而涩,关脉虚,重按到骨,寸关脉不见,尺脉可及。

先是望诊和闻诊,鼻头色微黑,是有水气,《金匮要略》有此原话。

不时而见咳喘,唯气息弱,说明上焦有病,当是老年慢性支气管炎之类,咳久伤肺而气弱。

舌暗淡、湿润,苔薄白——是一个虚寒的印象。

双手有汗而冷——此表阳不固。

浮取寸浮无力，尺不现，关脉弱——大体印象是上中下三焦气弱而虚。

沉取寸微而涩，关脉虚——寸微而涩，说明阳气不上达，阳气涩而不行，下而不固是气短而浮，头晕汗出亦然。

重按到骨，寸关脉不见，尺脉可及——是阳气虚弱，手冷就再摸一下脚，也确实凉，可以算是四肢厥逆，但尺脉能见沉到底，肾气尚有根。

问其口中和否，口中多津，吐痰清涎沫。是肺肾气弱、寒饮内蕴之证，苓甘五味姜辛汤合参附龙牡汤加减，六剂而症平。

十三、凭脉诊断用药

脉诊虽与其他三诊一样，是疾病外在表现的症状，但脉为医之关键，医不察脉，则无以辨证，证不辨，则无以施治。也就是说以脉可以辨证，诊察病机，比如脉滑多为痰湿、脉迟多寒、脉数多热，均是一般至理。当然，在临床上，诊断疾病还需四诊合参，甚至参考化验检查和影像资料方能作出最精确的诊断。有时又要果断舍脉而从症，或舍症从脉。

对脉学能够掌握它、运用它的好处，不只在于会把脉知病。其更大的作用在于凭脉诊断用药。

在其他外证常常是似是而非，甚至有外表的见证，而与内部实际的病变的情况恰恰相反时，唯有凭脉辨证，才易于抓住问题的实质。

所以凭脉治病的道理，主要是由哪一种病在脉上见于哪一部分，就可以知道哪一脏哪一腑，那真是所谓洞垣一方，尽见五脏症结了。这样，再根据经络脏腑而选方用药，其取效也应该会事半功倍的。

1. 凭脉辨病位　机体患病后，病邪在表或在里，或侵犯机体的何脏何腑，此脏腑主要指五脏六腑之气血，与西医的脏器不等同。

病位的判断也主要依据脉象，并结合经络脏腑的症状来判断。如寸部脉象有改变，又出现心经的症状，则可判断病位在心；若出现肺经的症状，则可判断病位在肺，余皆仿此类推。但有些病人，症状在上而病位在下，或症状在下而病位在上，这就更须依赖脉诊进行判断。

一多年咳喘病人，发作时虽输液抗炎止喘而仍不止，肩膀酸痛寒束，吐清痰，苔白微黄，右寸浮大，沉取却无力，关脉略紧而尺脉细弱。是脉大为虚，脉紧为寒，肺肾虚为本，外寒为标，以小青龙汤和参附代赭汤加减。

2. 凭脉辨病性　主要依据脉诊来判断，这在经典医籍中有很多记载。如:《金匮要略》肺痿篇:"脉数虚者为肺痿，数实者为肺痈。"《金匮要略》疟篇："疟脉自弦，弦数者多热，弦迟者多寒。"《伤寒论》27条："太阳病，发热恶寒，热多寒少，脉微弱者，此无阳也，不可发汗。"《金匮要略》脏腑经络篇："病人脉浮者在前，其病在表；浮者在后，其病在里。"类似的记载，在经典医籍及历代文献中比比皆是，不胜枚举。

疾病的性质，无非是寒热虚实，以及痰饮、瘀血、气滞、食积等，都可以在脉象上得到反映。反过来，就可根据脉象推断疾病的寒热虚实。就一般规律而言，证实脉实，证虚脉虚，热则脉数，寒则脉迟，这就是对疾病性质的判断。尤其对一些危重、复杂的病人；或症状很少、缺少辨证依据的病人；或症状特多，令人无从着手的病人，这时更要依据脉诊来判断。

一女，患痛经多年，每经来腹痛甚，经血量少而暗黑，其面色白而见眼眶两边皮肤隐见青色。而平时除易怕冷之外无其他不适，诊其脉极沉细，需推筋而得沉细之脉。是以温阳逐瘀之法而治，症减而脉仍不振，虽服附子月余亦惘然。后详察脉象，微细之中而见涩象，合其面色，是瘀伏于内。乃予攻下逐瘀之剂，泻下之余，瘀象乃减而症方尽除，而脉象乃显。是此脉，正弱与瘀实交互杂作，脉方显病性之真机。

以上初谈了一些脉学方面问题的思考，自古以来"脉理精微，其体难辨"，从而导致"甲医说涩脉，乙医说弱脉""公说公有理，婆说婆有理"的现象。但对于初学者而言，首先要从脉理入手，要系统理解和领悟传统中医真正意义上的脉理。其次要多临床多练，摸得多了自然对脉的常与变了然于心。脉学不是单纯背诵脉诀就可解决的，需要有定力，在临床中慢慢体悟。临床上最好先把完脉，在这过程中望闻之诊可先涉及，最后问症，这样既积累自己脉诊对诊断的符合经验，也可用脉诊指导问诊的内容，时间久了能积累很多好的经验。运用脉诊必须用八纲之法，通过阴阳表里寒热分析脉象，则脉象之义明。于此在临床上多加临证和体会，假以时日，必然迈入脉学殿堂。

诊脉基础篇

第一节 脉诊原理新论

中医的脉包括经脉和络脉，分化为十二经络、奇经八脉等经络系统。中医讲"十二经皆有动脉"，脉为"血之府"，"壅遏营气，令无所避"而"行血气"。因此，血脉作为古代经络结构主体的所指已成为研究者的共识。"经脉十二，伏行分肉之间，深而不见""其虚实也，以气口知之，脉之见者，皆络脉也"。有理由相信中医的脉是基于血液循环系统的，"十二经皆有动脉"皆是脉搏的跳动的现象。由于"心之合脉也""心者其充在血脉""心主身之血脉"，因此心脏的舒张和收缩导致动脉管的节律性搏动，完全与现代医学的论断相符。

一、血脉中的营卫变化是脉诊的依据

中医的脉诊主要是通过全身浅表的脉动察知体内脏腑气血的虚实寒热等变化，辨识疾病病机，预测疾病转归，指导临床立法处方。既然脉搏是发源于心脏，反映的也是心脏和血液循环系统的事，为什么还能诊察出全身脏腑的疾病呢？这也是脉诊的玄妙所在。

要解决这个问题，就不得不谈到中医的千古之谜——"经络"和"营卫"了。

《伤寒论·平脉法》对脉诊原理的阐述是这样的："问曰：脉有三部，阴阳相乘，**荣卫血气，在人体躬**，呼吸出入，上下于中，因息游布，津液流通，随时动作，效象形容，春弦秋浮，冬沉夏洪；察色观脉，大小不同，一时之间，变无经常，尺寸参差，或短或长，上下乖错，或存或亡，病辄改易，进退低昂，心迷意惑，动失纪纲，愿为具陈，令得分明。师曰：子之所问，道之根源，**脉有三部，尺寸及关，荣卫流行，不失衡铨，肾沉心洪，肺浮肝弦，此自经常**，不失铢分，出入升降，漏刻周旋，水下百刻，一周循环，当复寸口，虚实见焉，变化相乘，阴阳相干，风则浮虚，寒则牢坚，沉潜水滀，支饮急弦，动则为痛，数则热烦，设有不应，知变所缘，三部不同，病各异端，大过可怪，不及亦然，邪不空见，终必有奸，审察表里，三焦别焉，知其所舍，消息诊看，料度腑脏，独见若神。"

从划着重号的句子来看，血脉中的营卫流行，不失衡铨，那么脉象才会出现浮、沉、洪、弦等生理变化。

再看《灵枢·营卫生会》说："营在脉中，卫在脉外，营周不休，五十而复大会，阴阳相贯，如环无端。"

可见脉象是荣卫气血在经脉中运行而搏动的外部征象。因而荣卫气血在经脉中的运行状况，是形成脉象的主要生理基础。荣卫气血赖心肺的呼吸出入循环运行，靠气息运行将精气输布于全身，周流不息。故而脉随呼吸出入搏动不停，表现出各种形象，即所谓脉象。此"荣卫流行，不失衡铨"，故脉象有规律可循。若因病变影响，致荣卫气血的运行失其常度，所谓太过与不及，即表现病脉。

二、经络学说是中医脉诊的理论基础

脉诊虽然诊的是血脉，但却脱离不了中医独特的物质基础"经络"。

我们说经络既基于具体的血管存在，又超越了血管的固定形态。显然，循环系统不能代替经络的全部功能，问题是经络的脉管结构如何影响经脉理论作为中医学的核心部分？

经络在中医里面是十分重要的系统，然而在现代研究中却找不到与之对应的解剖组织。是无形的还是有形的？是血管？是神经？是淋巴？但既然经络是联系脏腑、沟通内外的中介组织，同时又是运行气血的联络结构，很明显它必然是人体内起这些作用的组织系统的重新整合的组织形式，包括心血管、淋巴、神经等系统在内。实际上是基于上述各大系统的、有联系、沟通、传导、呼应和感应功能的物质总称。

经脉"内属于腑脏"，五脏六腑用之以"应天道"。十二经络的分布走行、阴阳属性都与所络属的脏腑生理特性有关。脏腑之间存在着互为表里的联系，这种联系并非解剖组织结构上的直接联系，还包括功能上的神经体液上的联系，而经络就是脏腑之间这种信息联系的网络通道。

脏腑既是特定的生理功能的执行器官，又是体内大而复杂的内分泌器官。所有的脏腑都具有内分泌的功能。

一个脏腑可以产生多种激素，一种激素亦可来源于不同的脏腑，每一个脏腑都有一套自身的内分泌系统，调节自身的功能，又影响邻近的，甚至远隔的脏腑组织的功能。不同激素和脏腑之间密切联系，它们相互制约又彼此促进，形成一个复杂的广泛的化学调节网络，构成另一类枢纽性系统，系统的基本特性是信息的传递与感受。经络与该系统相应，是神经体液上的联系。

神经和内分泌系统所利用的神经调节物、去甲肾上腺素、肠肽、儿茶酚胺均是激素样信息物，是脏腑系统所藏和分泌的。五脏系统间以激素、神经活性物质、免疫因子等化学分子为基础，形成了一个完整而协调的信息网络系统，调节着机体各系统活动，以适应周围环境的变化，发挥抗病与防病的作用。如内分泌的心钠素调节肾的水盐代谢功能；肾素－血管紧张素、前列腺素就是多脏器多系统合成的活性物质。脏腑系统作为最大的内分泌器官，在这个系统中占据核心的位置。以五脏为中心的神经体液因子通讯网络突破了按组织细胞在结构上的连贯性划分系统的局限性。神经递质（调质）是通过神经纤维传递的信息物质，而激素是通过血管传递的物质。神经纤维与血管可看作脏腑系统间神经体液因子信息传递的方式，神经系统和循环系统之间又常相互伴行，两者在调控神经体液因子的作用上是相辅相成的。脑为"元神之府"，主神经，系神经细胞聚集之处。虽然中医也有以"脑髓为脏"（《素问·五脏别论》）的描述，但根据"形神相关论"和"整体观念"却把精神意识思维活动分属于五脏系统。"营卫血气的盛衰，皆人神之所赖"，因此脏腑所藏、血中所载的营卫是脑神经活动调节的物质基础。脏腑所分泌的多种肽和单胺类如P物质、神经降压素、生长抑素、脑啡肽等，在大脑皮质内有相当高浓度，脏腑通过与脑、脊髓中枢互享神经体液因子，形成以脏腑为中心的表里内外联络系统。

血脉更深层次的意义——调节传递信息分子的相互依存的关系常被忽略。血液循环系统在机体营养、调控物质的运输上是不可缺少的，但在沟通脏腑诸系统之间的神经体液因子信息通讯上有重要的作用。大部分神经内分泌免疫活性物质、激素、神经肽等调控物质需要经循环系统运输才能到达靶细胞；分散在脏腑组织器官内的胺前体摄取和脱羧系统所分泌的肽类物质也经由循环系统运输到达靶器官。

故脉之基础是以循环系统为主的，如"经络之相贯，如环无端"。然而"营行脉中，卫行脉外""荣卫流行，不失衡铨"是脉象成寸的关键。针灸时出现的得气现象，"伏如横弩，起如发机"，这是经气激发的表现。经气即营卫之气。在经络理论中，营卫是与经络密不可分的概念。营气能化生血液，与血并行。尽管有人提出经络和血管的假说，但常把营气和血等同，注重血管内流动的血，而忽视血所运载的激素等神经体液因子。营气沿十二经的运行次序路线，并不是血液运行的规律表示。血循环中的神经体液因子作为人体的抗病系统的物质基础，表现为神经内分泌－免疫网络的调整和防御力，是决定机体发病或康复的内因。营气相对于卫气而言精专柔清、随血行到达效应组织而发挥作用。而卫气与营气最大的不同在于不在脉中运行，其速度不受脉管血行速度的制约，这与卫气的慓悍滑疾特性有关。《素问·气穴》曰"孙络三百六十五穴会……以通荣卫"，《灵枢·九针十二原》言"节之交，三百六十五会……神气之所游行出入也"，卫气虽不在脉管中运行，但仍是循经的、与营气相随。"卫气先行皮肤，先充络脉。络脉先盛，故卫气已平，营气乃满，而经脉大盛"，营卫在络脉腧穴（节）中汇聚交媾气化，引起效应组织的变化。营卫在脉管内外的状态、作用与神经体液因子的作用状态和方式极其相似。营卫的作用体现了神经体液因子全身各处移动，感受各种生物、化学、物理因素的刺激，将信息传递给脑脊髓中枢神经系统，形成一个和谐的机体防卫系统。

支配血管舒缩的血管运动神经纤维主要是交感神经，在神经的支配下，平滑肌舒缩活动可使血管内径发生明显变化，从而改变了寸口脉的形态、血流阻力，乃至组织的血流量，形成脉象形态的基础特征；而人体通过神经－体液调节影响到寸口脉血管周围的组织，形成血管周围组织的微形态学改变。这两方面构成了现代脉象血管周围组织变化研究的物质基础。因此脏腑生理、病理变化会直接影响并导致寸口脉对应部位的血管出现形态学改变。比如脑血管病导致的下肢瘫痪，在软瘫期患肢往往出现虚肿状态，由于神经对血管周围平滑肌的舒缩控制解除，同侧寸口尺脉以下血管壁松弛，搏动幅度减弱，变得虚浮，脉管周围组织也显得胖肿；而在硬瘫期则脉位下沉、脉管痉挛紧张。

作为脉象神经－心理的反应，甚至心理情感的变化都会让脉象相关部位出现形态学改变。例如大怒时左关肝（怒伤肝）的诊断部位会凸起，强力搏动；而恐惧时尺脉（恐伤肾）则变得细紧震颤，成为心理脉象诊断的物质基础。

这种脏腑通过神经－内分泌等网络系统对寸口脉血管壁特定部位产生舒缩影响，并通过神经－体液调节使脉管特定部位出现形态学变化的模式，为传统中医脉诊的理论提供了支持。

三、脉诊是如何通过营卫察知脏腑气血的？

（一）营卫均能周流一身，俱行于五脏六腑，胸腹四末分肉皮肤

故《素问·痹论》曰："荣者……循脉上下，贯五脏，络六腑也。卫者……循皮肤之中，分肉之间，熏于肓膜，散于胸腹。"《灵枢·邪客》曰："卫气者……行于五脏六腑。"《素问·疟论》："皮肤之内，肠胃之外，此荣气之所舍

也……与卫气并居。"《灵枢·营气》："营气之道……流溢于中，布散于外。"

《灵枢·营卫生会》："卫在脉外。"《素问·痹论》曰："卫者……不能入于脉也。"此并非指脉中无卫，脉外无营。《灵枢·卫气》曰："其浮气之不循经者为卫气。"《灵枢·胀论》曰："卫气之在身也，常然并脉循分肉。"营卫均属水谷精气，俱居于脉中，利于血而行，并脉而走。卫属于水谷悍气，其慓悍滑疾，能浮出脉外，应激气化之时不受脉约束及血行速度的限制而至于肓膜、胸腹、皮肤分肉脏腑组织之间。"营行于脉中"，乃言营气性较为精专清柔。共行独得行于经隧，入于脉中发挥作用；故营主脉中之血，卫主脉外之气。可见营卫均循脉而走，营卫之气无脉，不能循行至脏腑筋骨上下，则或聚或散，或暴或厥。卫气循于脉又不止于脉。

（二）营卫反映脏腑气血功能

"营卫之气，出入脏腑，流布经络，本生于谷。复消磨其谷。营卫非谷不能充，谷非营卫不能化。"（《存存斋医话稿》）营卫赖脏腑充助，靠脏腑以生以化以行。营卫根于下焦，受先天水火温润蒸腾气化，肾之先天元气为营卫胎孕之根；营卫出于中焦，由后天水谷精微化生，脾胃为营卫之本，肝胆主燮理枢转营卫；在上焦，则受心肺充布，洒陈脏腑，充达皮毛，温分肉而达腠理。同时，营卫气化有助于脏腑气血生化出入。"人身上下，脏腑肌表。阴阳固有定位，然则必赖营卫与之相傍周流，与之交媾，协助脏腑气血上下循环合度，出入生化，方合其宜。营卫之气行于内外，固有从其过而发痛病者，亦必有所不至之处而病者，所不至则气不化。上焦主行营卫气不化，则营卫不复布，与邪相滞。中焦气不化则不能消谷引食。下焦主出，气不化则小便不利。此营卫之变，不输布于三焦而然，虽病变不一，其尽因营卫之所致。"故营卫关乎脏腑气血及其功能的正常与否。"不特营卫自病当注意，即脏腑有病，亦当顾及营卫也。"（《存存斋医话稿》）

可见，营卫之气贯历全身，脏腑之气血通过对营卫的影响反映于脉口之上，所以诊察脉之荣卫情况可察知脏腑气血情况。

从现代医学的观点来看，脉象主要与心脏的功能状态、血管的功能状态、血液的质和量等三个方面的共同作用有关，所以脉象的变化最能反映血液循环系统的功能状态。由于血液循环系统通常受自主神经及内分泌系统所控制，自主神经和内分泌系统的作用又往往有全身性的影响，所以，脉象的变化不仅能反映血液循环系统的病理变化，还能反映整体机体的自主神经和内分泌系统的功能状态。

四、寸口脉诊与营卫之间的关系

因为营卫之气通过经络流经全身脏腑四肢表里体外，正如《素问·经脉别论》上说："食气入胃，浊气归心，淫精于脉，脉气流经，经气归于肺，肺朝百脉，输精于皮毛，毛脉合精，行气于府，府精神明，留于四脏，气归于权衡，权衡以平，气口成寸，以决死生。"

经气、脉气就是营卫之气。经气的流行不止、环周不休，其宣发布行又十分依赖心肺两脏。心肺二脏独居于膈上。盖"心者血、肺者气、血为荣、气为卫，相随上下，谓之荣卫，通行经络，营周于外，故令心肺在膈上也"。肺主气和宣发、心之血管主一身之灌溉。血液流行的前进力量取决于心脏的舒缩作用，以心脏为中枢。经气的流行也同时取决于肺脏的呼吸功能。心主血，而肺主气，其朝百脉的作用使气血合注交媾，由之而宣布全身。因此《灵枢·五十营》说："人一呼脉再动，气行三寸，一吸脉亦再动，气行三寸，呼吸定息，气行六寸。"《难经·第一难》说："十二经皆有动脉，独取寸口，以决五脏六腑死生吉凶之法，何谓也？然：寸口者，脉之大会，手太阴之脉动也。人一呼脉行三寸，一吸脉行三寸，呼吸定息，脉行六寸。人一日一夜，凡一万三千五百息，脉行五十度，周于身。漏水下百刻，荣卫行阳二十五度，行阴亦二十五度，为一周也，故五十度复会于手太阴。寸口者，五脏六腑之所终始，故法取于寸口也。"

夫营卫之气流贯全身，受五脏六腑之气资助，而经气（营卫之气）又汇聚于手太阴脉，故当脏腑生理发生变化时，便会影响到经气（营卫之气）的运行，反映在寸口的脉动也会发生变异。营卫，资始于肾，资生于胃，"阴脉荣其脏，阳脉荣其腑……流溢之气，内溉脏腑，外濡腠理"。营行脉中，卫行脉外。营卫之气，遍布周身，循行五十次，复会于气口，可见诸经之脉皆汇于肺，五脏六腑之气通过营卫之气之间的媾化表现于寸口脉中的脉动，所以诊寸口，能够通过营卫气血的变化感知脏腑的虚实。"气动脉应"，故也称脉动为"气"。由于这个手太阴脉是诊"气"的最佳部位，故寸脉称为"气口"，说寸口就包括气口成寸的意思。此气既是营卫之气，也是五脏六腑之气。

因此，独取寸口的原理从血脉中营卫流行的角度来讲有以下几条：

1. 因营卫之气，遍布周身，循行五十次，复会于气口，所以诊寸口，能够了解营卫气血的盛亏，脏腑的虚实，这就是独取寸口理论渊源之一。

2. 寸口为肺经脉气的道路，营卫贯穿血脉内外，赖心肺推动，布散全身，外灌腠理肢节，内濡脏腑，而营卫之气是沟通脏腑气血的中介，五脏六腑之气通过营卫流经百脉皆朝于肺，由于肺位最高，且受五脏六腑之气所熏蒸，故寸口亦为五脏六腑的道路，所以取寸口可察脏腑的病变。

3. 因寸口是肺太阴经脉的道路，脉动明显，诊脉方便，是诊脉的最佳位置，故中医采用独取脉口以察病的方法。

第二节　寸口脉诊分候法

一、寸口脉分候脏腑的方法

两手寸关尺六部分候脏腑的诊脉方法，既是中医脉学的基石，也是中医理论体系中的奥秘。否定寸口脉象是脏腑气血病变的反映，中医脉诊的依据也就无从谈起了。那什么是寸口脉分候脏腑法呢？

寸口脉即桡骨动脉，分为寸、关、尺三个部位，以掌后高骨（桡骨小头处）以为基准，对应的诊脉部位就是关部，关前为寸，关后为尺，两手寸关尺共六部。寸关尺三部的脉搏强弱规律一般是关脉明显，尺脉沉弱，寸脉则类于两者之间。这是桡动脉在寸关尺相关部位的解剖特点所造成的。由于掌后高骨（桡骨头）正当关脉部位，把脉管很明显地显示出来；而寸脉则正当下陷之处，尺脉部位下陷更明显，所以逐渐地沉小于关脉。这是由桡动脉走行位置决定的。而每部各有其所主的脏腑。这就是寸口脉脏腑分候法。

二、寸口分候脏腑原理及分歧

对寸口脉脏腑分属的基本共识是："两手六部皆肺经之脉，特取此以候五脏六腑之气耳，非五脏六腑所居之处也。"（李时珍）寸关尺六部脏腑分候是否有其物质基础和理论根据存在很多争论。如果说有，那么寸关尺六部的脏腑如何分候也存在着争议，一切的一切都在于没有可依据的标准和客观指标可以判断。

在《黄帝内经》已经提出了"上竟上，中附中，下竟下"的分候方法。

《难经》则采用三焦取症法将上、中、下三焦分属于两手寸、关、尺三部。两手寸脉诊上焦，关脉诊中焦，尺脉诊下焦。

而明确把脏腑分属于寸关尺三部的文献是从王叔和的《脉经》开始。详见《脉经·两手六脉所主五脏六腑阴阳逆顺》（后述）。

历代医家对寸口三部分候的脏腑存在一些争议，众说纷纭。下面列举了一些有代表的医家的观点（见表1）。

表 1 寸口三部分候脏腑各家学说

医著	左手			右手			主要依据
	寸	关	尺	寸	关	尺	
《黄帝内经》	心、膻中	肝、膈	肾、腹	肺、胸中	胃、脾	肾、腹	上竟上 中附中 下竟下
《难经》	心、小肠	肝、胆	肾、膀胱	肺、大肠	脾、胃	心包、三焦	阴阳五行学说
《脉经》	心、小肠	肝、胆	肾、膀胱	肺、大肠	脾、胃	肾、膀胱、三焦、子户	三焦配右肾，子户与足少阴经气通
《脉诀》	心、小肠	肝、胆	肾	肺、大肠	脾、胃	命门	以命门与肾脉同
《诊家枢要》	心、小肠	肝、胆	肾、膀胱	肺、大肠	脾、胃	心包、三焦、命门	以命门与肾同
《濒湖脉学》	心、膻中	肝、胆	肾、膀胱、小肠	肺、胸中	脾、膈下	命门、大肠	三部分候三焦
《医宗必读》	心、心包	肝、胆	肾、膀胱	肺、胸中	脾、胃	肾、大肠	心包分左寸与手少阴同出上焦
《景岳全书》	心、心包	肝、胆	肾、膀胱、大肠	肺、膻中	脾、胃	肾、三焦、命门、小肠	五行学说生克分属脏腑，金水相生，火归火位分候大小肠
《医宗金鉴》	心、膻中	肝、胆、膈	肾、膀胱、小肠	肺、胸中	脾、胃	肾、大肠	以三部分候三焦脏腑

各家比较一致的意见是五脏的分候。左脉寸关尺分别为心、肝、肾，右脉寸、关、尺分候为肺、脾、命门（图4）。心包在左寸。两尺有的认为都属肾。

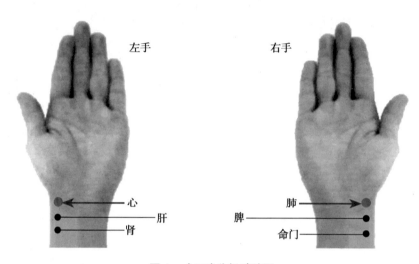

图4 寸口脉分候脏腑图

对于六腑的分属，胆在左关，胃在右关，膀胱在尺，意见也比较一致。

而大小肠的分布，分歧就比较大，有两寸、两尺之分歧。其分属的依据主要有三种：①以表里经络关系来分。心与小肠相表里，且有经络相通，故小肠居左寸。肺与大肠相表里，且有经络相通，大肠居右寸。②以气化功能分。大小肠都传化水谷，属胃气所辖，故大小肠居右关。③以脏器实体部分来分。大小肠皆属下焦，所以分配于尺部。三焦的分布，有的主张上中下三焦分居寸关尺，有的认为三焦气化取决于肾，应居尺，有的认为三焦与心包相表里，且有经络相通，应居左寸。

总的来说，寸口分候脏腑主要有以下几个原则：

1.《黄帝内经》"上竟上、中附中、下竟下"的原则 《素问·脉要精微论》说："尺内两傍则季胁也，尺外以候肾，尺里以候腹。中附上，左外以候肝，内以候膈，右外以候胃，内以候脾。上附上，右外以候肺，内以候胸中；左外以候心，内以候膻中（即心包络）。前以候前，后以候后。上竟上者，胸喉中事也，下竟下者，少腹腰股膝胫足中事也。"后世大多数把左手寸、关、尺配心、肝、肾，右手寸、关、尺配肺、脾、肾（命门）。这篇也是被一些医家称道的"九十三"字。

2.《难经》《脉经》三焦部位划分　《难经·第十八难》说："脉有三部九候，各何主之？然：三部者，寸关尺也，九候者，浮中沉也，上部法天，主胸以上至头之有疾也，中部法人，主膈以下至脐之有疾也；下部法地，主脐以下至足之有疾也。"以及《脉经》卷一提出"寸主射上焦，出头及皮毛竟手；关主射中焦，腹及腰；尺主射下焦，少腹至足"，即以胸、膈、腹划分为三焦，如心肺居于胸中，故应于两寸，肝脾居于膈下，应于两关，两肾居于脐下两侧，应于两尺。这与《黄帝内经》按上、中、下三部划分是大体一致的。

3. 按脏腑的属性、五行生克制化规律分　最早《难经·第十八难》中，依据五行生克制化规律，把五脏（六腑）配在寸口脉六部位置上。如《难经·第十八难》说："脉有三部，部有四经，手有太阴阳明，足有太阳少阴，为上下部，何谓也？然：手太阴、阳明金也，足少阴、太阳水也，金生水，水流下行而不能上，故在下部也。足厥阴、少阳木也，生手太阳、少阴火，火炎上行而不能下，故为上部。手心主、少阳火，生足太阴、阳明土，土主中宫，故在中部也。此替五行子母更相生养者也。"即以手太阴肺为起始点，肺属金，金生水，水的性质润下（下降），故居于下部（尺部）。水生木，足厥阴、少阳属木，木生火，火的性质炎上（上升），故居于上部。手心主，少阳火，生足太阴、阳明土，土位中央，故在中部（关部）。

4. 六腑主要是按脏腑经络表里分属划分　如《脉经·两手六脉所主五脏六腑阴阳顺逆》："心部在左手关前寸口是也，即手少阴经也。与手太阳为表里，以小肠合为府，合于上焦……肝部在左手关上是也，足厥阴经也。与足少阳为表里，以胆合为府，合于中焦……肾部在左手关后尺中是也，足少阴经也。与足太阳为表里，以膀胱合为府，合于下焦，在关元左。肺部在右手关前寸口是也，手太阴经也。与手阳明为表里，以大肠合为府，合于上焦……脾部在右手关上是也，足太阴经也。与足阳明为表里，以胃合为府，合于中焦……肾部在右手关后尺中是也，足少阴经也。与足太阳为表里，以膀胱合为府，合于下焦，在关元右。左属肾，右为子户，名曰三焦。"其他已如前述，不再赘言。

三、寸口脉候脏腑之气

李时珍认为寸口脉是肺经脉动处，"特藉以候五脏之气，非候五脏六腑之位，故以脏腑表里关系分候为妥"。寸关尺以候五脏六腑之气而定其病变之脏腑，为什么这么说呢？

因为寸口三部分候脏腑的依据是以脏腑之气的升降出入功能属性来分属的。腑是从属于脏的，故关部即按肝胆和脾胃定位，因此，寸和尺部也是按照这样的规律来分配的。故仍应以十二经脏的阴阳表里经在寸口六部之间同占着一个部位这一见解较为适合。如肺与大肠为表里就同候于右寸，心与小肠为表里就同候于左寸。其余皆不例外。也就是说，左右寸口分候脏腑的机理，本来就是和经络学说分不开的。

大、小肠有一部分功能是传化水谷，实际上是从属于胃腑，因此这部分的病变表现出来的是脾胃功能的异常，所候的是脾胃之气。又比如心主神明，中医的心系功能包括了部分脑之神明的功能，因此左寸候心，也候部分脑的病变情况。又如胰腺，中医也没有相应的脏腑，但其功能与肝胆的功能紧密相连，在中医里可以划分到肝胆的系统里来。

心包络当属左寸，因心包络代君行令，包络之气通于心，其气之动静，听命于心，故候于左寸，其义为长。三焦分属左尺，因手少阳三焦之经受气于命门，其经气通于肾。心包络分属左寸。

同时需要特别指出的是，中医五脏中五脏的概念，并非是现代医学所指解剖学上的五脏概念。两者之间虽有一定的联系，却是两个不容混淆的概念。以心为例，中医学中，心的主要功能为主血脉，藏神，五脏六腑之大主，它包括了现代医学所指的心脏循环系统及大脑等系统的功能。它不能与西医的心脏等同。因此，绝不能用解剖学上心脏概念来代替中医学中心脏的概念，也就不能简单地用寸关尺与三焦中的脏腑器官的位置硬套了。

目前，有不少脉书把寸口脏腑分候变成了把现代解剖意义的脏器组织分属寸口三部，割裂了中医的五脏经络系统整体观念，变成了凭脉诊病的模式。

综合历代医家及临床实践的体会，我们认为应按中医藏象经络系统的整体观的原则来划分寸口脉分候脏腑，而不是现代医学解剖意义上的脏腑，不可纯按西医的角度去理解划分。

四、寸口分候脏腑的划分

从以上的划分依据来看，我们把寸口分候脏腑的具体部位进行归纳整理。
左手：
寸——心、脑（神、血管病变）、膻中、上焦、小肠－心系病变

关——肝、胆 – 肝系病变

尺——肾、膀胱、大肠 – 肾系病变

右手：

寸——肺、上焦、胸中、脑、大肠 – 肺系病变

关——脾、中焦、胃、小肠 – 脾系病变

尺——命门、三焦、大肠 – 内分泌 – 神经系病变（生殖腺、子户等脏腑经络病变）

至于现代医学解剖概念的器官组织如四肢、腰腹、胰、输尿管、输精管、卵巢、睾丸等，应该按照其功能属性区分其中医藏象经络属性定位在相应脏腑的寸口分部上。比如肾主腰腹，又比如上肢疼要分清属于什么经络，如属于手阳明经，其分候就在于右寸肺位上。

在临床上这种脉诊的定位是较为准确的，具有科学的临床价值。如见左寸关部有异，表示肝胆有异常了。见右尺出现特殊脉象，一般为相火异变，显示生殖系统有病灶，即生殖系肾 – 命门 – 垂体等性系证候。

上述寸口分候脏腑方法在临床中运用的机会很大，尤其是在没有很多症状可辨的时候作用最为明显。下面举一例子试以说明。

孔秀缇治一女性脱发：范某，21 岁，脱发已 4～5 年，近 2 年尤甚，晨起枕上有发，梳头落发更多，不敢洗头，头顶发稀疏已可见头皮，未见其他明显不适。先予补血生发，然脱发有增无减，以补肾填精亦无效。再细按其脉，见脉右寸虚软无力，余部皆可。考虑其肺气虚。追问病史，答曰：平素易感冒，动辄汗出。改拟《永类钤方》补肺汤化裁，药用黄芪、党参、五味子、熟地黄、桑白皮、白术、防风、黄芩、当归、枸杞子。上药 7 剂显著好转，继服 2 个月而告痊愈，且体质较前强壮，一般情况下不再感冒、汗出。此案凭脉论治，右寸举按皆无力，为虚脉主虚证，多为气血二虚、气不足以运其血，则脉无力。右寸见虚则定位在肺，故采补肺汤而效。于此可见脉分候脏腑的科学性，切脉对断病之重要可见一斑。

五、寸口分候脏腑原理新析

上述寸口分候脏腑的依据只是大概论述了分候的原则性问题。但为什么这样分，为什么两寸候心肺，两关候肝脾，两尺候肾与命门呢？而不是相反呢？

如按上述上、中、下三焦分部划分，何不按人体内脏的位置顺序分属于

寸口，而是左右上下倒置的脉气顺序。左寸口既然候的是人体左侧的脏器脉气，那么人体的肝胆不在左侧呀？小肠没有和心脏粘在一起，肺与大肠也没有长在一块。又怎么同候呢？因此，寸口分候脏腑法也被一些人认为不科学，没有临床实用价值。

也有一些医家根据三焦三部分属的方法，甚至主张将左候肝胆改为右候肝胆，右候脾胃改为左候脾胃。这实际上已经脱离了脉诊分候"脏腑之气"的原理而成了候"脏腑之位"了，这是不足取的。

要解决这个寸口分候脏腑的依据问题就离不开脉诊原理的解决。前面已经阐述过脉诊的原理是通过诊察寸口脉营卫之气的运行情况去感知体内脏腑的阴阳寒热虚实的。因此，寸口分候脏腑的着落点还是在营卫之气上。

（一）营卫出于三焦部位的划分

营气主行脉内，泌津液化血，津液不足时，营气亦济泌血中之水济津；卫气主行脉外，司腠理开合，济泌津液以助脏腑组织吸清排浊，平降水火。营卫功能赖脏腑充助，靠脏腑以生以化以行。营卫根源于下焦，生成于中焦，敷布于上焦；脾胃为营卫化源之本，心营肺卫，肝胆升之于左，心肺降之于右，布之于表，营卫根之于下焦，肾阳为之先天之本。营卫本赖脏腑所充助，复助脏腑气血生化出入。人身上下，脏腑肌表，阴阳固有定位，然则必赖营卫之相傍周流，与之交媾，领其阳气上下循环气化，方合其度。营卫阳气周流全身，弥纶充布，本乎内而沛乎外，与天阳同纪，体现了"一气流行，化生万物"的思想，故《伤寒论》说："荣卫流行，不失衡铨……出入升降，漏刻周旋。"

寸部分候心肺：营卫出于上焦，上焦宣发营卫之气于上，是故心肺二脏独居于膈上，而其余肝脾肾三脏则居于膈之下。徐灵胎说："营卫为一身之统摄，而心肺主之，故居膈上为之主宰，使十二经无所不通而周行于脏腑之外也。"由于心肺同处于上焦，心肺的共同作用使水谷精微和营卫气血得以敷布全身，"上焦如雾露之溉"即是指此而言。故按"上附上"原则寸部候心肺之气也。

关部分候肝脾：营卫出于中焦，由后天水谷精微化生，脾胃为营卫之本，肝胆主燮理枢转营卫。脾、胃、肝、胆同居于中焦，故按"中附中"的原则关部分候肝脾之气。

尺部分候肾、命门。营卫根于下焦，下焦者，先天水火藏居之地。营卫受先天水火温润蒸腾气化，肾之先天元气为营卫胎孕之根。按"下附下"原则尺部分候肾、命门之气。

（二）脏腑之气升降出入道路划分

寸部同分候心肺，然左寸属心，右寸属肺。关部同分候肝脾，然左关属肝，右关属脾。尺部同分候肾、命门，然左尺属肾，右尺属命门。这与脏腑组织的解剖位置是不同的，比如肝居右，按理应有关候肝。实际上候脉气主要是依据脏腑升降之气的运行来说的。肝虽居于右，但其气治于左，所谓"左肝右肺，脾胃居中，心部于表，肾治于下"均是依据脏腑之气（功能）所行所治而言的。

由于肝主升发，胃主和降，脾与胃为表里，故肝虽在右而脉诊却在左关，脾胃居左而脉诊在右关。心属火，主温煦，火性炎上；肺主气，司呼吸，肺气以降为顺。左升右降，乃天地不易之理。故左寸为心脉，右寸为肺脉。《难经》第三十六难及第三十九难谓左为肾，右为命门，命门为精神之所舍、元气之所系。左肾属水，命门属火。下焦水火由下焦而上达于全身，左升右降，故左尺属肾，右尺属命门。

六、寸口诊脉及分候脏腑的现代解释

既然寸口六部能分候脏腑，那么它究竟是通过何种途径使不同脏腑与两手寸口六部之间发生内外相应的联系？我们能否找到现代医学意义上的生理、病理上的解释呢？这是学诊脉的人热切关心的问题。

由于中医的生理和病理与现代医学的解剖、生理和病理不在一个层次上，所以不能做完全对应的横向比较。比如现代医学解剖组织有神经、有微循环、血管、内分泌腺等脏腑组织，分得很细致、很全面，但在中医却找不到相应的名词，只有类似的概念。同理，中医的生理病理概念在西医那里也找不到概念完全相等的东西。

中医的经络学说是脉学的根源。经络的实质研究了几十年，仍然找不到相对应的实体结构。但由于经络是个联络沟通系统，也是藏血运行的组织，因此，经络肯定是综合了神经系统、循环系统的部分功能（不是全部）。中医的藏象理论是脉学的基石，但中医的脏腑不等同于西医的脏腑。因此对于寸口诊脉及分候脏腑的现代解释只能是近似的部分的推理解释。

从现代医学来理解，诊寸口脉就是诊手部桡动脉的搏动情况。随着心脏心动周期每一次收缩和舒张，动脉管壁产生了一起一伏的搏动。

影响和反映脉搏变化的直接因素主要是心脏功能状态、血管功能状态和血液的质和量，而其他间接因素包括了神经系统、内分泌系统、肌肉系统等。由于循环系统是受自主神经及内分泌系统所控制的，自主神经和内分泌系统的作用，往往有扩布性和全身性的影响，所以脉象也就反映了整个机体的自主神经和内分泌系统的功能状态。

前面我们讲过经络是基于循环系统之上的神经体液信息联系的网络通道。而经气也就是营卫之气体现的就是神经体液因子的作用。脉象是通过神经血管的传递反映病理变化的。

寸口六部与相应脏腑之间的定位的机制是由循环系统直接完成的。营卫出于三焦。而人体的脏器也主要分三部完成对血液系统的分布。

心肺主动脉在上部的一个大分支－主动脉弓的第一级分支供应头、颈、胸、上肢组织器官血液。即"卫出上焦"。

肝、胆、脾、胃、肠等由腹主动脉的分支供应，并基本呈一个层面。即"营出中焦"。

下腹部肾、盆腔脏器和下肢血液供应由腹主动脉一大分支髂内外动脉供应。即"卫出下焦"。

五脏六腑之气血均反映在寸口脉上，因此才有了诊寸口脉以察脏腑之气的依据。血管（血液）贯穿全身，一以贯之。五脏六腑通过十二经络发挥功能，除了分泌物质通过血液在全身的循行发挥影响外，另外的一个调节干预机制是通过神经系统对血管的直接影响。神经内分泌和循环系统的网络系统是脏腑功能实现的前提。脏腑之气在寸口脉的分部与此有直接的关系。

自主神经在脊柱两侧是呈对称分布，并且左右、上下脏器之间有广泛的交通支相互联系。

脊髓颈节及第1～5胸节段自主神经的侧角节前纤维更换神经节后，其节后纤维支配头、颈、胸各器官。其对应的是上焦脏腑器官。

脊髓5～12胸节段侧角细胞的节前纤维更换神经元后，其节后纤维支配上、中腹的脏腑组织，其对应的是中焦脏腑器官。

脊髓腰上部节段侧角细胞的节前纤维更换神经元后，其节后纤维支配盆腔及以下脏腑组织，其对应的是下焦脏腑器官。

寸口脉脏腑分左右的一部分原因与神经系统交叉分布有一定的关系。但又不能完全依据神经系统的分布走行解释，只能说在功能上是重新整合了。

《中华脉神》一书认为寸、关、尺对应的是桡动脉上远心端（寸脉）、近心端（尺脉）、二者之间（关脉）。桡动脉寸关尺三部的脉压是逐渐减弱的。除了桡动脉在解剖位置上的原因外。一个典型的脉搏波是由一个主波（升波）和副波（下降波）组成。当左心室快速射血期，主动脉压力迅速上升形成一个坡度较陡的上升支脉波，随后，心室舒张，主动脉压力迅速下降，血液向心室方向倒流，形成下降支。倒流的血液撞击在主动脉瓣上而弹回，在下降波的过程中动脉压稍上升产生一个小波。心脏搏动出的血流，其前端须克服脉管的阻力，中端、末端次之。寸、关脉处于心脏的远程，比尺脉距心远，管径也稍细，故寸关脉处压力强度较弱，其消失要比尺脉早些，另外，当按压寸口脉时，寸、关脉下垫物质较硬，管腔易被压使管腔缩小，而尺脉较深不易被压，管腔变化不大。根据伯努利定理："管腔狭窄处其压力下降，但在狭窄部位靠近其上游地方，压力反而升高。"今尺脉正是靠近寸关脉上游，故当重按时，寸关处压强小而尺脉处反而大，因而最后消失。临床上见青年患遗精等神经衰弱症者尺脉旺盛，表示心力亢进，处于兴奋状态；又怀孕时尺脉滑利，均属肾气足。全身脏器对血液和脉管的影响在桡动脉的分部就表现在寸口脉的分区上。这种影响主要是因为各脏腑的血管网位置的远近对脉压产生的大小有差异。心肺是直接供血的脏器，且位置在上，其对脉搏压的影响是最大的，脉搏的搏动也是直接反映心肺的功能，且主动脉弓位置也最上，因此脉搏波的远心端（寸部）是主波，心肺就表征在寸部脉象。脉压的影响由脉管和血液流速影响。在中焦部位的脏器的血管网的血液回流对脉压的影响由于其位置居中，产生的压力影响也居中，如腹主动脉压力次于主动脉弓，表现在桡动脉关部。下腹部脏腑的血管网的压力最小，如髂动脉脉压较弱，其血管网远离心脏，处于人体远端的脏器，其对血管的影响属于减压调节为主，因而桡动脉尺部就表征下腹部脏腑气血情况。

第三节　古脉法

中医脉诊的方法源远流长，从《黄帝内经》中就存在着遍诊法、寸口脉诊法等多种脉诊方法。虽然自《难经》以来，中医学主流是寸口脉诊法，但民间和历代医学古籍中仍存在其他与寸口脉诊法相媲美的脉诊方法，如遍诊法、气口人迎对比诊法，气口脉道脉法、寸口、人迎、趺阳三部诊法等。熟悉和了解它们有助于我们在临床上更好地发挥脉诊的作用。

一、遍诊法

在《难经》"独取寸口"脉法以前，中医遵循的是"十二经脉中皆有动脉"的全身遍诊法，这一诊法由于历史湮没的原因已接近失传，但在少数民族和道教医集里还有一些残留记载，包括十二经动脉诊法、三部九候法、十二经脉标本脉法等。

（一）十二经动脉诊法

1. 手太阴肺经 诊脉部位为太渊穴寸关尺三部。

其脉以缓为正常，一息五至为其数。以浮沉定阴阳，浮、数、滑、长属阳；沉、涩、迟、短属阴。

2. 手厥阴心包络经 脉动在中指指尖下十宣穴（鬼哭穴）之脉跳（异者，离经脉行于指尖两侧）。

主小儿出疹发痧，身虽热，而指尖冷。阳脉为心阳开，阴脉为心阳不足。

3. 足阳明胃经 脉动为冲阳穴及足三里穴。

根据中指之一、二、三节，分为天、地、人三部，正常胃脉应长缓而有力，因阳明喜降故。应指二节为长短之常，脉长过三节或过于太冲穴为胃家实，宜下之。短仅一节为胃气不降，宜平降之。趺阳不出为胃气绝，主死。左右大小不一，主半身不遂。

4. 足厥阴肝经脉 脉动为期门穴（位于乳下两肋间，当第6肋间，近胸骨端处）及太冲穴（足第1、2跖骨结合部之前凹陷处）附近。

指平贴如是部位，由外向内推以候动脉。期门脉正常人左脉大于右，右动极微。

患肝炎、黄疸、肝郁等右脉亦跳甚，或左右相等，甚或大于左。

肝阳上亢或不舒者，期门穴痛。

太冲脉为候血分之专脉，候妇女地道通塞及崩中带下，得阳脉为月事赶前，为血有余之征。脉见短沉涩属虚，月经愆期，经来腹痛或胞中冷及不孕。

5. 足少阳胆经 脉动为日月穴（乳头直下，第7肋间隙，前正中线旁开4寸，与腰眼穴相对）。

日月穴左跳右不跳或微跳为正常，以左为日右为月，日月相反为胆有病，慢性胆囊炎、胆结石等证，皆右大于左也。其动脉亦在悬钟穴处（在小腿外侧，外踝上3寸，腓骨前缘）。

6. 足太阴脾经　脉动在神阙穴及虚里穴附近。

正常神阙脉闭，有吸指感。反之为病。

阴黄、黑热病及脾大者，顶指力极强。

稍缓者为脾热，见知饥善食之证。

痛证者见神阙脉明显。

疸者神阙脉濡缓。

神阙向左外开一寸之动脉与"神阙脉显"意义相同，唯此动脉紧如转索、直上直下直射气海者为痃癖已成。按此脉痛感上行者，肝有积。虚里脉急者为脾有余之征。反之为不足之征。射过胃右者，肝亦有积。

7. 手阳明大肠经　脉动在合谷穴附近。

拉提虎口软筋，酸感为常。又以酸、胀、痛定阴阳虚实。掐合谷痛者为胃病，酸胀者为大肠病，便秘者胀多，便溏者酸多。

脉长出虎口为大肠阴虚便秘之候，大便初硬后溏者尤然。脉长且具有麻胀感者为肩臂痛或肩臂不举之症，治宜取手阳明，治宜服散风逐湿药。

8. 足太阳膀胱经　脉动在委中穴附近。

以脉之阴阳定膀胱之盛衰，湿热重者，其浮洪弦动指。脉浮为风，紧涩为寒，为宿食。用中指弹按委中，出现酸麻胀感直下足踵者为常。不足胀者为本经气滞，不出本穴者为本经气虚过甚。

9. 手少阴心经　脉动在神门穴。

神门穴为心经之原穴（掌后锐骨的尺动脉），用以候心之病。

正常时，神门穴不应有明显搏动，心脏病患者如神门搏动明显为心气外越的信号，如搏动明显而节律紊乱为心阳欲衰的前兆。先天性心脏病患者不但人迎脉可见明显搏动，神门穴也同样出现，因此神门穴发出搏动异常的信号，须与人迎、寸口心部合参。

神门穴除须诊心疾外，还对妇人胎产孕脉具有特殊预报意义，如《素问·平人气象论》说："妇人手少阴脉动甚者，妊子也。"心主血，血聚养胎，胎气鼓动，故神门穴动甚。

10. 足少阴肾经　脉动在太溪穴附近。

太溪穴对肾具有一定的预诊意义，太溪脉位于足内踝后五分凹陷之处，为足少阴肾经之原穴，可以预报少阴肾经之病变，此脉的特殊意义在于可候元气。

临证逢危急，仔细察太溪。只要太溪脉微微跳动，犹如树之有根，仍可救治。此脉不衰则元气犹存，虽危犹可治，张仲景颇为之重视，如《金匮要略》水气篇："少阴脉紧而沉，紧则为痛，沉则为水，小便即难。"即以太溪脉判断水气病的变化。少阴脉不出，或不至主肾气虚衰。少阴脉紧主寒主痛，脉沉主里主水。少阴脉浮主风或主血虚。

11. 手少阳三焦经　脉动在耳门双穴。

耳门穴动脉插鬓中为有余，上入率角者为过。

12. 手太阳小肠经　脉动在天窗穴。

动于项两旁大筋前陷者中。以候小肠之气。

13. 督脉　脉动在山根（鼻之中部）附近。

动脉只现于山根者为常。

脉至鼻梁中部或鼻尖者，为督与三阳交回失度，三阳气脉下注不升。

湿热过重呈脚气病者尤见此脉。

脉跳由山根别走入目内眦，所谓别入龙宫（眼角处之经外奇穴），高血压者多见之。

鼻尖冷者为脾阳不足之候，其便必溏，食后欲寐。鼻冷一半者，四逆汤主之，山根冷者主死。额亦冷大汗如油者，亡在顷刻矣。鼻冷一半，但如额尚热者，虽汗出，服独参汤尚可救，额冷甚，不治。鼻息冷为脾气绝，不治。

14. 冲脉　脉动在鹊桥关（位于舌根下，下颌陷凹中，有脉应指处）。

正常冲脉如蛛网状，来回团转，病者反是。可察血分之盈亏。

15. 带脉　脉动在章门穴。

以中指候之，以缓为正常，迟濡为阳不足，数为阳升有余，皆升降失度之表现。

16. 任脉　脉动在承浆穴。

脉以沉细为顺，脉闭是三阴内热蕴藏，承浆放血为治。

承浆色赤主阳明热盛；

男子承浆不生髭或少生髭主任脉虚；

女子承浆黑主胞冷或不孕，亦任虚故；

胃虚者承浆及环口亦黑；

任脉自觉发热，亦任虚也，当滋阴益血兼补冲任。

（二）三部九候诊脉法

《黄帝内经》中的"三部九候法"，也属于遍诊法的一种。三部为上部

（头部）、中部（手部）、下部（足部）。其中每部又分天、地、人三候，合之为九候。

具体而言，三部九候脉法诊脉部位如下：

1. 上部天　两额颔厌穴（在鬓发上，当头维与曲鬓连线的上1/2段中点）附近的颞浅动脉的额前支。候足少阳经病。

两额前动脉太阳穴（在两眉梢后凹陷处，经外奇穴）诊头额病。

2. 上部地　两颊大迎穴（位于下颌角前方，咬肌附着部前缘，当面动脉搏动处）附近的颌外动脉，候足阳明胃经病。

两颊动脉足阳明胃经巨髎穴（瞳孔直下，平鼻翼下缘处，当鼻唇沟外侧）候口齿病。

3. 上部人　耳前耳门穴（当耳屏上切迹的前方，下颌骨髁状突后缘，张口有凹陷处）附近的颞浅动脉。候手少阳三焦经病。

4. 中部天　手腕部太渊穴（在腕掌侧横纹桡侧，桡动脉搏动处）附近的桡动脉。候手太阴肺经病。

5. 中部地　手腕部大指次指间合谷穴附近的桡动脉（第一掌背动脉）。候手阳明大肠经病。

6. 中部人　手腕部掌后锐骨的神门穴（位于腕横纹尺侧端，尺侧腕屈肌腱的桡侧凹陷中）附近的尺动脉。候手少阴心经病。

7. 下部天　太冲穴（足背动脉，在足背第1、2跖骨结合部之前凹陷中，女子取之）、大腿内侧上端五里穴（位于人体的大腿内侧，当气冲穴直下3寸，大腿根部，耻骨结节的下方，长收肌的外缘。男子取之）。候足厥阴肝经病。

8. 下部地　内踝后跟骨旁下部胫后动脉太溪穴（位于足内侧内踝后方与脚跟骨筋腱之间的凹陷处）。候足少阴肾经病。

9. 下部人　箕门穴（股动脉，位于人体的大腿内侧，当血海穴与冲门穴连线上，血海穴上6寸）、冲阳穴（足背动脉，位于人体的足背最高处，当蹈长伸肌腱和趾长伸肌腱之间，足背动脉搏动处）。候足太阴脾经病。

在《黄帝内经》中诊察三部九候的方法主要是诊察脉的大、小、迟、疾、寒、热、陷下等的异常。如《素问·三部九候论》说："察九候，独小者病，独大者病，独疾者病，独迟者病，独热者病，独寒者病，独陷下者病。以左手足上，去踝五寸按之，庶右手足当踝而弹之，其应过五寸以上，蠕蠕然者，不病；其应疾，中手浑浑然者，病；中手徐徐然者，病；其应上不能至五寸，弹之不应者，死。是以脱肉身不去者，死。中部乍疏乍数者，死。其脉代而钩者，病在络脉。九候之相应也，上下若一，不得相失。一候后则病，二候后则病甚，三候后则病危。所谓后者，应不俱也。察其腑脏，以知死生之期。必先知经脉，然后知病脉，真脏脉见者邪胜死也。"

这里还运用了一种弹经脉的诊察方法，即用手按于内踝上廉 5 寸处，然后以手指弹叩内踝处"大脉"，而于其上方感觉脉的波动情况以诊病。

如在道门《丹医秘授古脉法》中还记载以指弹叩病人少海穴，有无麻胀感至小指诊病。叩三次无反应或反应不及指尖者为心气虚。叩弹小海穴，叩弹一次即出现麻跳感，两次方出现者为气迟，三次方出现者为气迟甚，四五次方出现者为小肠气化功能极差。若叩弹后跳痛但不麻者为小肠热证。叩弹后麻木不仁为患小肠痛疝。以弹压法腰部命门处（所谓铲辘关），拇指交接于十四椎处，四个指头平贴季肋之下，然后拇指向左右平行分开，同时拇指内顶，取在灵台穴上。正常人仅腰有酸胀感，如酸胀下行至臀腿为下虚之候，主肾虚；酸胀上行至阳纲、肝脾俞等处时，上有余之候，主肾阳上浮。这些在临床中均有一定的使用价值。

此外还可根据脏腑经脉的缓、急、小、大、滑、涩之病形进行诊断，如《灵枢·邪气脏府病形》详细记载了五脏经脉病变：

心脉急甚者为瘛疭；微急为心痛引背，食不下。缓甚为狂笑；微缓为伏梁，在心下，上下行，时唾血。大甚为喉吤，微大为心痹引背，善泪出。小甚为善哕，微小为消瘅。滑甚为善渴；微滑为心疝引脐，小腹鸣。涩甚为喑；微涩为血溢，维厥，耳鸣，颠疾。

肺脉急甚为癫疾；微急为肺寒热，怠惰，咳唾血，引腰背胸，若鼻息肉不通。缓甚为多汗；微缓为痿瘘，偏风，头以下汗出不可止。大甚为胫肿；微大为肺痹引胸背，起恶日光。小甚为泄，微小为消瘅。滑甚为息贲上气，微滑为上下出血。涩甚为呕血；微涩为鼠瘘，在颈支腋之间，下不胜其上，其应善酸矣。

肝脉急甚者为恶言；微急为肥气在胁下，若覆杯。缓甚为善呕，微缓为水瘕痹也。大甚为内痈，善呕衄，微大为肝痹阴缩，咳引小腹。小甚为多饮，微小为消瘅。滑甚为癀疝，微滑为遗溺。涩甚为溢饮，微涩为瘛挛筋痹。

脾脉急甚为瘛疭；微急为膈中，食饮入而还出，后沃沫。缓甚为痿厥；微缓为风痿，四肢不用，心慧然若无病。大甚为击仆；微大为疝气，腹里大脓血，在肠胃之外。小甚为寒热，微小为消瘅。滑甚为癀癃，微滑为虫毒蛕蝎蛸腹热。涩甚为肠癀；微涩为内溃，多下脓血。

肾脉急甚为骨癫疾；微急为沉厥奔豚，足不收，不得前后。缓甚为折脊；微缓为洞，洞者，食不化，下嗌还出。大甚为阴痿；微大为石水，起脐以下至小腹䐃䐃然，上至胃脘，死不治。小甚为洞泄，微小为消瘅。滑甚为癃㿉；微滑为骨痿，坐不能起，起则目无所见。涩甚为大痈，微涩为不月沉痔。

（三）十二经脉标本脉法

《黄帝内经》中还记载了"十二经脉标本"脉法。黄龙祥《中国针灸学术史大纲》认为"十二经脉标本"的实质乃是一种古脉诊法，这种脉诊方法同"三部九候"脉法一样，都属于古"遍诊脉法"。丹道医家周潜川则详细记载了这一脉法的具体方法。

1. 十二经脉标本脉法的含义及位置　十二条经脉，每条经脉都有两个诊脉点，其中位于四肢部位的诊脉点称为"本脉"，而位于头面部的诊脉点则称为"标脉"。

（1）足太阳膀胱经：本脉在昆仑穴（位于人体的脚踝外侧，在外踝顶点与脚跟相连线的中央点）附近；标脉在天柱穴［位于后头骨正下方凹处，也就是颈项处有一块突起的肌肉（斜方肌），此肌肉外侧凹处，后发际正中旁开约2cm］和睛明穴（位于面部，目内眦角稍上方凹陷处）附近。

（2）足少阳胆经：本脉在临泣穴（位于足背外侧，当足第4趾关节的后方，小趾伸肌腱的外侧凹陷处）附近；标脉在天容穴（下颌角后，胸锁乳突肌前缘）和耳门穴（当耳屏上切迹的前方，下颌骨髁状突后缘，张口有凹陷处）附近。

（3）足阳明胃经：本脉在冲阳穴（位于人体的足背最高处，当踇长伸肌腱和趾长伸肌腱之间，足背动脉搏动处）附近；标脉在人迎穴（位于颈部，喉结旁，当胸锁乳突肌的前缘，颈总动脉搏动处）附近。

（4）足少阴肾经：本脉在太溪穴（足内侧，内踝后方与脚跟骨筋腱之间的凹陷处）附近；标脉在廉泉穴（位于人体的颈部，当前正中线上，喉结上方，舌骨上缘凹陷处）附近。

（5）足厥阴肝经：本脉在太冲穴（在足背，第1、2跖骨结合部之前凹陷中）和五里穴（位于人体的大腿内侧，当气冲穴直下3寸，大腿根部，耻骨结节的下方，长收肌的外缘）附近；标脉在期门穴（在胸部，当乳头直下，第6肋间隙，前正中线旁开4寸）附近。

（6）足太阴脾经：本脉在三阴交穴（在小腿内侧，脚踝骨的最高点往上3寸处）和箕门穴（血海穴与冲门穴连线上，血海穴上6寸）附近；标脉在背之脾俞（位于人体背部，在第 11 胸椎棘突下，左右旁开两指宽处）与舌本廉泉穴（在舌骨体上缘的中点处）附近。

（7）手太阳小肠经：本脉在养老穴（位于人体的前臂背面尺侧，当尺骨小头近端桡侧凹缘中）附近；标脉在天窗穴（位于人体的颈外侧部，胸锁乳突肌的后缘，扶突穴后，与喉结相平）附近。

（8）手少阳三焦经：本脉在中渚穴（位于手背部位，小指与无名指指根间下 2cm 手背凹陷处，用力按压，会有力量脱落的感觉）附近；标脉在天牖穴（位于人体的颈侧部，当乳突的后下方，平下颌角，胸锁乳突肌的后缘）和瞳子髎穴（位于面部，目外眦旁，当眶外侧缘处）附近。

（9）手阳明大肠经：本脉在合谷穴附近；标脉在扶突穴（位于人体的颈外侧部，喉结旁，当胸锁乳突肌前、后缘之间）和大迎穴（位于下颌角前方，咬肌附着部前缘，当面动脉搏动处）附近。

（10）手少阴心经：本脉在神门穴附近；标脉在极泉穴（腋窝顶点，腋动脉搏动处）附近。

（11）手厥阴心包经：本脉在内关穴（位于前臂掌侧，从近手腕之横皱纹的中央，往上约三指宽的中央）附近；标脉在天池穴（在腋下 3 寸，乳后 1 寸窝）附近。

（12）手太阴肺经：本脉在太渊穴附近；标脉在天府穴（臂内侧面，腋前纹头下 3 寸，肱二头肌桡侧缘凹陷处）附近。

2. 十二经标本脉法的诊断方法

（1）根据某一条经脉上下标本诊脉部位"脉搏的异常跳动（包括搏动坚实与陷空，强弱，有力无力）"来诊断此条经脉的虚与实

1）如果一条经络下部"本"脉实与上部"标"脉虚同时出现，则表明此条经络的气血上逆，称为"厥逆"。

2）异常脉象出现于哪条经脉，就可以明确诊断出疾病的根源所在，并可以根据异常脉象的坚实与陷空，准确断定出疾病病机的寒热虚实。

"太溪"穴脉动诊断肾经病变；

"神门"穴脉动诊断心经病变；

"太冲"穴脉动诊断肝经病变；

"冲阳"穴脉动诊断脾胃经脉病变；

"尺泽"穴脉动诊断肺经病变。

3）当这些脉诊部位诊察不到脉动，或者不应出现脉动的部位反而脉大动时均可说明相对应的脏腑经气有病变。

女子手少阴脉动甚者妊子（《灵枢·论疾诊尺》）。

颈脉动喘疾咳，曰水（《素问·平人气象论》）。

太溪脉脉弱则主肾气弱。太溪脉滑大则主相火旺盛。

耳门穴搏动有力为少阳相火亢逆。

（2）根据上下标本诊脉部位"皮肤温度之寒热"来诊断此条经脉的虚与实

如果出现"本"脉虚（脉陷下或细小或不动）则会出现四肢厥冷；下部"本"脉实（脉坚实，或滑，或大动）则会出现足部烦热。

手太阴肺经太渊穴附近皮肤寒者为肺寒，热者为热，汗者为表卫虚，尺肤热而红者为阴虚之极。

太渊尺部后循经至尺泽尺肤温和者为正常，甚热者为肾水亏，热极而发红色为阴虚之极。寒者为肾寒，男子失精亡血，女子梦交不孕。

（3）根据上下标本诊脉部位"络脉的形状和颜色"诊断此条经脉的虚与实

如果上部"标"脉虚则会出现头目眩晕、面白，上部"标"脉盛则会出现头热痛、癫狂痫等病症。

（4）十二经分属脏腑，十二经脉在全身浅表的搏动点异常均可诊察脏腑的虚实情况

从实质上讲，遍诊法的诊断依据是"脏腑经络分经候脉"，就是不同脏腑经络的疾病，诊察不同经络特定的诊脉点。

如牙痛切阳溪脉盛，则可判断为手阳明大肠之火；

如牙痛切其大迎脉盛，则可判断为足阳明胃火；

头痛、眩晕、中风，若切其耳门或颔厌动脉盛者，则可判断为少阳之火；

甲状腺功能亢进，切其人迎脉盛，则可判断为足阳明胃火，必见消谷善饥。

足少阴经络循行路线与部位上的疾病可以诊察足内踝下"太溪"穴部位的动脉，然后根据脉动的坚实与陷空，滑与涩来诊知此经脉脏腑的寒热虚实。足部"太冲"动脉用于诊察足厥阴肝经疾病，足部"趺阳"动脉则可用于诊察足阳明胃经疾病。

总之，遍诊法作为濒于失传的古代脉诊方法，经验宝贵，内容丰富，有待于后世的发掘和整理。读者有兴趣请参考廖育群之《古脉法》及王忠鑫之《古遍诊脉法整理与研究》等文献。

二、寸口、人迎、趺阳三部诊法

寸口、人迎、趺阳三部诊法在《黄帝内经》中已有记载，如"女子手少阴脉动甚者妊子"（《灵枢·论疾诊尺》）、"颈脉动喘疾咳，曰水"（《素问·平人气象论》）、"两跗之上脉坚"（《太素·腑病合输》卷十一），但较为简单。较详细的论述则见于张仲景的《伤寒杂病论》中。从其诊断方法及内容而言，人迎脉候上部，寸口脉候中部，趺阳脉候下部，是对遍诊法的一种简化，属于遍诊法的一种。

（一）人迎脉

位置在咽喉两侧的"人迎穴"附近，所谓左为人迎，右为气口，足阳明胃经穴也，但诊胃时不用它，用其候上下气血盈亏。如"视人之目窠上微拥，如蚕新卧起状，其颈脉动，时时咳，按其手足上，陷而不起者，风水"。"颈脉动"是指人迎脉跳动，于右心衰水肿病人中多见。

诊法：用平指劲，以示指平对颈横纹有动脉处候之。示指为天候心肺，中指为人候脾胃，无名指为地候肝肾。气脉上逆血溢于上、阳亢阴虚之甚者，候人迎脉当注意轻取，重取时间不宜过长、用力不宜过猛，免致眩晕厥逆。

正常脉：如石冲天，鱼贯而行。

病脉：正常气口大人迎一倍半。反之，超过或不及是左右盈亏，表示肝肺不和，因肝气右出左入，肺之气脉左出右入。上下有区别时，为上有余或下不足，或反是。上有余为心肺有余，下不足为肝肾不足，即阴虚火旺之征。

（二）趺阳脉

脉诊部位相当于下部人的"冲阳穴"，主候脾胃之气。《伤寒论》中趺阳脉脉象有迟、数、浮、沉、缓、弦、微、大、伏、滑、虚、实等十二种。

趺阳脉正常：浮缓或迟缓。

趺阳脉虚，胃气则虚。

趺阳脉不出，脾不上下，身冷肤硬。

趺阳脉涩者，胃中有寒，水谷不化。

趺阳脉浮而涩，脾气不足，胃气虚也。

趺阳脉数，胃中有热。

趺阳脉微，则胃气虚。

趺阳脉浮，则胃气强；浮则为伤胃，胃气虚。

趺阳脉紧而数，数则为热，紧则为寒。

趺阳脉浮而芤，浮者卫气衰，芤者荣气伤。

趺阳脉滑而紧，滑即胃气实，紧即脾气伤。

趺阳脉大，胃经气盛。

趺阳脉沉，沉为实。

趺阳脉迟，迟为寒。

趺阳脉弦，必肠痔下血。

趺阳脉伏，为寒为虚。

趺阳是候胃气衰旺存亡之要穴，实践中病重则切此脉以决死生，趺阳之气不衰则生机犹存。趺阳脉最重要的意义还在于厥证、危证发生时对生机存亡的判断。因为趺阳脉主候胃气，有胃则生，无胃则死，故生机的存亡有时当有趺阳脉为据，临床上寸口无脉而趺阳犹微存者，预兆生机尚存，而趺阳脉全无者，则示生机已竭。

此外，趺阳脉洪大或沉细皆能预报阳明胃家实或虚。趺阳脉对水气病犹有预报意义，如《金匮要略》水气篇说："趺阳脉当伏，今反数，本自有热，消谷，小便数，今反不利，此欲作水。"

（三）寸口脉

以手太阴肺经太渊穴脉动为诊。以缓为正常，一息五至为其数。以浮沉定阴阳，浮、数、滑、长属阳；沉、涩、迟、短属阴。

三、独取寸口脉法

《难经》采用的是独取寸口脉法。自《脉经》以来独取寸口脉法成了临床应用的主要诊脉方法。这是本书所研究的主要脉法。

从其发展脉络来看，从全身遍诊法到三部九候方法，再发展到人迎、寸口、趺阳三部诊法，最后发展到独取寸口脉法，基本上是由繁到简的一个过程。这些候诊部位均是人身动脉系统中在身体表面搏动较为明显的地方。但有的深隐，有的浅显；有的粗大，有的细小；有的端直，有的迂而曲。因此，诊候时有的比较费事。而寸口、人迎、趺阳是脉搏动最为明显的地方，尤其是人迎和趺阳属于足阳明胃经，胃是十二经脉之海，是后天的根本。寸口属手太阴肺经，十二经气血均汇聚于此。颈动脉的搏动与头面血液运行有关，足背动脉的搏动与降主动脉及下肢动脉有密切关系。桡动脉则与心脏功能有密切关系。由于古时的礼仪制度的原因，颈部的人迎和下肢的趺阳脉均使用不便。而寸口脉具有简捷和方便的优点，故目前基本上是扬弃遍诊法而独取寸口法，主要指桡动脉应指部位。从时代发展来看，独取寸口脉法结合全身遍诊法的运用应该是中医脉诊的发展方向。

四、气口人迎对比诊法

此法是在足阳明胃经上取结喉旁人迎穴处的动脉，与手太阴肺经太渊穴处的动脉即寸口脉，进行对比诊脉的方法。因人迎为足阳明胃经的动脉，胃为腑，属阳，故主乎外。寸口属太阴肺经的动脉，肺为脏，属阴，故主乎里。《灵枢·四时气》曰："气口候阴，人迎候阳。"

（一）生理联系

正常的人迎脉、寸口脉应当是大小和节律一样。如《灵枢·禁服》云："寸口主中，人迎主外，两者相应，俱往俱来若引绳大小齐等，春夏人迎微大，秋冬寸口微大，如是者，名曰平人。"寸口脉属太阴，行气于脏，故寸口主中。人迎脉属阳明，行气于腑，主候于外。春夏阳气盛，人迎脉属阳，故脉稍大；秋冬阴气盛，阳气衰，寸口属阴，故秋冬寸口脉稍大。大体两脉均出于胃中之气，经脉贯通，出则二脉俱往，入则二脉俱来，故两者应搏动一致，脉率及大小一致。而应四时之脉，则人迎春夏脉略大，寸口秋冬脉略大，是生理平脉也。

人迎脉和气口脉的对比诊病上，从人迎脉可以察出阳气的变化，气口脉可诊察阴气的变化。从两者相互对比变化上可以推测出整体的阴阳进退变化，从而推测疾病的部位和性质。

（二）病理诊断

寸口与人迎脉，当保持的一定比例失调，产生明显偏差，即脉来有大有小，或盛或衰，两者上下搏动的对比度不一致时，即是病理性反应。

（1）通过人迎脉与寸口脉对比诊病来确定病位：《灵枢·禁服》云："人迎大一倍于寸口，病在足少阳，一倍而躁，在手少阳。人迎二倍，病在足太阳，二倍而躁，病在手太阳。人迎三倍，病在足阳明，三倍而躁，病在手阳明……寸口大于人迎一倍，病在足厥阴，一倍而躁，在手心主。寸口二倍，病在足少阴，二倍而躁，在手少阴。寸口三倍，病在足太阴，三倍而躁，在手太阴……"

人迎脉与寸口脉相互对比，由于人迎候阳气的强弱，寸口候阴气的强弱。因此，人迎脉大，病在阳，为阳盛；寸口脉大，病在阴，为阴盛。两者相比有三种情况：①人迎大于寸口脉，一倍、二倍、三倍；②寸口脉大于人迎脉，一倍、二倍、三倍；③两者同大或同小。

六经代表了人体经脉的阴阳多少，少阳为阳之初，太阳为阳之中，阳明为阳之极；厥阴为阴之始，少阴为阴之中，太阴为阴之极。故人迎一盛为阳之始，病在少阳经。二盛为阳之中，病在太阳经。三盛为阳之极在阳明经。阴经亦然。三阴三阳经又分手足，手为上，足为下；上为阳，下属阴。三阳经中手三阳为阳中之阳，三阴经中手三阴为阴中之阳。脉来躁动为热，为阳偏胜，故为在手；不躁者属阴故为在足。两者俱盛四倍以上为阴阳俱实之证，为真脏脉、关格脉。（见表2）

表2　三阴三阳经病的诊断标准（引自刘伯祥《脉法求真》）

人迎脉＞寸口脉	主阳证	寸口脉＞人迎脉	主阴证
1倍	少阳经病	1倍	厥阴经病
2倍	太阳经病	2倍	少阴经病
3倍	阳明经病	3倍	太阴经病
4倍	三阳经合病	4倍	三阴经合病

（2）单独诊人迎脉、寸口脉可以掌握病机的进退，邪气的盛衰：用平指劲，以示指平对颈横纹有动脉处候之。示指为天候心肺，中指为人候脾胃，无名指为地候肝肾。

正常气口大人迎一倍半。反之，超过或不及是左右盈亏，表示肝肺不和，因肝气右出左入，肺之气脉左出右入。上下有区别时，为上有余或下不足，或反是。上有余为心肺有余，下不足为肝肾不足，即阴虚火旺之征。

气脉上逆血溢于上、阳亢阴虚之甚者，候人迎脉当注意轻取，重取时间不宜过长、用力不宜过猛，免致眩晕厥逆。

《灵枢·四时气》曰："听其动静者持气口，人迎以视其脉，坚且盛且滑者，病日进；脉软者，病将下；诸经实者，病三日已。"《灵枢·五色》曰："切其脉口，滑小紧以沉者，病益甚，在中；人迎气大紧以浮者。其病益甚，在外。其脉口浮滑者，病日进；人迎沉而滑者，病日损。其脉口滑以沉者，病日进，在内；其人迎脉滑盛以浮者，其病日进，在外。脉之浮沉及人迎与寸口气小大等者。病难已。病之在脏，沉而大者，易已，小为逆；病在腑，浮而大者，其病易已。"

在病变过程中，凡邪气盛者病日进，邪气衰者病渐好。正气盛者病易愈，正气衰邪气盛者病日进。人迎主阳，寸口主阴，两部脉坚盛且滑均为邪盛，邪盛故病日进；脉软是邪气衰，邪气衰者病好转。诸经实者为邪在经而不在脏腑，故病轻，三日已。

寸口脉候阴，主邪在内，寸口脉滑小紧为阴邪盛，故病进。

人迎脉主阳，气大紧以浮为阳邪盛，故病日进。

寸口浮滑者为阴分中阳邪盛，故病日进。

人迎脉沉滑者，阳邪渐退，故病日损，损者减也。

寸口滑以沉者，阴邪盛故病日进，为在内。

人迎脉滑盛以浮者，为阳邪盛，故病日进，为在外。

寸口脉与人迎脉在无病状态下，大小同等，如引绳齐等为阴阳平和之脉，在发生病变时人迎与寸口大小等者，为阴阳同病，同盛或同衰，故为病难已。

病在脏，脉沉而大者为阴病得阳脉为正复之象，故易愈；而脉小是正气衰败，故为病难已。

病在腑，脉浮大为阳病见阳脉，脉症相符，正气不衰，故病易好转。

（3）辨内伤外感病症：金元四大家之李杲认为：人迎脉大于气口，其见于左手为外伤：外感寒邪，则左寸人迎脉浮紧，按之洪大紧急；外感风邪，则人迎脉缓而大于气口一倍或两倍。气口脉大于人迎，其见于右手为内伤：内伤饮食，则右寸气口脉大于人迎一倍；劳役过甚，则心脉变见于气口，气口脉急大而涩数，时一代。

五、气口九道脉法

气口九道脉法是古代一种脉法，首先见于《脉经·手检图二十一部》中，后被李时珍整理收录于《奇经八脉考·气口九道脉》篇里。后世尚未见到有专门研究此脉法者。该脉法寸口脉定位、主病及寸口三部同看的诊断方法均与现存的脉法不同，尤其是该脉法将十二经和奇经八脉分布于一手，详细论述了奇经八脉的脉诊方法，有一定的科学价值。

（一）气口九道脉的概念

气口者，手寸口脉也。气口为百脉流注朝会之始，故扁鹊独取寸口以绝死生。气口之中，分为五部，即前（寸部）、中（关部）、后（尺部）、内（脉道内侧部）、外（脉道外侧部）。在五部的前后左右上下中央区域共分区九道即前如外、前如内、前部中央直；中如外、中如内、中部中央直；后如外，后如内、后部中央直。如者，往也；直者，正也。九道脉脉位分别是寸部正面、寸部靠桡侧部、寸部靠尺侧部、关部靠桡侧部、关部靠尺侧部、关部正面、尺部靠桡侧部、尺部靠尺侧部、尺部正面（图5）。

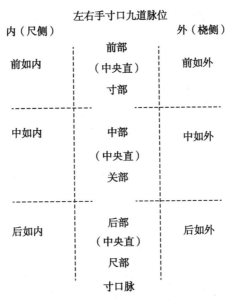

图5　气口九道脉位分区图

（二）气口九道脉诊法

前部为寸脉，中部为关脉，尺部为尺脉。

前、中、后为寸、关、尺脉道长度分段诊法。

内为尺侧，外为桡侧，内外是脉道宽度方向诊法。桡动脉虽圆，除底部靠骨一侧无法触摸外，其余方向均可诊察。

中央直方向即为正面，用平指上下正取诊察。如外者，即向外侧（桡侧）推按，如内者。即向内侧（尺侧）推按。前部如外者是寸部靠桡侧部，中部如内者是关部靠尺侧部，他部皆如此推按。

凡言"外"者，诊脉时医者手指尖从外侧向内推按；凡言"内"者，医者手指尖从内侧向外推按；言"中央直者"医者手指面从正面向下直按。

寸、关、尺三部，每部分内、外、正三候，共为九候，叫作九道。以上就是气口九道脉法的部位和诊法。

（三）气口九道脉的脏腑定位

气口九道脉将脏腑与奇经八脉分属于一手，不分左右。且脏腑定位也与现存脉法明显不同（图6）。

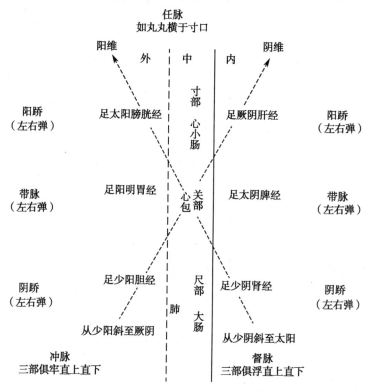

图6 气口九道脉脏腑经脉分配示意图
（引自钱远铭《〈奇经八脉考〉研究》）

寸部：外侧候足太阳膀胱经，内侧候足厥阴肝经，寸部正中候手少阴心与手少阳小肠经。横于前部寸口边如珠丸滑利者为任脉。寸部左右弹者为阳跷。

关部：外侧候足阳明胃经，内侧候足太阴脾经，关部正中候手厥阴心包经。关部左右弹者为带脉。

尺部：外侧候足少阳胆经，内侧候足少阴肾经，尺部正中候手太阴肺经和手阳明大肠经。尺脉左右弹者候阴跷脉。

从尺部外侧斜至寸部内侧之脉候阴维。

从尺部内侧斜至寸部外侧之脉候阳维。

寸、关、尺三部俱浮，直上直下者为督脉。

寸、关、尺三部俱牢，直上直下者为冲脉。

（四）九道诸经脉法及主病

（1）诊法：三指按寸、关、尺三部由浮中沉的力道逐渐往下沉按，再由沉中浮逐渐往上举，过程中不可松离。医者感受脉中上下、来去、至止之信息。再由中指向下施力（由浮往沉部），关部按，而示指（寸部）、无名指（尺部）要浮部静待，感受中指关向寸、尺挤出的脉象信息。然后由寸、尺施力，察关部脉的左、右、偏内、偏外、冲上、冲下、有无来回、有根、无根……一个回合大约15秒，初学者亦如此反复训练，如掌握不到信息，需放手再重按，整个诊脉过程5分钟左右。

（2）平脉：即正常无病之脉。与两手寸口诊脉法同，即三部脉来有胃气，有神，有根，从容和缓，不疾不徐，以缓为常。

（3）脉象及主病：与寸口诊脉法相同，如浮脉主表，紧脉主寒，涩脉主虚滞，滑脉主痰食等。奇经之病多系气血虚滞、气机失调，阴阳违和，开阖不利等虚实夹杂之症，脉象多见弦、紧、虚、实、滑、涩、动、牢诸脉。尤其见于老年性疾病及生殖免疫系统疾患多见奇经病变。

1）十二经脉主病

①足太阳膀胱经：脉动则病目眩，头、项、腰、背强痛，男子阴下湿痒，女子少腹痛引命门，阴中痛，子脏闭，月水不利。脉浮为风，涩为寒血，滑为劳热，紧为宿食。

②足阳明胃经：脉动则苦头痛，面赤。滑为饮，浮为大便不利，涩为嗜卧，肠鸣，不能食，足胫痹。

③足少阳胆经：脉动则苦腰、背、胫、股、肢节痛。浮为气，涩为风，急为转筋、为劳。

④足厥阴肝经：脉动则苦少腹痛引腰，大便不利，男子茎中痛，小便难，疝气两丸上入。女子月水不利，阴中寒，子户闭，少腹急。

⑤足太阴脾经：脉动则苦腹满，胃中痛，上脘有寒，食不下，腰中冷如居水中。脉沉涩，为身重，足胫寒痛，烦满不能卧，时咳唾有血，泄利食不化。

⑥足少阴肾经：脉动则苦少腹痛，与心相引，背痛，小便淋，女人月水来，逆气上冲心胸，胁满，大腿内侧经脉收引挛急。

⑦手少阴心、手太阳小肠经：脉动则苦心下坚痛，腹胁急实者为惊恐，虚者为下利肠鸣，女子阴中痒痛。脉滑为有娠。

⑧手厥阴心主经：脉动则苦心痛，面赤多喜怒，食苦咽。微浮苦悲伤恍惚，涩为心下寒，沉为恐怖，如人将捕之状，时寒热，有血气。

⑨手太阴肺、手阳明大肠经：脉动则苦咳，逆气不得息。脉浮为风，沉为热，紧涩者为胸中积热，时咳血。

2）奇经八脉：奇经八脉既是十二经气血之海，也是十二经气血输转调节的枢机。奇经八脉，除任督二脉外，其他六脉皆各寄附于十二经之间，它们与十二经的关系是密切的。奇经与肾、命门及脑、脾胃、肝胆等脏腑关系密切，是脏腑气血的根本。其病涉及中风癫痫、血管硬化、心肺疾病，泌尿生殖诸病、癌症肿瘤、癖痹顽疾、男女不育以及诸多功能低下，退行性及消耗性疾病等。

①任脉：见于寸口脉紧细实长，下至关者，任脉为病也。

脉动则苦少腹有气，如指上抢心，胸拘急不得俯仰、腰寒、少腹绕脐痛，男子七疝不育，女子瘕聚。

任脉之见于寸口如丸滑利，即如转豆厥厥动摇，多系下元寒凝气结之证。

②督脉：见于三部俱浮直上直下者，脉多浮大弦长。

脉动则苦腰脊强痛、膝寒，不得俯仰，大人癫，小儿痫。

督脉实则脊强反折，虚则头重高摇，精气内亏也。

③冲脉：见于三部俱牢，直上直下者，脉象多沉而有力，有弦急之象。

脉动则苦少腹痛，气上抢心；瘕疝遗溺，女子绝孕，多为气血寒凝之癥积。

冲脉为病，逆气而里急或作躁热。

④阳跷：见于寸部左右弹者，脉如弦或紧或脉乱脉。

脉动则苦腰背痛，癫痫僵仆羊鸣，偏枯、身体强。

阳跷之为病为阳脉急，筋脉拘急狂走之症。

⑤带脉：见于关部左右弹者，脉如弦或紧脉。

脉动则苦少腹痛引命门，女子月事不来，绝经复下，带下，男子少腹拘急，或失精也。

带之为病，腹满，腰溶溶如坐水中。又主带下。左右绕脐腹腰脊痛，冲阴股也。

⑥阴跷：见于尺部左右弹者，脉如弦或紧脉。

脉动则苦癫痫寒热，皮肤强痹，少腹痛，里急，腰胯相连痛，男子阴疝，女子漏下不止。

阴跷为病，阴脉急痉挛阴厥胫直之症。

⑦阳维：从两尺内侧斜上至寸部外侧者，乃从尺部沉取至寸部浮取。

脉动则苦颠仆羊鸣，手足相引，甚者失音不能言，肌肉痹痒。

脉浮者，遽起目眩，阳盛实，苦肩息，洒洒如寒。

阳维为病苦寒热，为肺脾之卫气病。

⑧阴维：从两尺外侧斜上至两寸内侧者，乃从尺部浮取至寸部沉取。

脉动则苦癫痫僵仆羊鸣，失音，肌肉痹痒，汗出恶风。

脉沉大而实者，苦胸中痛，胁下支满心痛。

脉如贯珠者，男子两胁实，腰中痛，女子阴中痛，如有疮状。

阴维为病苦心痛，为心肝之营血病。

第四节　持脉的方法

一、诊脉时间

诊脉时间，《黄帝内经》提出以平旦（清晨）为最佳。盖此时无情绪、动作、饮食等影响，气血未动，阴阳和顺，此时脉象基本反映的是气血、脏腑的病脉。虽然平旦诊脉的时间条件限制不必刻意死守，但其中反映的诊脉静神是必须遵守的，即诊脉之前，要让病人注意平息静神，排除一些影响因素，使气血均匀平静。

如在大醉、大饱、大怒、运动之后，不可立即诊脉。疾行、剧动后、远道而来的病人，必须先让病人休息 15～20 分钟再为诊脉，就是排除干扰的有效方法。饮食及饮酒之后不可立即诊脉，必须在食毕一两小时之后再行诊脉。

当然一些病人不是这些特殊情况，特别是突然发病的患者，此时，就不必拘泥，救命时速，片刻不缓。

二、诊脉体位

病人一般宜正坐在医生的对面或侧面，将前臂向前展平，手心向上，腕部大致与心脏处于同一水平，在腕下放一松软的布枕，这样可以防止手臂拘急，保证血脉流行无阻。

卧位的患者，尽量使其平卧，前臂平伸，手腕手掌手指自然放松，手腕下亦可放一布枕。侧卧或者手臂扭转、抬举或低垂上臂都可使手臂受压，影响气血的运行。

三、定脉位

一般医生正坐在患者的侧面，采用左手诊病人右手，右手诊病人左手的方法。先以中指按高骨内侧中间点，在此向内侧推寻感最强点为关位，然后分用示指按于掌后横纹与关位之间中心点定寸位，用无名指依寸与关之间相等间距定关与尺的间距从而确定尺位。一般要求示指和腕横纹的距离和示中之间、中无名指之间的寸尺的距离应该是等同的（图7）。

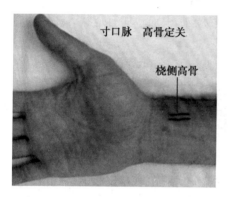
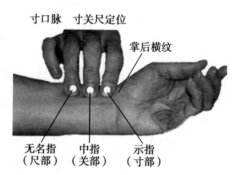

图 7　寸口脉定位法

由于病人上臂长短不同，其寸口三部也有长短之分。因此，医生可以根据实际情况调整布指的疏密。寸口脉长的，医者三指之间可宽松一些，寸口脉短的医者三指之间紧凑一些。

同时人的示、中、无名三指是参差不齐的，其中中指较长，示指和无名指稍短，诊脉时，必须使三指处于屈曲状态，而中指的屈曲度最大，无名指次之，示指屈曲度最小，使三指平齐，节节相对，采用指目诊察。因为指腹肌肉感觉较为灵敏。以手指平按，或三指垂直下按，都是不适当的。手指最好是呈弓形30°斜按。因为指腹的感觉，比较锐敏，也便于推寻。

四、调息

一呼一吸，叫作一息。古人常以自己的呼吸节律为标准，以衡量患者脉动的至数，这称之为调息。平息，要求医者先调整平顺自己的呼吸，使自己心静神宁，呼吸平稳。同时用医者的一息时间，去数病人脉动的次数（至数）。正常人一息四至，相当于呼吸 72 次 /min。

以息计数，必须诊满脉动五十，有时须二到三个五十次，始诊清楚，须5～10分钟。

在医者深呼吸，一息四五至时，用秒表对照数出脉率来，可以有效排除每个人肺活量差异的影响。但是由于以息计数和以秒表计算的迟数标准有一定的差异，建议还是以息计数，辅以秒表计数。这也是某部独数的中医现象与以西医秒表计迟数矛盾的原因之一。

在医者平息的同时也应闭目诊脉，避免与病人的视觉干扰，分散注意力，从而可以凝神静心，细心体会指下脉象的变动。

五、运指

在布指之后，必须采用手法对脉象进行探寻。手指置于桡动脉轻按切脉叫浮取，或称"举"；用力不轻不重切脉之法为中取，又名"寻"；重按切脉为沉取，或称"按"。有时需移动手指，左右寻找才能获得脉象者叫"推寻"。

寻法又称推法，将手指挪移于脉管之上下、内外，以探察通常用举按法所不能察觉的一些变化。与举按法相比，举按法是浮沉浅深诊候，而推（寻）法则是纵横诊候。当三部脉有独异（特殊变化）时，须逐渐挪移指位内外推寻，以寻找真实情况。

按又分单按和总按。三指用同样力量，按诊三部脉象，谓之总按，用以探寻寸关尺三部，和左右手脉的全部情况。单按是对某部脉象，用中指和示指，或中指与无名指在脉部，反复寻按，认真探索脉象性状。

一般切脉手法顺序是先用总按方法采用轻重不同的指法确定脉的浮沉，其次根据脉的至数以定迟数，然后分辨脉的形态、流利程度及强弱，以确定何者是主脉，何者是兼脉。

再根据脏腑在寸、关、尺三部的分配部位，采用单按法。先按寸脉，次按关脉及尺脉，两侧寸、关、尺三部依次进行。每部又分别用浮、中、沉三候详细诊察，以便相互比较。其中，浮候用以诊腑，沉候用以诊脏，中候用以诊脉之有无胃气。最后，三指齐按，以候脉之流利程度，有无间歇等。比如在确定寸部是否弱沉时，必须先总按取得中取最强点，然后抬起关尺手指，这时看寸部脉力最强点是否下移，若下移即为寸弱沉。关尺部位的弱沉则在总按以后若无寸弱沉则以寸为标准，以其余一个手指来测度关尺是否弱沉。

六、指力和力度

在指下的力度方面，手指不可忽轻忽重，应尽量做到用力缓慢匀速，仔细体会指下的感觉。对指力的力度把握需要平时刻苦的训练和临床实践中的练习。可参考"指力取脉法"一节内容。

七、诊脉注意事项

1. 脉诊要诊双手　以比较右手六部脉象的差异。

2. 勤修指甲　医者应经常注意修剪指甲，使其长短适中，光滑圆润。指甲过长，影响指端的运用。

3. 持脉时应注意不同年龄、性别上脉搏的生理差异　"肥人责沉""瘦人责浮"，这是脉诊讲究脉搏生理差异的体现。正常人一息四至，即一分钟60～80次，妇女与儿童较快，身体素弱者亦可稍快。运动员的脉率可能较慢。女子脉势较男子濡弱些，脉至较男子稍快些；少壮者脉多实大，老年脉多濡弱，婴儿脉多急数；瘦人脉常微浮，肥人脉常微沉。

有些四十岁以上的女性，皮肤较硬，不柔软，脉摸起来较沉弱，需要用力按，才能感到清晰的脉。人本身并没有多重的病，但是脉沉相当明显，包括寸部。对于这种皮肤硬的人，这种沉脉的取法跟人有肥瘦是一个道理。用的力气就要大一些。可以试着举按几次，以能感觉到寸关微弱的脉跳的最少力作为浮取的力度，以此基础力度决定沉取的力度。

4. 西药对脉象有一定的影响　很多西药如神经系统、激素、心血管系统药物等都可显著地影响脉象，干扰辨证。因而，在诊脉时，要充分考虑这些影响因素，尽量避免错误的判断。特别是激素的应用，往往造成病本虚寒而假热的假象。

5. 脉搏有四时气候变动的差异　所谓"春弦夏洪，秋毛冬石。四季和缓，是谓平脉"，考虑平脉时要注意这一层。

6. 注意几种生理和病理性不常见脉

（1）斜飞脉：有少数人在寸口脉处可定关部，而寸尺两部摸不到，称斜飞脉。在直线距离上找不到的寸部，指端逐步向外推多可找到寸部脉的跳动。向内寻则多可找到尺部脉动。

（2）反关脉：少数人在寸口脉的脉位上，其脉搏不见于寸口，而见于寸口背侧，称反关脉。其寸关尺的定位依然参考正常定位法反向执行。

（3）双管脉：寸口脉初按始觉宽大，仔细体验，方能感觉到有两条动脉血管并行经过桡侧，一般无诊断意义。古人认为正常人的脉道可分三歧（三条），一由寸口直上白鱼也、一由寸口直上掌心也，一由寸口外上合谷。但多数为一条脉管或两条脉管同时搏动，且必一强一弱，一大一小，未见有三脉全动者。周学海称二线脉，又叫双弦脉、双管脉。两脉之取舍，当以稍粗大者为凭。这种三歧和二线脉就是《素问·刺腰病论》中所说的"解脉"。解脉者，如绳之解股而歧出也。若平素即如此，只是桡动脉走行上的生理变异。若平素无或突显，或本兼见二脉，一大一细而现两脉并大，当有风火上壅之患。

（4）神门脉：凭脉时，寸口无脉，而在神门穴处有动脉通过，平素动微。在孕妇中可见大动，对诊断有一定的作用。

（5）六阴脉：凭寸口脉时，脉搏特别细小，难以摸到，其人表现如常，其人迎、趺阳脉搏动如常人者，称"六阴脉"。此类脉多与反关脉并见，属生理性。

（6）六阳脉：是与"六阴脉"相对的一种生理特异的脉象。如平素两手寸、关、尺各部的脉象均较洪大，但无病态，故不属病理性脉。

（7）溢脉：寸口脉在腕横纹以上可以摸到。甚者，脉充皮下，可见其搏动，直达手掌大鱼际，又称"上鱼际脉"。多由肝阳上亢而致。

（8）聚关脉：寸口部，关脉独大，甚者犹如豆状，搏动明显，高出皮肤，寸尺俱弱，其脉搏显于关部，故称"聚关脉"。多由肝气郁结所致。

（9）长弦脉：尺脉脉管弦而长，超出尺部向肘后方向延续数寸。脉弦紧有力，多为腹满寒疝所致，根据其长弦程度，常可判断腹满寒疝病变的程度，对消化系疾病的诊断有重要意义。

（10）伏逆脉：寸关尺部脉全无，背侧反关也不见，再寻尺后脉才逢，平人见此是特征，病人见属阴阳不调整。

总之，诊脉是个实践性很强的东西，在掌握了脉诊的基本知识后就要多实践，没有捷径，遇到患者就要多练，自己也可以对自己和身边亲人朋友的脉搏反复揣摸。

第五节　学习脉诊必知的几个问题

一、掌握脉象是脉诊的前提

脉诊在中医诊断上占有极其重要的分量，以致言中医者必及脉诊，课堂上讲之，临床上用之。但我们对脉诊的认识仍然蒙昧不清，彼此之间又存在着偏见。有的斥脉诊为"玄学"，有的凭脉诊病，炫为神技。临床上之所以出现以症测脉、虚掩诊脉的现象，最根本的原因正是王叔和所说的"心中了了，指下难明"的脉象难明。二十九脉，并无客观的诊断指征，全凭各人的指下体会。即使是师传心授的脉法，在千变万化的病人面前也是体会各异。脉象的诊断不清，也就导致了以症测脉的情况。医院中的病案根据病人的望、问、闻三诊的结果作病机诊断，再添上对应的脉象并不少见。有的病例医者的脉象描述和症状风马牛不相及，辨脉本已失真，怎么能够发挥脉象的作用？王叔和说，如果把沉脉断为伏脉，治疗就会出错；如果把缓脉诊断为迟脉，危险的结果就会立即到来。辨明脉象是临床医生首先必须掌握的技能。

二、学脉当先学好指力脉法

脉诊难学，都说是"指下难明"，脉象不好把握。但是我们熟读王叔和，可能连浮、中、沉的指力按法都不明了，甚至是一个简单的浮脉都很难把脉对。中医的二十九种脉象除了迟数等少数仅凭至数节律去辨别外，大多通过指力去获取脉象的脉位、脉的流利度、脉的搏动力等状况。我们所讲的浮、中、沉指力取的概念，教材上都是说轻轻用力按在皮肤上为"浮取"；中等度用力按至肌肉为"中取"；重用力按至筋骨为"沉取"。指力的"轻轻用力""中度用力""重用力"都是无定量的指标，我们所依据的只能是可以感知的"皮肤""肌肉""筋骨"的解剖位置了。手指轻触皮肤的叫"浮取"；指略用力得其中，却不到底，叫作"中取"；三指按脉到几乎可触及骨的深度，叫作"沉取"。此外，诊脉时三指下的感觉不一样，中指感觉较敏锐，特别是由于三指不齐，敏感性差异就很明显，如何做到指下清明，需要练好。初学者可以先练习三指的作用力，力求其尽量相同；中指略缩，无名指略伸，都向最活跃的示指和其作用力靠近再靠近，求三指触脉，平和均匀，力道相似。这些指力和按法，诊脉者是要常练苦练，经年累月，才能由入门到熟练，落指轻重从容有应，才能入"脉诊"之坦途，因为这是掌握脉象的基石。否则，是很难得入中医脉诊之殿堂的。

三、记忆背诵脉名脉象

如果在临床中对脉象有多少种都不知道，甚至有的连脉名都不知道，又谈何辨证呢。因此，对于脉名脉象是必须熟记和背诵的。《濒湖脉学》《医宗金鉴·四诊心法要诀》以及各种教材里所附的各种脉象口诀，朗朗上口，适合背诵，力求做到反复练习，提脉象能脱口而出的程度。为进一步进行脉象的辨别打好基础。

四、察营卫气血病机，别脉"位""数""行""势"

血脉中藏有营卫。营行脉中，卫行脉外，营卫相携循经络外至肌肤分腠，内置五脏六腑。卫性慓悍滑疾，营性精专柔润，故脉乃血府，赖血以充盈，靠气以鼓荡。五脏六腑气血的变化均可通过营卫之气的变现而见于寸口脉上。所有脉象的诸多变化，也都是营卫气血变化的反映。营卫气血，是打开脉学迷宫的钥匙。倘能悟彻此理，则千变万化的各种脉象，可一理相贯，触类旁通。

脉位的浅深表现在浮、沉上。一般而言，营血充足，卫气有余，则鼓荡血脉之力亢盛，气血必动数而外涌则脉浮。反之，则脉沉。

心肺居上焦，宣布营卫。心脏的有节律的跳动，肺脏有规则的呼吸，则营卫宣布运行有度，表现在脉搏跳动上的至数和节律齐整和规律。"损其心者，调其营卫"，营伤卫滞则结代等脉象频现。

脉体的大小和脉体气血的来去流利程度、上下搏动力量都跟营卫气血的虚实有直接关系。营卫气血盛实有余则见数、疾、躁、促、浮、洪、实、长等脉象。营卫气血郁滞不行则见沉、伏、牢、涩、迟、细、短、结、促等脉象。营卫气血虚损不足则见迟、微、弱、濡、代，小、短、涩、芤等脉象。由于病邪的虚虚实实，则脉象也多是复合脉象纠缠在一起。

营卫气与血的病理变化，虽有所侧重，但往往相互影响密不可分。营卫气血是脉象产生和变化的基础。明白了这个道理，就可以"知其要者，一言而终"。

把脉主要是通过切脉的手指触觉去感知。那么我们指下所能感觉到的感觉有脉位、至数、脉体大小、流利程度、长短、搏动力量大小、脉搏节律、张力大小等八种。所有的脉象都是八种感觉的合体。切脉时从这八种因素去对应分析，自然就可获得清晰的脉象。

五、掌握正常五脏四时脉象

要辨明二十九种病脉，首先要知道正常的脉象是怎么样的。

教材上说正常人每分钟跳动 70～80 次，节律规则，脉型不粗不细，不浮不沉，不刚不弱。这其实是不着痛痒的一种说法，虽然是面面俱到，四平八稳，但却是不符合临床实际的。

人的正常脉象常随季节、年龄、性别、体质等有差异。如春、夏、秋季的脉大多偏浮，而且搏动有力；冬季的脉多沉伏于里。年龄越小脉搏越快，青壮年脉多强而有力，老年人的脉较弱；身材高大的人脉多长，矮小的人脉较短，瘦人脉多浮，胖人脉多沉，饱食后及情绪激动时脉多快而有力，饥饿时多软弱。除了胖瘦长短等生理特异外，我们平时要注意的是常脉一般是与季节相应的。

因此，需要考虑四时五脏脉的变化。在乍暖还寒的初春，可以感知自己的脉象由沉到弦大的变化，是谓"春弦"；炎夏头顶烈日可以感知脉象的洪大，是谓"夏洪"；秋风送爽，气血开始下潜，可以感知"秋之毛涩"；冬天万物沉潜，可以感知脉象的沉敛，是谓"冬石"。摸着自己的脉搏，体察脉的季节变化，这是学好脉象的一项基本功。

六、脉象的"八纲辨证"

中医的症状多以"八纲辨证"辨别疾病的表里、寒热、阴阳、虚实。

诊者，察色按脉，先别阴阳。阴阳是八纲辨证的总纲，也是脉诊的总纲。属于阴的脉象是虚、迟、结、短、沉、革、伏、散、代、濡、微、细、弱、涩，属于阳的脉象是浮、洪、数、促、长、紧、动、实、大、疾，属于阴中之阳的脉象是牢脉，属于阳中之阴的脉象是芤、弦、滑，属于平和脉象是缓脉。

表里和寒热与虚实之间又可互兼，因此要辨的就是表（虚实），里（虚实），寒（虚实），热（虚实）。

表脉——浮脉；

里脉——沉、牢、伏；

寒脉——迟、缓、结、紧；

热脉——数、动、疾、促；

虚脉——虚、弱、微、散、革、代、短；

实脉——实、长、滑；

气脉——洪、濡、大；

血脉——细、弦、涩、芤。

认清了这几种脉象情况就大体掌握了疾病阴阳表里、寒热虚实的病机了。然后结合部位，看所体现的脉，在脏器分部属于何脏就可以断病了。再结合其他的复合脉和相兼脉，也就掌握了脉象的全部。

七、凭脉诊的是什么？

脉诊到底起的是什么作用？这本不是一个需要争论的话题。一般认为，中医二十九脉的形成的内在因素是经络营卫脏腑气血发生的变化。即使有病邪，如果营卫气血未受扰动，脉象也可能没有发生变化，如风邪外客引起的身痛身痒，并不一定同时出现脉浮等。因此，辨别疾病的病因病机，洞察脏腑气血的变化情况就是脉诊所起的主要作用。

有的医家甚至仅仅凭号脉就开具处方，精深者或能做到如此，虽不中亦不远。但完全摒弃其他三诊，尚未成大医也。即使扁鹊的医术相当高明，诊断时尚且需要思考；张仲景虽然擅长于辨脉，也需脉证并治。

如果单纯是凭脉测证和辨病位病机，结合望诊是完全可以做到的。如果仅凭着脉诊就能说出患者一切的病症，这也是很片面的。或许对于某些典型的病症，例如肝血虚的病人，左关部会出现濡脉或虚脉，此时的确可以从脉诊得知，但这并不代表只要是左关部出现濡脉或虚脉，就能说是肝血虚。

后世有的医家"凭脉诊病"，这个"病"是西医的病名。这种诊脉方法实际上是脱离传统意义的中医脉诊。最多只能是对中医凭脉测证的一个参考，不可能做到西医诊断的客观化、重复和标准化。以此作为中医脉诊的补充尚可，但若抛弃"望闻问切"，仅以此作为炫技则显得太武断，也太冒险了。

以上是学脉诊需要重视的几个关键问题。而要学好脉诊，必须在临床实践中学习和体会，掌握更多的辨脉方法，如察独法，左右寸关尺六部之中，哪一部独浮、独沉、独大、独细、独滑、独涩者，一定具有病理意义。

第六节　指力取脉法

指力，是指诊脉时运指的力量。脉诊时运用不同指力进行总按、单按进行取脉是脉诊内容中重要的一环，故把它单列一节予以讨论。

一、"浮、中、沉"取脉法

此法是现行运用的最多的独取寸口脉法的指力取脉方法。一般认为对各部轻指力按为浮取，重指力按为沉取，稍加用力按（不轻不重）为中取。浮取易得，中、沉取则无明显的标志，故较难区分，力度也很难把握。

（一）浮取

浮取方法，有云"轻下指即得"，有云"轻手按之即得"，其言皆不得其要。莫不如《难经》所云，浮取不必轻按，触肤即得。关键是不可按之。否则如何"轻手"？如何"轻下"？只要有按之举，皆已用力，更何况"轻力"不好掌握。要掌握浮取的力度，必须运用掌部的韧力举起手掌，控制三指触及在皮肤上而不用施力。其指力的强度应该是一至三菽。

浮取所得脉象一般为浮脉，用以察表里之虚实。凡脉浮主表，不可攻里也。如仅寸脉浮者，多为感冒初起1～2日。如寸关俱浮者，此外感迁延3～4日，尺寸俱浮者太阳也。兼紧者寒在表，兼数者热在表。脉中有力为有神，可汗；无力为无神为虚，不可汗。浮而长，太阳合阳明；浮而弦，太阳合少阳。

（二）中取

中取即以不轻不重指力按之，其标准是按至肌肉的部位。这种说法同样是不着痛痒，什么是不轻不重的指力？肌肉之间在哪？更何况每个人的手部肌肉肥瘦不同，根本没有客观的标准可参考。

经过临床的实践，我们认为总按三指下压到各部脉的搏动同时最强，脉象感觉最敏锐的时候就是中取的最标准位置。这时的力度就是我们所说的不轻不重的下指力度了，这时的力度基本上没有把脉管压扁。如果是单按，亦以该部脉搏搏动最强位置为标准。其指力当在《难经》的九菽。中取所得脉象一般是察阳明少阳二经之脉也。或长或弦。尺寸俱长者阳明也。尺寸俱弦者少阳也。浮长有力，则兼太阳，表未解也。兼数为热，兼浮有表。

（三）沉取

沉取一般是采用重手按至筋骨的部位。重手力度没有相应的量度，幸亏筋骨的部位是较固定的自然标志，所以可以之作为着力点的参考。中取力度往下压，将脉管压抵在筋骨间，此时的脉管一般被压扁了，特别是尺部的脉象比较明显，而寸关的搏动相对沉闷。此时手指可上下提摸，以脉动最明显，力度最强时作为沉取的位置。如果此时继续下压将会将脉管压住，关部常感觉不到脉动，尺部和寸部有微弱的跳动。此时就到了推筋着骨的力度了，是谓沉取太过。指力相当于《难经》的十二至十五菽。

沉取乃候三阴脾肝肾之气，主里证、阴证。尺寸俱沉细，太阴也；俱沉者少阴；俱沉弦者厥阴也。有力为有根，为阳盛阴微，宜滋阴以退阳。

无力为无根，为阴盛阳微，宜生脉以回阳也。用药宜守而不宜攻，宜补而不宜泻。

二、菽权取脉法

相对于传统的浮中沉三种指力的力度取脉法，《难经》将寸口脉划分"五部"，所用的指力有五个级别。而指力的大小是以"菽"数（豆）重量来权衡的，故将其称为菽权取脉法。

《难经》云："初持脉，如三菽之重，与皮毛相得者，肺部也。如六菽之重，与血脉相得者，心部也。如九菽之重，与肌肉相得者，脾部也。如十二菽之重，与筋平者，肝部也。按之至骨，举指来实者，肾部也。"

菽即古代的一种豆。菽数的重量代表着多少指力。肺部指力是三菽的重量，心部指力是六菽的重量。脾部指力是九菽的重量。肝部指力是十二菽的重量，而肾部指力是按之至骨，据每部指力以三菽为计量级算当是十五菽。

（一）临床上如何掌握这种取脉方法？

我们知道，菽数之重，具体是多少指力是无法确定的，但却是由轻到重的逐渐加压力的过程，也是一个脉位由浅到深的过程。"初持脉"是医者刚刚触及患者寸口部位，尚未用力按压，其三菽力度与上述浮取是相同的。肾部"按之至骨"的十五菽力度，与上述沉取是完全相同的。所不同的是在浮取和沉取之间增加了两种指力，即在浮与中取间增加了六菽指力的心部，在中与沉取之间增加了十二菽指力的肝部。从这点来看，现在所用的浮中沉取法是《难经》五部取法的简化。

由于《难经》有云："三部者，寸关尺也，九候者浮中沉也。"每部皆有浮中沉。故后世有些医家将每部脉分属三菽，一菽为一个指力级别，由轻到重分为浮、中、沉三部。如诊肺脉，用一菽之重的指力为浮取，二菽之重的指力为中取、三菽之重的指力为沉取。再如心脉，用四菽之重的指力为浮取，五菽之重的指力为中取，六菽之重的指力为沉取。余皆仿此。如未用十三菽之重的指力即诊触到尺部脉，此为肾脉浮；若右手脉沉伏，则为肺脉不显于本部。

前面分五部三菽数之重的指力的方法就已经很难把握下指力度了，此时再细分为一菽的指力，可想而知临床上运用的难度。

有的医家用目前各种菽（即豆）做实验，先用中医量度的"秤"，再用实验室的分析天平称量，依次是三菽、六菽、九菽、十二菽、十五菽的重量，最后取平均值，获取菽数的重量的概念。这种方法可想而知也是很困难的。十五个豆的重量本来很轻，要转化为指下的力度标准最终还是要以桡动脉的解剖自然标志为参照物。《脉学精粹》则主张以"初持脉"为一菽，而"按之至骨"为十五菽作为自然标志。依此依次划分其他菽的力度。但这种划分依然没有对其他五部的力度有很好的参照作用。故上述将一菽为浮取，二菽是中取，三菽是沉取在指力把握上是不可能做到的，在临床上也较难实施。

在这里要明确的是菽权取脉法跟寸口诊脉法有一关键的区别在于菽权取脉法是在左右手总按取脉而不是在寸关尺三部分别单独进行浮取、中取和沉取，也不像寸口诊法那样左右分候脏腑。

明白这个道理，那么菽权取脉法可以这样取脉：右手寸脉之肺部以三菽之力轻触即得。关部以九菽之力其指力同中取的方法。尺部命门以十五菽之力到达至骨的部位。左边心脉以六菽之力，较肺脉轻触之力稍加压略重。肝部以十二菽指力其指力的标准同沉取的标准，而左尺肾部指力乃按之至骨也。似此当可明确五部指力的大小。

（二）菽权取脉法如何辨析五部脉之太过有余？

肺居乎上，而心在之下。其脉也，靠心肺气血相搏，赖肺主气以推脉动。故心、肺俱以浮诊候脉，而肺乃浮中之浮。故诊肺脉在心脉之上，以三菽为肺脉之界限。而心脉乃浮中之沉，故诊心脉在于肺脉之下。以六菽为心脉之界限。故临床上切心脉宜重，而切肺脉宜轻，此之谓也。肺脉宜浮、短、涩者为平脉，其在三菽指力之间。如肺脉下入六菽之位者，即以肺脉不足断病；如再下入于九菽，十二菽之位以肺经太不足断病。

心脉以六菽为界限，若三菽而得是为心脉之浮，为心有余。以九菽而得则为心脉之沉，为心不足。如心脉再入于十二菽之下，以心经太不足断病。

脾胃以九菽为界限，中缓而大为脾经正脉，如上出六菽为脾胃之浮，为脾、胃大有余；如脾、胃脉下入十二菽之位为不足，入十五菽为太不足。

十二菽为肝脉界限。沉、弦而长，且兼和缓为肝经正脉。如肝脉上出九菽，为有余，出六菽、九菽为太有余；如肝脉下入于十五菽为不足；再下入隐伏为太不足。

十五菽为肾（命门）界限，以沉、滑而大且兼和缓为肾（命门）正脉。如肾脉上出于十二菽为有余，再出九菽之上为太有余；肾（命门）脉沉伏于骨者，为肾（命门）不足；如再沉伏寻之不见，应指为太不足。

三、浮中按沉法

此法是《文魁脉学》所立。源于《难经》的菽权取脉法，在原五种指力分度的基础上减为四种指力，以反映温病营卫气血三个阶段的病理表现，是对《难经》菽权取脉法的一个发展。

具体而言：切脉首先应将手轻轻放在病人的桡骨动脉的皮肤上，从无力逐渐加压，以三菽（豆也）、六菽、九菽、十二菽定浮、中、按、沉四部位。先从浮位加压至中、至按、至沉，再从沉位轻举上提至按、至中、至浮。根据从上至下，再从下反上，观察脉形变化，并注意各阶段的脉搏力量。

1. 浮部取脉法　医生用手指轻轻地按在病人桡骨动脉皮肤上所得之脉。即同《难经》肺部三菽取法。浮位表示病机在表分，如伤寒病人初起病在太阳，温病为病则在卫分，或在肺与皮毛。当然，浮只表示病在表位，兼滑主风痰，兼数主风热等。

2. 中部取脉法　是从浮位加小力，诊于皮肤之下即是中部。即六菽之力，即同《难经》心部六菽取法。表示病在气分，或定为病在肌肉，或在胃。伤寒病是标志邪从表入里，主胃主阳明；温病则明显属气分；凡脉来明显在"浮"与"中"位者，多主功能性疾病，属阳，属气分，若再加力而入"按""沉"部位，这说明邪已入营、入血了。

3. 按部取脉法　医生切脉，从浮、中再加重力量（九菽之力），按在肌肉部分，同《难经》脾部九菽取法，亦同中取法。反映邪在里之病，如《伤寒论》的太阴证，温病的营分证，杂病中主肝、主筋膜之间的病变。凡脉在按部出现则说明病已入里，主营分、主阴。

4. 沉部取脉法　从按部加重用十二菽之力向下切脉，已按至筋骨，同《难经》肝部十二菽、肾部十五菽取法。表示病已深入，主下焦厥阴、主肾、主命门。如《伤寒论》病在少阴、厥阴。少阴病以沉细为代表脉，而厥阴病多以沉弦为代表脉。在温病则表示邪入血分。在杂病中说明病延日久，邪已深入，当细致审证治疗。如病人脉象见于按沉，主实质性疾病，也说明了疾病的实质性问题。

可见浮中沉按四法是《难经》菽权取脉法的化裁，浮中沉取法的演化，以反映温病卫气营血病理及病机演变。三者的思想和指法是完全相同的。

指力取脉法以指力大小来按察脏腑寒热虚实，较之常规的浮、中、沉三部取脉法，以浮、中、按、沉四部来分，更为准确和切合临床实际，更好地

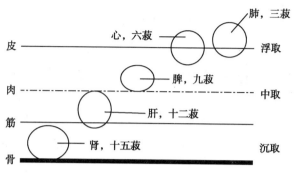

图 8　指力取脉法

定表、里，定功能与实质（图 8）。浮、中主功能方面疾病，而按与沉主实质性的疾病。又如新病与久病，气病与血病，外感与内伤等，都能用浮中按沉四部辨别清楚。古之名医多重视沉取至骨以察其真，如朱震亨认为涩之见固多虚寒，亦有然按之至骨且有力且数的，系老痰瘀血，阻塞脉道使然，郁久化热。深伏于里，故曰痼热，言其深且久也。若不沉取至骨，何以辨此痼热之证哉？

第七节　识别脉象要素

要掌握和了解脉象，首先要知道什么是脉象。脉者，血府也，即约束血液运行的脉管。象者，形象也，征象也。脉象就是人体内在脏腑的生理活动和病理变化反映于寸口指下桡动脉所感觉到脉形上的征象。

临床上基本的脉象有 29 种，然而要想准确无误地做出判断，并非易事，往往有心中清楚，指下难明之感，对于初学更是如此。特别是这些脉象大多使用形象语句描述，缺乏客观判定标准，影响了临床诊脉的准确性。有的脉象描述还常常是不一致的，甚至浮沉迟数强弱是相反和矛盾的。比如说缓是脉率缓慢，有的说缓是脉力紧张度的和缓，是相对于紧脉而言。脉象的把握不准，有可能是把紧作弦，把洪认作滑。脉象的把握不准直接影响到后续的脉诊的辨证分析。脉象把握准了，疾病的病机自然迎刃而解。因此，脉象的把握是十分重要的。这是我多年来经验教训体会。

如何掌握和辨别脉象？诊脉时要考察些什么内容？这是我们识别脉象需要明白的一些问题。要解决这些困惑，必须了解脉象的组成要素。

一、脉象要素

产生桡动脉搏动的因素主要是心脏、主要脉管和血液。心每搏输出量、心的频率和节律、血管外周阻力、动脉管壁的弹性、循环血量、管壁的紧张度等是影响和决定脉搏变化的主要要素。了解上述因素对脉象的影响，掌握脉象变化的规律对分析和掌握脉象有重要意义。诊脉时从这七要素入手，加以分解，基本弄清脉象的情况，有助于对各种脉象的掌握、理解和融会贯通，不致有"如坠五里云雾"之感。

1. 脉位　所谓的脉位是指桡动脉非解剖意义上的因为心搏的力度和血容量的盈亏导致的脉动感觉深浅位置的变化。有脉浮、脉沉两种。

2. 长短　即指指下脉体的长短。有短脉和长脉之分。

3. 脉力　指下脉动搏指的力量强弱。有虚脉和实脉之分。脉之有力无力，当以沉候为准。无论浮取脉力如何，只要沉取无力即为虚，沉取有力即为实。

4. 脉率　单位时间内脉搏跳动的次数，称为脉率。正常脉率为一呼一息四五至之间，包括数脉、迟脉、疾脉等。

5. 脉律　指下脉搏跳动的节律性和规律性。平脉以节律匀整一致、从容和缓为期，这是脉有胃气、有神气的表现。因此，凡脉的节律失于匀整而不齐或失于和缓，即为不正常的脉象变化。如结代脉等。

6. 粗细　指指下脉体的宽度，了解人体的功能状态及脏器的供血情况。如细脉、洪脉等。

7. 张力　即指下脉管壁的收缩力和紧张程度。弦脉、紧脉、芤脉、革脉等。

8. 流利度　指脉搏来势的流利通畅程度。脉来流利圆滑者为滑脉；来势艰难，不流利者为涩脉。

根据脉象的构成要素，我们从脉位、长短、脉力、脉率、脉律、粗细、张力、流利度这八个方面对诸多脉象进行分类。

①脉位：浮脉、沉脉、伏脉、牢脉；②长短：长脉、短脉；③脉力：虚脉、实脉、微脉、弱脉、濡脉；④脉率：迟脉、数脉、疾脉、缓脉、动脉；⑤脉律：结脉、代脉、促脉；⑥粗细：细脉、洪脉、大脉、散脉；⑦张力：弦脉、紧脉、芤脉、革脉；⑧流利度：滑脉、涩脉。

以上 8 纲分类是基于脉形特点而划分的，目的是快速简明地辨明脉象。掌握了以上脉象纲要之后，临床诊脉时，任何一个病人都应该对以上几个方面进行全面审察。在诊脉的过程中，按照 8 个纲要的内容仔细体会其脉的表现，辨别寸、关、尺的不同，边摸边记录，把 8 个要领的脉都记下来，最后综合分析，基本上就能获得较清晰的脉象。

二、临证脉象要素分析举例

1. 首分脉位"浮沉" 因为切脉时手指是从浅表往深层逐渐探查的，首先轻触皮肤（即"举"）即可探出脉象是否浮脉；无浮脉则又加压（即"寻"），在这个层次可触到许多脉象；然后第三种力量即"按"，此时检查是否沉脉。所以，实际上"首分浮沉"是按照指头用力的顺序来探测脉象的位置。

反映脉位的脉象分四类：一是浮脉，二沉脉，三是伏脉，四是牢脉。

浮脉脉象特征——轻触手即得。

沉脉脉象特征——轻取不得，重按始得。

伏脉脉象特征——重手推筋按骨始得，甚则伏而不见。

牢脉脉象特征——兼具沉弦实大长五脉之象，坚牢不移。

区别了浮脉类和沉脉类，在辨证诊断上可指明表证或里证。

2. 次辨脉象"至数" 反映"至数"变化的脉象有迟脉、数脉、疾脉、缓脉、动脉。

数脉脉象特征——脉率快速，一息五至以上，脉律整齐。

迟脉脉象特征——脉来缓慢，一息三至，脉律整齐。

疾脉脉象特征——脉来急疾，一息七八至。

缓脉脉象特征——一息四至，来去和缓。

动脉脉象特征——脉形如豆，滑数而短，厥厥动摇，关部尤显。

区别了脉搏迟数后，在辨证诊断上可指明寒证或热证。

3. 三辨脉体"大小" 反映脉体大小的脉象有细脉、洪脉、大脉、散脉。

细脉脉象特征——脉体细小，状若丝线，应指明显。

洪脉脉象特征——脉体阔大，状如洪水，来盛去衰。

散脉脉象特征——浮散大无根，稍按则无，至数不齐。

大脉脉象特征——脉来应指满大。

区别了脉体大小后，在辨证诊断上可指明虚证或实证。

4. 四辨脉流的"滑、涩" 滑、涩二脉是反映脉流利程度的脉象。

滑脉脉象特征——来去流利圆滑，如盘走珠，应指圆滑。

涩脉脉象特征——来去艰难应指涩滞，有如"轻刀刮竹"。

区别了脉流的滑、涩程度后，在辨证诊断上可指明血行是否有瘀滞。

5. 五辨脉体的长短　反映脉体长短的脉象有长脉和短脉。

长脉脉象特征——首尾端直，超过本位。

短脉脉象特征——首尾俱短，不能满部。

区别了脉体的长短后，在辨证诊断上可指明脉气是否有虚滞。

6. 六辨脉的虚实　反映脉搏搏动力量大小的脉象有虚脉、实脉、微脉、弱脉、濡脉。

虚脉脉象特征——脉搏动时有空虚感、无力。

实脉脉象特征——寸、关、尺三部有力，有充实感。

弱脉脉象特征——极细软而沉弱。

濡脉脉象特征——浮而细软，不任重按，重按不显。

在区别脉象的虚或实（即有力与无力）后，可察知正气和邪气的关系。

7. 七辨脉搏节律　反映脉搏节律变化的脉象是结脉、代脉、促脉。

结脉脉象特征——脉来缓而时一止，止无定数。

促脉脉象特征——脉来数而时一止，止有定数。

代脉脉象特征——脉来中止，止有定数，良久方还。

8. 八辨脉管张力大小　反映脉搏张力大小的脉象有弦脉、紧脉、芤脉、革脉。

弦脉脉象特征——形直体长，如按琴弦。

紧脉脉象特征——脉来绷急，状如转索。

芤脉脉象特征——浮大中空，如按葱管。

革脉脉象特征——浮而搏指，中空外坚，如按鼓皮。

9. 综合分析　从以上八个方面进行考虑，对脉象的脉位（左右上下）、脉势（虚实）、脉率（疾迟）和脉律（结代）、脉形（洪紧滑涩）等已经心中明了，不再是"指下难明，心中难了"。

将所有的信息予以综合、分析得到清晰的脉象。能用独立脉象名定义则用独立脉象名定义，否则用相兼脉象法定义脉象。审查所得脉象与望、闻、问诊所得信息的相符程度，然后决定脉象的真假，决定脉象在治疗决策上的取舍。

三、关于脉象的简化

二十九脉在临床上的运用较为复杂，有些脉象的特征彼此是重复交叉的，因而实际运用时都很容易混淆。典型的脉象是革脉和芤脉，两者特征相似而主病也相近，因此可以去革就芤。大脉和洪脉也是比较容易混淆的脉象。虚脉和弱脉、濡脉，实脉和牢脉都比较相近，临床上很不容易区别，而主病都大同小异，所以可以将之合并。

1. 脉位　保留浮、沉、伏脉。去除牢脉，因牢脉特征是沉而弦长实大，与沉实的脉象和病理意义是一致的。故牢脉可删。

2. 脉率　保留脉迟、数、疾、缓、动脉。

3. 脉体大小　保留细脉、洪脉、大脉、散脉。

4. 脉流流利度　保留滑、涩二脉。

5. 脉体长短　保留长脉与短脉。

6. 脉搏动力　保留虚、实、微脉。去除弱脉和濡脉。弱脉为沉细无力，濡脉为浮细，与虚脉、细脉、散脉等均重复，指下感觉较难分清，而代表的病理意义也没有特异性。

7. 脉节律方面　保留结脉、代脉、促脉。

8. 脉张力方面　保留弦、紧、芤脉。去除革脉，因革脉的特征是浮大有力，按之空豁，与芤脉相近，而且病理意义相同，故革脉可删。

保留下来的有浮、沉、伏、迟、数、疾、缓、动、细、洪、大、散、滑、涩、长、短、虚、实、微、结、代、促、弦、紧、芤 25 脉，去除弱、濡、牢、革 4 脉。

第八节　诊脉辨证方法

脉诊是一个极其复杂的思辨过程，这其中不仅讲究方法，也讲究技巧。如何在纷繁复杂的病症脉象中把握正确的辨证方法确实是提高脉诊的关键一环。

一、察独

"察独"方法出自《黄帝内经》，主要诊察脉象在某一"部"或某一"关"出现的异常变化，这是诊察病脉的具体方法之一。如《素问·三部九候论》："帝曰：何以知病之所在？岐伯曰：察九候独小者病，独大者病，独疾者病，独迟者病，独热者病，独寒者病，独陷下者病。"而张景岳赞赏之，认为"独处藏奸"，是病机的关键所在。

察"独"的方法有二：

其一是从脉的形象变化入手，以一部之脉的形象异于其余各部为独。如左右手六脉同出现一种脉象，独大、独小、独疾、独迟、独浮、独沉，等等。说明整体病变的性质和程度，多为阴阳失调，气血偏盛偏衰的表现。《医原》说："六脉中，有一脉独乖者，即当于独乖之一脉求之。"这是因某一部脉的形象变化异于其余各部，故为"独变"，"独"则为病脉。

其二是脉位独：即在寸、关、尺，左、右手六脉中，单独出现一个部位的异常脉象，独大、独小、独滑、独沉，与众不同。结合寸口六部分候脏腑方法就可说明病变的部位就在该部所属的脏腑或肢体相对应的部位上。

如寸口脉在各季中的变化，正常情况下应是一致的，要浮皆浮，要沉皆沉，要数皆数，要迟皆迟。如出现个别部位独大、独小、独浮、独弦，表现独的部位即为该部所属的脏腑组织或身体相应部位发生病变，出现何种脉象按其脉所主病辨证。夏季心脉当旺，寸口脉应浮大而散。六脉中唯右关脉沉弱无力脉不应时，右关属脾，脉沉弱无力，当系脾胃阳虚，运化无力。冬季肾脉当旺，脉应沉滑而柔和。六脉中唯右寸脉洪大不应时，右寸脉属肺，当为肺热证，上焦热盛。如左右手脉表现不一，当辨其哪边为平脉，哪边为病脉，病脉即为变脉，究其所主何脏脉辨证。

对于某部独显迟数缓的理论有些医家持反对态度，认为一脉之中，寸关尺三部脉其搏动的次数应是一致的，不可能有寸数而尺迟至数上的变化。而许多医家持赞成态度。从临床实际来看，指下脉感的迟数会因病理因素出现明显的差别，但在具体至数上可能没有那么大的精确差距。四至与六至数之间的脉动次数上还存在真空区。

总之，察独是对脉象进行诊察的一个重要方面，但是，首先要掌握正常脉象的普遍规律和不同体质的脉象特点，在同中求异，在常中求变。这种方法，若能运用自如，不失为诊察病脉的捷径。

二、察胃、根、神

胃、根、神是脉的三要素，是正常脉象必须具备的三个方面。因此，察脉的胃根神，具有非常重要的意义。

察胃根神的具体方法，在下文将有详细论述。在诊脉中，诊察胃根神对脉象的性质及疾病预后、治疗有指导意义。

三、辨求阴阳

经曰："善诊者，察色按脉，先别阴阳。"说明把握阴阳进退与顺逆是诊脉的重要法则。所谓"先别阴阳"，其中既包含着正气盛衰之势的变化，又包含着具体的病变情况。故察脉象阴阳以别疾病逆顺也。

《伤寒论·辨脉法第一》说："凡脉大浮数动滑，此名阳也；脉沉涩弱弦微，此名阴也。凡阴病见阳脉者生，阳病见阴脉者死。"气血虚损，正气不足，脉必细弱，而反见浮、洪、数、紧，即为逆象。浮为阴气不敛，虚阳外越，洪为阴竭格阳，数为阴不制阳，总由阴气衰竭，不能维持自身最低之阴阳平衡，而现离决之危象。

夫脉分阴阳，而辨脉当求阴阳逆顺也。所谓顺（从）阴阳者，如阳病见阳脉，阴病见阴脉；又如四季春、夏为阳，秋、冬为阴，春、夏得阳脉，秋、冬得阴脉；新病脉实，久病脉虚；瘦人脉浮大，肥人脉沉小，均为顺。其脉的表现与人体阴阳盛衰变化相一致，为从阴阳，从阴阳者虽病易愈，因脉所反映的是正气不衰，病邪不甚，正气抗邪有转愈的趋势。反之阳病见阴脉，阴病见阳脉；春、夏脉沉小，秋、冬脉浮大；新病脉虚，久病脉实；瘦人脉沉小，肥人脉浮大，均为逆阴阳，脉逆阴阳病难已。所谓逆阴阳者，脉本应大今反小，脉本应浮今反沉，脉与症相反，邪气盛而正气衰，正不能与邪相争，病情严重，故病难已。

简言之，脉证相应为顺，相反为逆。如病属阳证，脉应洪数滑实，是谓脉证相符，为顺。若脉反见沉细微弱，是脉证相反，为逆。

溢脉脉浮而长，超过本部，直上鱼际为溢脉，又名外关。脉沉长超过本部，直下入尺为覆脉，又名内格。前者为气血闭绝于外，阴阳不相交通，阳盛极于上。后者为阴阳格拒不相融和，阴盛极于下。

寸脉为阳，尺脉为阴；浮脉为阳，沉脉为阴。脉居阳部反见阴脉，为阴乘阳；脉居阴部反见阳脉为阳乘阴。此阴阳相乘脉所反映的病理是阳胜则乘阴，阴胜则乘阳。

脉虽为阳脉（浮脉），但浮中偶见沉涩、短脉、微脉，此为阳中伏阴。虽为阴脉（沉脉）而偶见浮、滑、长脉，此为阴中伏阳。其反映的病理是阴胜则阳伏，阳胜则阴伏。

寸脉下不至关为阳绝；尺脉上不至关为阴绝。即寸脉短，关尺无脉为阳绝下；尺脉短，关寸无脉为阴绝于上。皆预后不好。

四、察相兼脉

临床上单一的脉象较少，相兼脉较多。相兼脉是指两种或两种以上脉象相兼，如脉浮数、脉沉数、脉弦滑、脉迟缓等。对这一类脉象的诊察，可根据每一种脉象的构成条件，按相关方面的变化逐一辨别。

相兼脉中若以某种脉象为主，而出现较主脉象轻的兼脉的时候，即以主脉定主病，以兼脉定兼证或夹杂证。比如左寸脉虚细弱兼见涩象，即为气血亏虚兼瘀血。若是沉弦涩兼细弱，系为气滞血瘀兼气弱血亏，治疗当以温阳理气活血少佐益气养血药。

在临床中基本上都是几种脉象出现，也不太可能根据一个脉象就可以诊断病机。因为辨证主要是辨别病位、虚实、寒热、表里、气血等情况。要达到这个目的可以结合症状脉症并辨达到。

就脉象而言则应努力辨别其他的相兼脉，如表有病不论风寒风热，脉的部位一定在浮位。温病的卫分证也在表，所以脉也在浮位。

又如浮紧风寒、脉缓风虚、浮迟中风、浮数风热等。凭一个浮脉不能断定是什么病，如浮滑是风痰、浮弦是风邪夹郁、浮数是风热则可定疾病的寒热情况。如浮滑数而按之弦细则可定虚实情况，表明是血虚肝郁而伴风火痰热，在用药上就有所不同。

此外寸口三部脉象也常有不同，如浮中濡软，沉取弦数有力，则前者主气虚湿郁，后者主肝郁内热，临床尤当注意。

五、辨病位求病机

脉象的运用不像西医那样追求诊断，而是辨别疾病病位、病性的病机，其中辨病位是重要的一个目的。根据脉象辨病位的方法，一个是根据脉象所属的寸口分候脏腑原理，另一个是结合经络脏腑的症状来判断。

不同的脉象出现在相同的部位，或者相同的脉象出现在不同的部位，按阴阳五行相生相克原理求其病机。如胃火头痛，每多见于右关脉，或右手脉（有时也可能表现在两手六脉）上，其脉洪数有力。右关脉见弦脉则为木克土。

如本为头痛，尺脉却浮，此相火旺，淫于膀胱经，沿经上灼而后头痛，而非头痛脉现于寸部。

此外，四时五脏之脉，"春弦，夏洪，秋浮，冬沉"，应随气候的变化而变化，四时旺脉与季节交替时的兼脉，时至而脉至，时去而脉去。沉甚、弦甚、数甚、涩甚者本脏自病，为太过；沉微、弦微、数微、涩微者为不及，此脉之常参见、复见者，除本季旺脉以外兼见他季脉象，为脉之变。应出现当季脏腑与变脉所代表脏腑同病时，按五行生克辨证。如长夏见肝脉弦脉，为木不疏土之象。又如夏季心火旺，其脉洪大而散，名曰平脉；反得沉濡而滑者，是肾之乘心，水之克火为贼邪；反得大而缓者，是脾之乘心，子病累母为实邪，虽病易愈；反得弦细而长者，是肝之乘心，母病归子为虚邪，虽病易治，反得浮涩而短者，是肺之乘心，金之凌火为微邪，虽病即易瘥。

第九节　如何辨别脉之胃、神、根

一、脉之胃气

脉有胃气是指胃气在脉上的表现。如《素问·玉机真脏论》说："胃者五脏之本也，脏气者不能自致于手太阴，必因于胃气乃至于手太阴也。"这是因为脾胃为五脏六腑气血之化源，气盛血盈才能成脉。是故人之脉不可一日无胃气。"人以水谷为本，故人绝水谷则死，脉无胃气亦死。"（《素问·平人气象论》）

胃气的形象，是脉搏跳动中，带有一种悠然和缓的动态。此动态反映于四季和脏腑的脉象中称为平脉。如"春胃微弦，夏胃微钩，长夏胃微软弱，秋胃微毛，冬胃微石"，如果"弦多胃少，钩多胃少，弱多胃少，毛多胃少，石多胃少"那便是病脉了。

那么指下脉象有胃气的表现是怎么样的呢？

《素问·玉机真脏论》说："脉弱以滑是有胃气。"《灵枢·终始》说："邪气来也紧而疾，谷气来也徐而和。"可见谷气即胃气，脉搏中反映出一种冲和之气，乃由脾胃之气所生。后世的医家基本上以脉来和缓为脉有胃气的表现。脉来缺乏从容和缓之象，是胃气少的表现，即为病脉，如春脉弦多胃少，夏脉钩多胃少，长夏脉弱多胃少，秋脉毛多胃少，冬脉石多胃少等。

林之翰在《四诊抉微》中说："凡脉缓而和匀，不浮不沉，不大不小，不疾不徐，不长不短，应手中和，意思欣欣，悠悠扬扬，难以名状者，此真胃气脉也。"此正常人平脉的表现。这种缓与病脉中的缓脉当有一定的区别。

正常人平脉中之有胃气乃胃气充足之表现。病脉中之胃气是胃气少之表现。而真脏脉现，是胃气无之表现。所以以脉象"不浮不沉，不大不小，不疾不徐，不长不短"作为区别脉有无胃气的表现则可，作为胃气多寡则难以区分。夫胃气来，盛则血脉充盈满指、往来流利而脉管又有柔和之象，此经所云："脉弱以滑是有胃气"。高士宗谓之曰："圆缓者，脉来应指，至数匀调。"亦同此义。

胃气少则脉来虽搏指但缺乏冲和和缓之象。如春脉弦多胃少脉搏指若琴弦而多刚硬，是胃气少之故。凡病脉中胃气少均可表现在气血亏少上。

临床上诊察脉有无胃气，对判断预后，了解邪正进退有着一定的实际意义。

如伤寒病，在热势渐退期，脉搏出现缓和，是为胃气来复现象，乃将愈之候。若躁烦，脉数急，则邪热方炙，病势正在进行。

总之，脉以胃气为本，无论何脉，只要见圆滑和缓之象，便是有胃气，为常脉的主要标志之一。若缺少从容和缓之象，则为少胃气之脉，为病脉。若脉无和缓之象，就是无胃气之脉，预后不良。

二、脉之神气

脉之有神气，实际上是指心气在脉象上的表现。因为心主血脉，同时心又藏神，而神者，血脉之所藏，血脉充足是有神的必要条件之一，所以脉之神气的表现就是心气功能正常与否的表现。

对于脉有神气的表现，大致有三种认识：①有胃即为有神，如《灵枢·平人绝谷》曰："故神者，水谷之精气也。"水谷之精气也，就是胃气。脉来柔和即为有神气。②脉来有力即为有神，如李东垣曰："脉中有力，即有神也。"微弱之脉不失有力即为有神。但也有一些医家持有异议。如《三指禅》驳之曰："岂知有力未必有神，而有神正不定在有力。"③脉来至数匀齐即为有神，如陈士铎曰："按指之下，若有条理先后秩然不乱者，此有神之至也；若按指充实而有力者，有神之次也；其余按指而微微鼓动者，亦谓有神。"

由于心主血脉，脉之有神应该从心之功能表现上考察。心气是推动血脉的动力，因此脉之有神的表现跟脉有胃气的表现是一致的，凡是脉来充滑而有柔和有力象的均为脉有神气的表现。另外，心主脉动的节律和至数，故凡是脉律不齐的均是失神的表现，如若脉来尚律齐整是脉仍有神气之征。

总之，不论脉之有力无力，必兼有一种"柔和"之象，也就是在弦实之中，仍带柔和；微弱之中，不失有力，且脉位中部，应指圆润，从容活泼，若有条理，节律秩然不乱，是为有神。如脉沉细微弱，似有似无，但仍隐隐约约如有节律，病虽危而神犹存，生机起然。

三、脉之有根

脉之有根，是指肾气在脉象上的表现。根脉实际指的是肾脉。

因为肾是先天之本，为生命的源泉，只有肾气不绝，生机尚存，故称之为根柢。肾为先天之本，是人体生命活动的源泉，它内储阴阳二气——肾阴、肾阳；其中肾阴是维持人体生命的重要物质；肾阳，也就是肾气，是促进人体成长发育的动力，又是脏腑功能活动的动力。肾间动气为人身生命的基础，十二经脉的循行和三焦气化的出纳，都要它来推动。

在脉搏由于尺以候肾和沉以候肾，故历来诊察脉根，有两种方法。第一以尺中为根，两尺脉，左以候肾，右以候命门。寸口脉虽然无恙，尺脉无则必然死亡。或者寸关脉虽无，尺脉不绝，则不致陨灭。第二以沉候为根，沉以候里，也候肾，凡属阴阳离绝，孤脉欲脱，阴阳失去相互依存的机能，脉呈浮大散乱无根。但总以尺部沉取有力为脉有无根气的表现。尺部沉取有力，示肾气不败，生机尚存。这里突出一个"沉"字，意在说明尺部脉位较深，中取不一定明显，只要沉取有力就可以了。

人之有尺，犹树之有根，枝叶虽枯，根本未伤，病虽重笃，尚有生机。左尺肾水，右尺肾火。如尺部无脉（男右女左），则生机危殆，寸口和尺脉绝两尺脉无，其人必死。

然尺部无脉，有的是脉绝欲无，有的是脉不出，不可误认脉不出为脉绝，如下焦邪实壅阻之症，多尺脉不见，不能认为无根，迨邪气去则脉自出。

总之，脉贵有胃神根，是三位一体的，有胃必然有神有根，并且以胃气为统帅，胃气存则神与根自然存在，无论脉象怎样变化，只要节律不乱，有力中不失缓和，柔软中不失其有力；尺部沉取应指，匀静有力，就是有胃、神、根。

四、真脏脉、怪脉

脉失胃神根的表现主要在真脏脉和怪脉上。怪脉有七怪脉、十怪脉之分。真脏脉又称怪脉、败脉、绝脉、死脉。脉来无"胃神根"的即为真脏脉。多见于脏腑之气衰竭、胃气败绝的病症。后人总结为七怪脉、十怪脉。

（一）麻促脉

脉细微至甚、急促零乱，如麻子粒大小散乱动摇。

特点：脉体极其细小，近乎微，甚或触摸不清，故常居沉位。其搏动纷乱无序，且脉形细小如麻子一般。其脉律不规则，有急促、结代之象，脉率极数，在 160 次 /min 以上。主肺气败绝，卫枯营竭之候。多见于严重的心力衰竭。

（二）釜沸脉

浮数之极，一息十至，有出无入。犹如滚沸的开水在锅内沸腾。

特点：轻触肌肤浅表层即得脉动。脉律虽尚规整，但脉率极快，一息十余至，150～200 次 /min 以上，故速率和节律均难以计数。如锅中沸腾的水，有出无入，按之无力，稍重按则脉搏动消失，绝无根脚，无冲和之象，失去了胃根神。在临床上多为心动过速。各种严重器质性心脏病患者，严重的电解质紊乱等。此真肺脏脉也。主三阳热极，阴津枯竭之候。

（三）虾游脉

脉在浅表，久时不动，忽见一脉跃，进退难寻，如虾之游，为极严重的心律失常、心力衰竭，是心的真脏脉。多主脾胃衰微，命门气绝之候。

（四）解索脉

指下散乱无序，乍密乍疏，忽大忽小，如借绳索，是一种节律严重不整的脉象，类似于房颤一类的脉象。

特点是脉律极不规则，脉率或快或慢，交替出现。脉力忽大忽小，强弱不一。多见于两尺部，以浮中二部探之。主肾与命门绝。肾真脏脉也。

（五）鱼翔脉

脉本不动，而末强摇，如鱼之翔头定而尾不断摇。

特点：脉在浅表。寸处搏动微弱不显，尺部搏动明显。或关部脉动微弱，而寸尺部脉动明显。脉动至数极快，160 次 /min 以上，节律多不规整。

切诊时，手指开始触及似有，稍按均无，或若有若无，脉体软弱无力，毫无冲和之象。其病机属于三阴寒极，肾阳衰竭，为亡阳之候。临床多见于完全性传导阻滞，严重的心律失常等危重疾病。

（六）偃刀脉

脉来浮细、弦紧而硬，如用手触摸在刀刃上的感觉，为肝的真脏脉。为肝阴衰竭之候。

（七）弹石脉

脉来硬如以指弹在石上的感觉，为急促、坚硬之脉，是肾的真脏脉。脉来急数，多在 160 次 /min 以上，脉位较深、脉管搏动强劲有力，毫无柔和之象。为真肾脏脉。主肾气衰竭之候。

（八）雀啄脉

脉来急数、三五不调而有间歇之象，如雀啄食，连连急数，时复一止，为脾绝之脉。此结代脉与促脉交替变化，节律极不规整。主脾脏衰竭，谷气内绝之候。

（九）屋漏脉

脉来短而迟，如屋漏水之状，久时才见一滴。心率30～40次/min。多见于窦房结病变和传导阻滞，亦为脾绝脉。

（十）转豆脉

短小如豆而躁疾，如转动豆子的感觉。多见于心律失常的病人。脉速极快，节律或齐或不齐。多在浮中二候。为真心脏脉，主心阴将绝之候。

从这十种怪脉来看，大体分为两类：一类是脉率极快，节律不齐，故脉动急促零乱，如雀啄，如弹石，如解索；一类是脉跳极慢，节律不齐，故脉动似有似无，隐隐约约，如屋之漏，如鱼之翔，如虾之游。

这十种怪脉，都是没有胃、神、根的脉象，是脏腑的真气（即正气或元气）已衰败的表现。实际这些脉象的出现，可以证明是心脏有严重的器质性改变。多见于各种心脏病，心力衰竭，心律失常，以及严重的肝肾损害，失血脱水，电解质紊乱，中毒或感染等。均是极危重的病候，古人称之不治，应当理解为预后不良之意。现如今当须中西医结合治疗，采取综合措施，应积极抢救，或可挽回一二。

但又不可一概而论，临床上往往遇见一种脉之变革证，是得急病，表现为最初之脉参差不齐，忽变革，集于皮表，似按皮革，至数甚迟，搏指无力；又有一种似水上浮麻，不辨至数，此两种脉皆沉取空无，胃神根皆去，若以常法度之，必死无疑，但多系暴病阴阳乖离，气血突变所致，因此用大剂滋阴恋阳药品，使元气归根，往往得救。还有一种是痰涎瘀血忽然壅塞脉道；或热闭于内，脉气不达于外；或寒闭于内，脉气不达外，倏忽由有脉而变为无脉，此种无脉证，往往见于剧烈吐泻之后，或大寒大热之后，或痼疾与新感之后，医者能详审病因、证候，按法治之，脉出而愈者，临床屡见不鲜。自古所谓"起死回生"者，类多如此脉象。

第十节　如何掌握妇人脉象

妇女有异于男人之处是具有经、孕、胎、产的生理变化，其脉象也有相应的变化。中医在这方面的经验非常丰富。

一、男女脉象生理差异

一般而言，女子之脉常较弱于男子。《千金翼方》曰："凡妇人脉，常欲濡弱于丈夫。男左大为顺，女右大为顺。"《四诊抉微》认为："按诊法，诊男者先左，诊女者先右。"是故一般妇人脉较男子略濡弱，而且右脉大于左脉，诊脉时顺序以先右后左为宜。

二、月经脉

正常妇女月经将至，无其他外感发热证候，则脉来每沉大有力满指，或脉状有点数疾似滑而不是滑，且尤以左尺尤甚，或并见心烦乳胀，且口不苦，身不热，腹不胀，是月经将至的表现。待经血来潮，则脉象转缓。如若伴有体质强弱，或寒或热，或虚或实，则脉象或缓或数，或虚或涩，月经经期改变，月经量也有变化。如果月经来时，脉有时快有时慢，即是带点促状，或微带涩状，或者沉细，多因虚而瘀涩，伴有经期腹痛。

三、孕脉

（一）孕脉机理

孕脉产生的机理，在《素问·平人气象论》所说的："妇人手少阴脉动甚者，妊子也。"手少阴为心脉，心主血；足少阴为肾脉，肾主胞门子户。下主乎尺，尺中按之不绝，是为有妊。

（二）孕脉诊法

1. 寸关尺部脉　《素问》云："手少阴脉动甚者，妊子也。"手少阴脉动一指寸口左寸部心脉，另一指手少阴脉之神门穴。《素问·阴阳别论》又云"阴搏阳别，谓之有子"，阴，谓尺中也。有人认为是孕来肾少阴之气应手而搏击阳脉之上，即尺部搏动异于寸部。也有人认为是沉取搏动异于浮取。孕来之脉必见动数而滑，有见于寸部，有见于尺部，或三部皆见者。或浮取可得或沉取可得。由于妊娠以后，气血下聚以养胎元，胞宫内实，故表现为两尺脉滑利有力。临床上以两尺部脉象沉取（重取）滑动搏指异于寸部阳脉，系为有孕之征，尤其是妊娠早期。

2. 神门脉诊妊娠　神门为手少阴心经的俞穴，位于掌后锐骨端的凹陷处。男子此处脉动不易触及，如其在神门穴能触及脉动的多为神经衰弱症。

女子在此处可摸到的脉动范围约为寸口脉的1/3范围，一般也较微弱（图9）。

妇女停经，在其两手神门穴其动脉应手如豆，呈圆滑性搏动有力的，此即《胎产秘书》所说的"如豆逼指"者，多系妊娠。即初孕一二月者，亦多有应验。怀孕之妇因有病不显孕象者，此脉也可见及滑利。

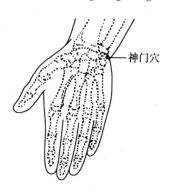

图9　神门穴

3. 指甲孕征　这是呈现在指甲上的一种妊娠征象。有一部分妊娠者可见及之。

如妇女停经，一按一放按压其拇指甲，如呈红活鲜润的为孕征，暗滞的为月经病。

4. 乳晕孕征　乳晕孕征是呈现在妇女乳晕部的一种妊娠征象。

如妇女停经，乳房膨胀，乳头起晕而色褐的，为怀孕的征象。从乳晕的色泽、大小，可以大概判断怀孕的月数。晕大3分，为胎有3月；晕大6分，为胎有5月，其余类推。晕至寸许，正圆不偏，为胎足10月。

检查时可向着强光观察，此方法可备一格。部分妇女经来推迟，可伴乳胀乳头颜色变深，早期注意区别。

5. 指脉孕征　指脉孕征是表现在指脉搏动中的一种妊娠征象。正常人两手中指、无名指的两侧指脉不易触及。

妇女停经，用拇、示指两指头，呈弧形，用力均匀地箍按其手指的两侧指脉，从第一指节，渐向指端按压。两手中指、无名指的两侧指脉，呈放射状搏动的，为怀孕征象。

从其搏动的部位，可以诊断怀孕的月数脉动显于第一指节的，为怀孕2~3月；脉动显于第二指节的，为怀孕5~6月；脉动达于第三指节，为怀孕8~9月；脉动至指末，为胎足10月（见临产胎脉）。孕妇指脉搏动已达第三指节，但突然消失的，为胎死之候。

6. 天突脉　天突是任脉的腧穴，位于颈结喉下，胸骨上窝正中凹陷处（图10）。正常人此处无脉动感觉。妇女停经，在天突穴觉有触及脉动的，为怀孕已2月以

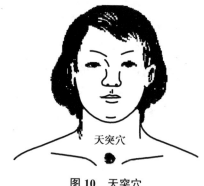

图10　天突穴

上；若脉动明显，而肉眼可以见到，为怀孕在 4 月以上。

在了解了妇女是否停经及早孕反应之后。可以询问妇女受检者是否在天突穴有无脉动感。医者也可用手指触摸，或目视观察脉动情况。

（三）妊娠脉象

已婚妇人平素月经正常，婚后停经二三月，其脉来多滑数冲和，伴有嗜酸或者呕吐等表现，多为受孕怀胎之候。早期妊娠，脉现不显，尤须细察，以中指定得关部，下前后两指，先轻手浮按，后中按，再沉按。然后慢慢微松手指，回到中按。就逐渐显出隐隐滑利之脉。愈按愈滑，按之不绝。同时须内外推寻，反复细察数遍均呈现轻微的和滑流利才能确诊。盖胞宫受冲任两脉气血营养，系于命门，其气与肾通。而肝脾又为藏血统血之脏，怀孕之后，胞宫内实，血留气聚，故脉须重按。

然闭经也可出现滑脉，有痰的滑脉，却不是像如珠走盘那样。此其虽尺部见滑象，但按之则脉欲断绝，脉来并无连续流利之势。而孕脉之滑脉来流利无断绝之象。

上述妊娠脉象并非一定之理，且其滑多在胎孕三月已成之后明显。且由于孕妇的体质因素，其脉来滑或兼弱或兼弦象，有的滑脉指下感觉不典型，但总体上是脉体变大，力度变大，速率稍快，脉体微硬，故需灵活对待。早期的孕脉并可有滑象，有些人在尺脉部位，按重些即不来，随即冲过指下，而且有力，这便是怀孕的现象。故还需结合四诊合参，方能达到准确的程度，特别是问诊尤其重要，平素的月经情况，有无停过，或超前愆后。特别是早孕的反应。其他如停经以来有项背部微冷感觉或虽无呕吐、想吃的东西闻之作呕或头时晕，体倦四肢懒散等表现均可作为诊脉判断的帮助。在怀孕早期则很少有妊娠反应的症状可参考。有的早期妊娠妇女还可以出现少腹胀痛不适等经阻现象。有的妇女月经先后期不准。这些因素在诊脉时均宜考虑到。

（四）孕脉辨月

妊娠十月，随着孕胎的逐渐生长，体内的气血也随之有较大的变化。

妊娠第一个月停经之初，正当胚胎之始，为足厥阴肝脉养胎，气血无大动，故六部脉如常人。二月胎气渐盛，所需营养倍增，系足少阴服经脉养胎之时，母体血脉开始潜注胞宫，此时于是受胎吸养而出现气血虚衰，阴分不足，故少阴下部所主的尺脉显得细小微弱。当此肝脉就会失其疏泄作用，导致脾胃功能失调，脾胃不和故不能食，胃气虚弱故作呕，这一系列妊娠反应，常称为恶阻。此时，喜味酸以补肝胆之不足，借以增强其消化功能。迨至三月，复因手少阴心脉所养，挟少阳胆火上逆故常继续呕恶，迁延至四月，为手少阳脉养，三焦府气通调，恶阻始告平息。此妊娠脉三月前的脉象变化。

10～20天的早期妊娠，因胚胎始成，胞胎精血初凝，胎儿尚未成形，故脉现不显，六脉平和而不搏指，似常人。必须细察，以中指定得关部，下前后两指，先轻手浮按，后中按，再沉按，然后慢慢微松手指。回到中按，就逐渐显出隐隐滑利之脉，愈按愈滑。有的尺部较滑显，但寸部均较关尺微弱。有孕三到四月，尺部必滑实。按之滑疾而数的，为三月。但疾而不散的，怀孕必五月以上。

妊娠脉来滑数冲和，有的并非典型的滑象，不一定搏指，或见弦象，但总是从容流利，稍有数象，三部浮沉大小正等。妊娠三月以后关滑尺数更为明显，脉象流利兼现雀啄之象。气血不足之孕妇，还可出现代脉。

（五）辨别男女

胎孕分男女，前人每多论及，然方法也多有分歧，其准确率也是或中或不中，没有一定之理。

有以男左女右分的。盖左为阳，右为阴，男子左脉为强，女子右脉为强。具体应用方法有两种：一是以左、右寸口脉象的总体变化鉴别男女。左手寸口脉沉实为男，右手寸口脉浮大为女；左脉稍大为男，右脉稍大为女；左脉稍快为男，右脉稍快为女。二是以左右寸脉，尺脉的差别区分男女。左寸脉浮大为男，右寸脉沉实为女；左尺脉大为男，右尺脉大为女；尺脉浮洪为男，右尺脉浮洪为女。

有的以左乳房有核胀痛为男，右乳房有核胀痛为女；有的以腹部上小下大如箕为女，腹高如釜为男者；有的以在背后叫应孕妇，孕妇扭头左看是男，右看是女。

上述方法虽说是历代医家经验之谈，但恐并无十足的依据和准确性。

从历代医家所论，胎孕要分男女，必须至少在妊娠四月起，盖此时，男女始分，雌雄之性征显现。男子阳盛，女子阴盛，左阳右阴，故男子左手脉大，女子右手脉大。此皆常也。左手为阳气所主（不分寸关尺），左脉滑数甚，便可诊断为男胎；右手为阴血所属，右脉滑数甚，当系女胎。

总之，胎孕而分男女部分可信而有征，然非百分之百准。虽有中者亦不可作为炫技，正确看待这种方法，且勿将诊断结果告诉求诊者。

（六）临产脉象

临产脉来，孕妇腹连腰痛，怀妊欲离经也，其脉转急如切绳转珠者。而中医亦有指脉预产之说，如《医存》所云："妇人两中指顶节之两旁，非正产时则无脉，不可临盆。"薛立斋曾说："临产时，觉腹内转动，既当正身仰卧，待儿转身向下……试捏产母中指中节或本节跳动，方临盆待产。"

此系检查孕妇指脉的搏动情况来诊断分娩时间的一种方法。

正常人大部分第一节和指端触不到指脉，多在第二节触到指脉，与性别无明显关系，一般搏动都较微，不若分娩时的浮大而自劲。而血管硬化性的高血压者末梢动脉搏动不易摸到。

孕妇中指两侧的固有动脉，在妊娠期间即趋向明显，随着妊娠月数的增加，指脉搏动可由第一指节渐达指端。在宫缩开始进入产程后，指脉则显得强而有力，呈冲击感；随着产程的进展，冲击样脉动，也由中指根部向指端移动，至临产时，达至指头末端。

中指的三个指节，分作七个部分：第一指节为1部，第二指节为2、3两部，第三指节分4、5、6、7四部（图11）。检查时孕妇取仰卧位、伸手平放。医者用拇、示两指呈弧形箍按中指，在每次阵缩开始时，从第一指节循序向指端移动检查。指脉搏动以强而有力有冲击样感为准。产妇手臂应放置于舒适的位置，自然伸展，掌面向上，手臂血液循环勿受任何压迫。指触时勿太紧，否则易与自身指脉搏动混淆不清。如在两侧摸不到时可稍向手背或掌面寻找，一般是中指较强易摸。每次阵缩开始至终止时，脉动最为明显，所以这时作为每次检查的标准。

第一产程初起时，阵缩较轻微，间歇时间长，脉动在1、2两部；当分娩继续进行，子宫颈口逐渐扩大时，指脉亦向指端移动；至子宫颈口开达

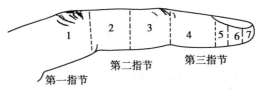

1代表中指第一指节顶部；2代表第二指节中部靠近第一节指侧部分；3代表第二指节中部靠近第三指节侧部分；4代表第三指节指甲根部靠近第二指节侧部分；5、6、7均代表第三指节末指指尖部位。

图11　中指三个指节分作七部示意图

6～7cm，直至全开时，指脉达指端5、6、7部，脉动明显有力。

第二产程，胎儿排临时，产妇开始屏气加腹压，指脉搏动较原来更有劲，这种现象可以维持至胎盘娩出后。

指脉与分娩时子宫颈口扩大及分娩时周的关系：①指脉在1处触及时，子宫颈口直径为1～2cm。②指脉在2处触及时，子宫颈口直径为2～3cm。③指脉在3处触及时，子宫颈口直径为3～4cm。④指脉在4处触及时，子宫颈口直径为4～5cm以上到全开。⑤指脉在5处触及时，子宫颈口直径已到10cm到全开。

以上情况在初产妇表现较典型，而经产妇产程进展较迅速，故不典型。此外，有部分产妇进院时，子宫颈已达1～2cm，所以不能自阵缩开始即行系统观察。

分娩1小时后，指脉仍然明显有力，1天后，指脉从指尖往后移动，渐至原来部位，一般须3～6天恢复常态。

（七）产后脉

妇人产后气血亏虚，故脉象多为虚缓平和。脉细弱伴乳汁不足，为气血虚弱之候。其他见气郁可见脉弦，见寒凝可见脉紧。

第十一节　脉诊临床运用方法

脉诊如何在临床上运用，这是学习脉诊者常问的问题。能正确辨识脉象是运用好脉诊的首要前提，脉都没辨对，甚至辨相反了，肯定是不行的，这是脉诊临床运用的前提条件，这部分内容将在下篇中有详细的介绍。在掌握辨识好脉象之后，如何在辨证上运用呢？我们主张运用脉症同辨的思维方法。

脉与症均是疾病反映于外部的现象。这里的"症"，是指证据，即病人脉象以外的症状、体征。

临床上中医辨证的方法基本上是辨病为先，在辨病的基础上进而脉症辨治。这也是《伤寒杂病论》中所倡导的方法，观其每篇均以"某某病脉证并治"命名足见"病脉证"在仲景病证辨治中的地位。

辨病为先，因为病是对病因与机体相互作用所发生的人体异常变化的发生、发展、转归、预后的全过程的分类认识。通过辨病可以掌握特定病因作用下可能出现的病位、病性、病势的变化规律，从而指导对疾病的治疗和预后转归的干预。在中医除了辨病治疗以外，更注重的是辨证论治。

证是疾病某一阶段的病位、病因、病性以及病势等的病理概括，是通过疾病表现于外的四诊所得的症状分析辨别得来。因此，临床上必须详细地了解发病的情况和目前的症状，然后切脉。四诊合参，脉证兼辨，才能全面掌握病情。

一、脉症同辨

脉症合参是在诊断过程中把脉象与其他症状体征等辨别证候的证据进行综合比较判断，得出具体的辨证结论，并能为进一步落实具体的治疗法则选择可靠的依据。

中医的辨证方法有八纲辨证、六经辨证（经络辨证）、卫气营血辨证、三焦辨证、脏腑气血辨证等。各种辨证方法中，都包含对证的本质特征的共同认识。任何疾病的病状，均与一定的病位、病性等辨证要素相关。任何复杂的"证"，都是由病位、病性等辨证要素的排列组合而构成的。因此，辨证就是确定疾病当前阶段的病位与病性等辨证要素。

病位辨证：即辨别疾病现阶段疾病证候所在的位置。从证候－病机学角度来看，主要是八纲辨证中的表里辨证，伤寒六经病位辨证，温病的卫气营血和三焦病位的辨证，内伤杂病中的脏腑辨证和气血津液辨证。

病性辨证：主要是辨别疾病正邪双方的寒、热、虚、实性质，包括风、寒、暑、湿、燥、火、热、毒、脓、痰饮、水、食积、虫积、气滞、气逆、气闭、血瘀、血热、血寒、气虚、气陷、气不固、气脱、血虚、血脱、阴虚、亡阴、阳虚、亡阳、阳亢、阳浮、津液亏虚、精髓亏等。

辨证论治的过程即在辨病的基础上对证候的病位＋病性的综合辨证过程。作为机体内部病理变化的外在症状和体征，脉症均有病位和病性的属性，这是辨证论治的基础。

（一）症状的病位、病性辨证

1. 有定位意义的症　指能反映疾病发生的主要病位或者原发病位的一系列症状。这些症状一般是病人的主诉或者主症。

（1）脏腑定位：依据脏腑经络藏象理论，临床出现的一些症状、体征与某一脏腑功能异常有特殊的联系，可以据此进行脏腑定位。

1）心系定位：心悸怔忡，心胸憋闷痛，失眠多梦、心烦、口舌赤烂疼痛，神志异常，小便赤涩疼痛、出血，面色红等。

①外证：面赤；口干舌尖红；喜笑。②内证：脐上有动气；心烦心悸心

痛；小便黄赤涩少；多言多笑；失眠多梦；惊悸恍惚。

2）肺系定位：咳嗽、哮喘、胸痛、咯血、咽喉鼻病，大便异常、皮毛病变，面色白等症状。

①外证：面色白；善喷嚏；悲愁不乐；喜苦味。②内证：脐右有动气，按之牢若痛；喘咳；洒淅寒热。

3）肝系定位：颠顶或两侧头痛，乳房、两胁及少腹胀痛不适、情志抑郁或易怒，头晕，肢体震颤、手足抽搐，目疾，月经病，阴部疾患，口苦，黄疸，惊悸，失眠，面色青等。

①外证：善洁；面色青；善怒；喜酸味。②内证：脐左有动气，按之牢若痛；风眩；目病；善悲恐；两胁疼痛下引少腹。

4）肾系定位：酸软而痛，耳鸣耳聋，发白早脱，牙齿动摇，阳痿遗精，精少不育，女子精少经闭以及水肿，二便异常尿频、尿急、尿痛及遗尿，小便失禁等泌尿、生殖症状，面色黑可定位于肾与膀胱系病变。

①外证：面黑；善恐；善欠；喜咸味。②内证：脐下有动气，按之牢若痛；气从少腹气逆于上；小腹急痛；五更泄泻；足胫寒而逆；二便失禁；夜多梦遗梦泄；动则气喘；耳鸣耳聋；腰背冷。

5）脾系定位：腹胀，腹痛，纳少，便溏或泄泻，水肿，内脏下垂，出血，肤重或软，肌肉病变，呵欠，带下，口角流涎，口中甜腻、眼胞病变，面色黄等。

①外证：面色黄；善嗳；善思；喜甘味。②内证：当脐有动气，按之牢若痛；腹胀满；食不消；体重；骨节痛；怠惰嗜卧；四肢不收。

（2）表里定位

1）表证：起病急，病程短。以脉浮而头痛恶寒（风）之症为总纲。包括六经辨证中的太阳病、卫气营血辨证中的卫分病。

①风邪袭表：伴发热恶风，自汗，鼻流清涕，咽痒，苔薄白，脉浮缓。②寒邪束表：伴恶寒重，发热，头项强痛，鼻塞，苔薄白，脉浮紧。③暑邪伤表：伴口渴，尿赤，汗出，疲乏，恶寒发热，舌红，脉濡数。④湿邪遏表：伴微恶寒发热，头胀而重，肢体困重，苔白薄腻，脉濡。⑤燥邪伤表：伴恶寒发热，皮肤、口、鼻、咽干，咽痒、干咳少痰，脉浮。⑥热邪犯表：伴面红、口干微渴，咽红或痛，舌边尖红，脉浮数。

2）里证：一般无表证的特定证候都属于里证范畴，无恶寒发热、脉浮，以脏腑、气血津液症状为主的疾病均为里证。具有病程长，发病较缓慢，病位较深、病情较重的特点。包括六经辨证中的除了太阳病的其他五经辨证和卫气营血辨证中的气、营、血阶段以及脏腑辨证。

（3）六经定位

1）太阳病：脉浮、头项强痛而恶寒。

2）阳明病：大热、大汗、大渴、脉洪大或潮热、心烦、腹满便秘、苔黄燥、脉沉实等胃家实证。

3）少阳病：口苦、咽干、目眩、寒热往来、胸胁苦满、脉弦等症。

4）太阴病：腹满时痛，腹泻，口不渴、四肢欠温、脉沉缓或弱等脾胃虚寒证。

5）厥阴病：消渴、气上撞心，心中疼热、饥而不欲食，食即吐蛔。

6）少阴病：畏寒、四肢厥逆，下利清谷、脉微细或心烦不得眠，口燥咽干，舌红少苔，脉细数。

（4）卫气营血病位

1）卫分：发热，微恶风寒，舌边尖红，脉浮数等。

2）气分：发热不恶寒，反恶热，口渴，汗出，心烦，尿赤，舌边苔黄，脉数有力。

3）营分：身热夜甚，心烦谵语，舌红绛，脉细数。

4）血分证：身热夜甚，昏愦谵语，失血，斑疹，舌质深绛，脉细数。

（5）三焦定位

1）上焦病位

①肺：发热、微恶风寒、咳嗽、喘等症。②心包：神昏、肢厥、舌绛。

2）中焦病位

①邪在阳明：潮热、便秘、苔黄黑而燥，脉沉实有力等阳明燥实证。②邪在太阴：身热不扬、脘痞呕恶，苔黄腻，脉濡数。

3）下焦病位

①邪在肾位：手足心热甚于手足背，口干舌燥，舌绛苔少，脉虚。②邪在肝位：手足蠕动或抽搐，舌绛干枯而痿，脉虚弱。

2. 有定性意义的"症"

（1）寒证：怕冷为主，恶寒、恶风、畏寒、形寒肢冷、四肢不温，神志萎靡不振或安静，面色㿠白、苍白，口唇青紫、口淡不渴、小便清长、大便稀溏，或汗、痰、涕、带下清稀，经色紫黑，性欲减退。舌淡或苔白。脉迟，或紧，或不数。

（2）热证：发热为主，壮热、潮热、低热、五心烦热、手足心热、心中懊侬、烦躁或失眠、面色通红、两颧潮红，唇色深红、目赤、口干苦，或喜冷饮。小便短赤、大便干结，或汗、痰、涕、带下黄稠，经色鲜红、性欲旺盛、舌红或苔黄、脉数。

（3）虚证

1）气虚：神疲乏力，少气懒言，自汗，活动时诸症加剧，脉虚。或气虚失血。精神疲惫或疲乏无力。

2）气陷：腹部坠胀，或脱肛或子宫脱垂兼气虚症状。

3）气脱：气息微弱欲绝，汗出不止，二便失禁，手撒遗尿等。

4）血虚：面、唇、睑淡白，头晕眼花，心悸失眠，舌淡脉细。

5）血脱：有严重失血病史，面色苍白，脉芤或微，甚至气脱、亡阳。

6）津液不足：口、咽、唇、鼻、舌、皮肤干燥、尿少便干。

7）阴虚：潮热盗汗，手足心热，五心烦热、午后颧红，咽干口燥，舌红少苔，脉细数。

8）阳虚：畏寒肢冷，五更泻，神疲乏力，舌淡、脉沉迟无力，口唇色黑或暗。

9）亡阴：汗出如油，性黏稠，味咸，身热烦渴，四肢温暖，面赤唇焦，呼吸气粗，脉细数疾无力。

10）亡阳：失神、冷汗淋漓，清稀，味淡，身冷恶寒，四肢厥冷，面色苍白，呼吸微弱，脉微欲绝。

（4）实证：病程短，病势急剧亢奋，体质壮实，有邪气及病理产物积聚的表现，具有壅滞、闭塞等特点，疼痛拒按，声高，气粗，舌质老，有芒刺、瘀斑，苔厚，脉实有力。

1）外风：恶风，汗出，喉痒，脉浮缓；或突起丘疹、瘙痒、肢体关节游走性疼痛。

2）外寒：新病突起，病势较剧，恶寒肢冷，局部冷痛，口淡面白，苔白润，脉紧或迟有力。

3）暑邪：夏月发热，口渴喜饮，汗多，心烦、气短神疲、尿黄。

4）外湿：困重，闷胀，酸楚，腻浊，脉濡缓或细。

5）外燥：秋季干咳，口、鼻、咽、唇、皮肤干燥。

6）火热毒邪：状热、渴喜冷饮，出血，局部红肿热痛，苔黄而干，脉数有力。

7）气滞：胀满闷痛或窜痛，按无定处，随情绪或矢气、叹息等减轻。

8）气逆：咳喘、呃逆、嗳气、呕吐、眩晕、咯血，气从少腹上冲心。

9）气闭：突然昏厥，四肢厥冷，或绞痛，二便不通，呼吸气粗，声高，舌暗苔厚，脉沉实有力。

10）血瘀：痛如针刺，痛有定处。癥瘕肿块、出血，唇舌爪甲瘀斑，经色紫暗，肌肤甲错，身热夜甚，脉涩。

11）血寒：局部疼痛拘急，肤色紫暗，形寒肢冷，脉沉迟涩或紧。

12）血热：急性出血，血色鲜红质稠，身热，口渴，局部红肿热痛，舌红绛，脉数有力。

13）痰证：咳吐或呕吐痰涎，喉中痰鸣，胸闷脘痞，有包块，神志异常，苔腻，脉滑。

14）饮证：水肿、咳痰清稀量多，呕吐清水痰涎，胃脘有振水声，胸胁积水，苔滑，脉弦、脉沉滑。

15）食积：饮食不节，脘腹胀痛，嗳腐吞酸，厌食，苔厚腻，脉滑或紧伏。

16）虫积：腹痛时作，腹部可触及条索状物，或呕吐蛔虫，大便排虫，肛门瘙痒，面黄肌瘦，面有白点或白斑，饥时痛甚，饱食痛减。

17）疫毒：传染性强，症状相似，发病急，病情重，传变快。

二、脉象的定位和定性

（一）定位

1. 浮脉主表，沉脉主里。

2. 左右寸、关、尺六部脉象独显定脏腑部位。

3. 脉浮——定位为肺。

4. 脉洪大——定位为心。

5. 脉弦或长——定位为肝。

6. 脉沉伏或脉细微——定位为肾。

7. 脉缓或濡——定位为脾。

（二）定性

1. 寒　紧脉、迟脉、弦脉。

2. 热　洪脉、数脉、促脉、疾脉、滑脉、长脉。

3. 虚

（1）诸虚：虚脉、大脉、浮脉（无力）。

（2）气虚：短脉（无力）、弱、濡脉、缓脉、微脉。

（3）血虚：涩脉、芤脉、革脉。

（4）气血俱虚：细脉、微脉、弱脉。

（5）脏腑衰竭：散脉、疾脉、代脉、微脉。

4. 实

（1）诸实：实脉、大脉（有力）。

（2）痰饮：弦脉、滑脉、沉脉。

（3）宿食：滑脉、紧脉。

（4）气郁：沉脉、短脉（有力）。

（5）湿邪：缓脉、细脉、濡脉。

（6）风邪：浮脉。

（7）痛证：伏脉、动脉、紧脉、弦脉。

（8）血瘀：涩脉、促脉。

（9）阴实邪闭：伏脉、结脉、牢脉、沉脉。

（10）惊恐：代脉、动脉。

（11）妊娠：滑脉、代脉、涩脉。

三、脉症合参

1. 脉症合参常用的两种方法

（1）"症状定位＋脉象定性"。

（2）"症状定性＋脉象定位"。

2. 举隅

（1）"伤寒，脉结代，心动悸，炙甘草汤主之。"伤寒者辨病，心动悸，定位为心。脉结代，定性为心气不足，营虚卫弱者。脉证合参，炙甘草汤益气滋阴，通阳复脉。属于"症状定位＋脉象定性"。

（2）"太阳之为病，脉浮，头项强痛而恶寒。"脉浮者，病在表，浮为在外。此为脉象定性。头项强痛定病位，太阳病位，主表。恶寒，定病性。属于"脉象定性＋症状定位定性"。

（3）"病人手足厥冷，脉乍紧者，邪结在胸中。心下满而烦，饥不能食者，病在胸中，当须吐之。""心下满而烦，饥而不欲食，病在胸中"，此症状定位；"手足厥冷，脉乍紧，邪结在胸中"，此脉象定性。属于"症状定位＋脉象定性"。

（4）"头目眩晕，左尺沉微，左关脉弦大，为水不涵木，肝阳亢逆之证。"头目眩晕，定位在肝。"左尺沉微，左关脉弦大"，脉象定位肝肾、定性阴虚阳亢。属于"症状定位＋脉象定性定位"。

（5）"身黄，脉沉结，少腹鞕。小便不利者，为无血也。小便自利，其人如狂，血证谛也。""少腹硬，小便不利者，为无血。小便自利，其人如狂，血证谛也"，是症状定位、定性。"脉沉结"，脉象定性定位。属于"症状＋脉象定症定性合参"。

四、脉证顺逆

在通常情况下，脉症是一致的，但有时脉症也有不符的情况出现。脉反映了病本，症不明显，要舍症从脉；症反映了病本，脉不明显，要舍脉从症。如痰证，由于痰湿凝聚，气滞关格不通，脉搏因而不动，有时指下不见，或尺寸部分，一有一无，或关上不见，或时动而大小不常，有似死脉。又如辨别寒热真假，多以脉之沉候为根据，如真寒假热，脉象呈浮大而中空，反之真热假寒，则脉沉候有力。

根据脉证顺逆情况可以对该病人的病情做出顺逆吉凶的判断。

凡表证见浮脉，里证见沉脉，或实证见实脉类病脉，虚证见虚脉类病脉，热证见数脉类病脉，寒证见迟脉类病脉，此为脉证相顺，病情单纯；反此为逆，病情复杂。

凡新病见实脉类病脉为顺，说明邪气虽盛，正气尚足以抗邪；久病见虚脉类病脉为顺，说明邪气已衰，正气有恢复之机，预后均属良好。

相反，如新病见沉细微弱等脉，说明虽为新病，但邪气方盛而正气先衰，久病见浮洪数实等脉，则表明正气已虚而邪气方张，病情均较复杂，多为缠绵迁延之证，论治较为棘手，预后也较差。

凡元气衰败之证，脉象微细欲绝，经温补救逆，脉象徐徐渐出渐复者，是脉证相顺之佳兆。若陡然暴出，忽如复元者，是假复真脱逆象，多于数日后复脱，而且多难以救治。但各部皆脱，唯胃脉独存的，犹可冀其万一。

在外感病过程中，脉象和缓平静还是急数躁动，也可归入顺逆范围。例如，病人有发热、恶寒、头痛等表证，若脉象和缓平静而不见弦数，说明病邪尚轻，不会深入发展，或为病证好转征兆，若病人脉象忽然变得急数躁动，则表示邪气内传，病情恶化。

总之，重视脉症合参在辨治中的作用，有助于提高辨证论治的水平。

第十二节　掌握四时五脏脉

一、正常脉象与四时五脏脉

独取寸口法虽然有将近两千年的应用历史，但对于正常脉象的脉形规范，一直没有较系统的论述。只有掌握了正常脉象，才能从根本上辨别脉的病与不病，才有可能根据脉象的变化对疾病的性质进行综合分析。

教科书一般是这样写："不浮不沉，不大不小，不急不徐，一息四至，从容和缓，跳动有力。"要求有胃、有神、有根。除了节律和脉率有规可循以外，其他几点都让人无所适从。因而在诊疗实践中是很不实用的。正常脉象总是在不断变化之中。当脉象随四时气候变化而发生相应变化的时候，脉浮和脉沉都可以是正常脉象，因季节不同其正常脉象未必是不浮不沉的脉象。《黄帝内经》云："平人者，脉口人迎应四时也。"人的正常脉象与四时相应，随四时气候的变化而发生相应的变化。其实际脉形，应该符合春弦、夏洪、秋浮、冬沉的变化规律。虽然，脉象变化的具体时间未必拘泥于此，但不能没有脉与四时相应的观念，在确定正常脉象时应该考虑四时气候变化因素，具体到实际的脉形来说，就是与季节性变化相关的脉形。

有的脉书总结出寸口脉正常脉象的普遍规律，即：至数正常，在一息四五至之间；有胃气、有根、有神；与四时相应；在脉位、脉形、大小、力度、长短、流利程度、节律等方面都符合独取寸口脉的有关规定，而且变化的程度都相适应。与年龄、性别、体质、地区、工作、生活条件等方面都相适应。

正常脉象不是一成不变的，它受四时气候等多方面的影响，总是在不断变化之中。当脉象随四时气候变化而发生相应变化的时候，脉浮和脉沉都可以是正常脉象，因季节不同其正常脉象未必是不浮不沉的脉象，如秋季脉浮，冬季脉沉。因此，正常人的脉象可以在浮沉、大小、和缓急方面随四时气候等因素影响有所变化。在胃、神、根及至数、节律方面则要符合独取寸口脉的有关规定。

因此，一般把既有胃气又与自然界阴阳变化相应的脉象称为平脉。左寸者，心也，应乎夏，夏脉当洪，故心脉洪。左关者，肝也，应乎春，春脉当弦，故肝脉弦。右寸者，肺也，应乎秋，秋脉当浮，故肺脉浮。右关者，脾也，应乎四季属土，脉当缓，故脾脉缓。两尺脉者，肾也，应乎冬，冬脉当沉，故肾脉沉。

春季阴气下降，阳气上升，阳出于阴。肝者属木，主升发条达与春同气，故春脉即肝脉也，它所表示的意义为阳气升发与肝气相通，阴气始降，阳出于阴。春脉弦，肝脉亦弦。

夏季阳气旺盛，万物繁茂，心为阳脏，主全身血液运行与夏季同属于火。故，心气与夏季相通，洪脉为夏季心脉，它所表示的意义为阳气旺盛与心气相通。

长夏暑热当令，气候炎热，湿气盛，人体汗出津虚，因此，其脉软弱。长夏与脾气相通，同属于土，故长夏脉即脾脉也。脾胃正常其脉从容和缓。长夏脉缓，脾脉亦缓。

秋季气候由热转凉，阴气上升，阳气下降与肺气相通，肺与秋同属于金，故秋脉即肺脉，它所表示的意义为阳气收敛阴气始升，燥气旺与肺气相通。秋脉毛（浮），肺脉亦毛。

冬季阴寒凝冽，阳气潜藏，肾者属水，主藏五脏之精气与冬气相通，冬脉即肾脉也，它所代表的意义为阳气潜藏阴气盛与肾气相通。冬脉沉（石），肾脉亦沉。

平脉者，有胃气也。春脉弦，肝脉亦弦。此弦脉代表了阳气初升，阴气尚重。阳气受阴寒之气所迫，故其脉弦。初春必兼沉象，随气候转暖，阳气渐盛脉体逐渐变大，由沉变浮，至盛夏变为洪脉。春脉虽弦但弦而有柔和之感无急劲之意。如弦而硬，按之不移，或有急劲感者，多肝邪横逆。

夏季阳气最盛脉来鼓动有力，故见洪脉，浮而盛大按之不实而有柔和之象。若洪大有力，按之不衰，为阴阳俱实之脉，为有余之象，主实热证。阴虚血弱，虚阳外浮之人，其脉亦浮大，但按之软弱无力，且有明显的空虚感，是不足之象。

长夏暑湿气盛，人体汗出津伤，故脉来浮而软弱。秋季阳气下降，阴气渐长，又在夏季发散之后，气阴两虚，脉由软弱变为浮涩而短，轻虚如毛。秋脉如出现了中央坚两旁虚，即中央部有实满感，两旁虚，自为阳气有余。冬季阳气潜藏，脉当沉滑反见秋季的毛脉为阴虚阳浮之象，春季阳气初升当见弦脉，反见秋季的毛脉亦一派虚阳浮之象。夏季见秋季的毛脉为气阴两虚。

冬季气候寒冷，阳气深藏，脉由浮转沉，由于阳气深藏于内，脉不但沉而且滑。冬季正常的脉象应是沉而有胃气，有滑象而往来均匀，力量不大不小。

故春季之弦必轻虚以滑，有柔和之象。夏季之洪必来盛去衰，浮取盛大而按之不足的柔和之象。长夏之软缓脉必从容和缓软弱有柔和之象。秋脉浮、短涩，脉来轻虚而浮有柔和之象。冬脉按之沉而滑如水之圆流，有柔和之象。四时五季的变化是渐进性的，随季节气候的变化逐渐变化的。故每季初必兼显上一季气候特点。季末必兼下季之气候特点。因此，初春之脉必弦中有沉，初夏之脉必洪中有弦，而春末之脉必弦中有洪，夏末之脉必洪中有软弱（见表3）。

表 3　四时五脏平脉（以 2024 年为例）

春	孟春—立春、雨水 （2月4日—3月4日）	仲春—惊蛰、春分 （3月5日—4月3日）	季春—清明、谷雨 （4月4日—5月4日）
	弦兼沉	弦脉 （端直而长、轻虚以滑）	弦兼洪
夏	孟夏—立夏、小满 （5月5日—6月4日）	仲夏—芒种、夏至 （6月5日—7月5日）	季夏—小暑、大暑 （7月6日—8月6日）
	洪兼弦	洪脉 （浮大而散、来盛去衰）	洪兼软弱
长夏 （三伏）	初伏 （7月15日—7月24日）	中伏 （7月25日—8月13日）	末伏 （8月14日—8月23日）
	软弱兼洪	软缓脉（从容和缓软弱）	软弱兼浮涩而短
秋	孟秋—立秋、处暑 （8月7日—9月6日）	仲秋—白露、秋分 （9月7日—10月7日）	季秋—寒露、霜降 （10月8日—11月6日）
	浮涩而短兼软弱	浮涩而短（来急去散）	浮涩而短兼沉
冬	孟冬—立冬、小雪 （11月7日—12月5日）	仲冬—大雪、冬至 （12月6日—2025年 1月4日）	季冬—小寒、大寒 （2025年1月4日— 2月3日）
	沉兼涩而短	沉脉（沉以滑）	沉兼弦

春季：孟春—立春（2月4日）、雨水（2月19日），仲春—惊蛰（3月5日）、春分（3月20日），季春—清明（4月4日）、谷雨（4月19日）。

夏季：孟夏—立夏（5月5日）、小满（5月20日），仲夏—芒种（6月5日）、夏至（6月21日），季夏—小暑（7月6日）、大暑（7月22日）。

夏季有夏和长夏之分，中医学将阴历的六月（阳历七月，大致是季夏）定为长夏，大致是在小暑与处暑之间的三伏天。从中医学理论来讲，夏与长夏在季节的特点上是不同的。"夏"的特点是以"炎热"为主，而"长夏"的特点是以"温热"为主。因为每年阴历六月除了炎热外，还会出现多雨或阴雨绵绵的情况，其气候的表现特点是以潮湿闷热为主。

秋季：孟秋—立秋（8月7日）、处暑（8月22日），仲秋—白露（9月7日）、秋分（9月22日），季秋—寒露（10月8日）、霜降（10月23日）。

冬季：孟冬—立冬（11月7日）、小雪（11月22日），仲冬—大雪（12月6日）、冬至（12月21日），季冬—小寒（1月5日）、大寒（1月20日）。

不同的地区，由于地理纬度的不同、离海远近不一样和海拔高度不一致，四季特征差别甚大。此划分是以我国黄河中下游地区气候特征为准。不同的地区，由于地理纬度的不同、离海远近不一样和海拔高度不一致，四季特征差别甚大，根据实际调整。

春脉弦，肝脉亦弦。此弦脉代表了阳气初升，阴气尚重，阳气受阴寒之气所迫，故其脉弦。初升必兼沉象，随气候转暖，阳气渐盛脉体逐渐变大，由沉变浮，至盛夏变为洪脉。春脉虽弦但弦而柔和方为正常。如弦而硬，按之不移，或有急劲感者，多系肝邪横逆，或为沉寒冷积。

夏季阳气最盛脉来鼓动有力，故见洪脉。系圆缓而有柔和之象方为正常，其他季见夏脉多系阳盛，主热病。

长夏暑湿气盛，人体汗出津伤，故脉来浮而软弱。其他见此脉多系脾虚或内有湿热。

秋季阳气下降，阴气渐长，又在夏季发散之后，气阴两虚，脉由软弱变为浮涩而短，轻虚如毛。其他季见之多系阴虚阳浮或气阴两虚。

冬季气候寒冷，阳气深藏，脉由浮转沉，由于阳气深藏于内，脉不但沉而且滑，往来均匀，力量不大不小，是谓有胃气也。他季见之多系阳热内郁或主宿食。夏季阳气盛，脉当浮洪，反见沉滑之冬脉，为寒痰、留饮，其必沉而搏指有力，久按不衰。

上述肺浮、心洪、肝弦、肾沉、脾缓四时五脏脉象的变动如何掌握是一个很重要的问题。五脏脉就只能是寸口脏腑各部当见本部之脉？

针对这个问题历代都有争论。一般较统一的意见就是四时五脏脉不是按独取寸口的三部分候法，而是按照《难经》的菽权轻重法。正常的五脏脉，当分季节不分三关，统言寸口脉。

脉无定候，随季而转，要弦皆弦，要洪皆洪，要浮皆浮，要沉皆沉。

此外，就以独取寸口脉法而言，人本来就有胖瘦、体质有寒热虚实之分。更何况寸口三部也有生理性的差异。寸关搏动明显，位置较浅，而尺脉搏动不显，位置较深。

因此，辨别四时五脏脉象要结合三部本来的脉动情况及生理差异而定。比如冬脉沉，除尺部较比其他季节更沉外，寸和关脉的脉位也较其他季节时的本点脉位更深些。所以应该是在寸口三部脉的基础上再结合本部之脉而辨别。

此外，辨别四时五脏脉的变动也必须结合体质、年龄、肥瘦等情况综合判断。

二、四时五脏脉的临床运用

（一）诊察脏腑寒热虚实预后

1. 心脏病虚实 心脉在左手寸口。寸口脉来累累如连者，曰平。心以胃气为本，夏心火旺，其脉浮，洪大而散名曰平脉也。反得沉濡而滑者，肾乘心，水之克火，大逆不治。反得弦而长是肝乘心，母之克子，虽病当愈。反得缓而大，是脾乘心，子之乘母，虽病当愈。反得微涩而短，是肺之乘心，金之凌火，为微邪，虽病不死。

2. 肺脏病虚实 肺部在右手关前寸口。平肺脉，微短涩如毛，秋以胃气为本。肺病脉来，上下如循鸡羽，曰病。肺病，其色白，身体但寒无热，时时欲咳，其脉微迟为可治。秋金肺旺，其脉浮涩而短，是曰平脉。反得浮大而洪者，是心之乘脾肺，火之克金，为大逆不治。反得沉濡而滑者，是肾之乘肺，子之乘母，不治自愈。反得缓大而长者，是脾之乘肺，母子归之，虽病当愈。反得弦而长者，是肝之乘肺，木之凌金，为微邪，虽病当愈。肺脉来，汛汛而轻，如微风吹鸟背上毛，再至曰平，三至曰离经，四至曰夺精，五至曰死，六至曰夺命尽。肺脉来如物之浮，如风吹毛，曰肺死。秋胃微毛曰平；胃气少毛多余曰肺病；但如毛无胃气曰死；毛有弦曰春病，弦甚曰金病。真肺脉至，大而虚……其色青白不泽，毛折乃死。

3. 脾脏病虚实 脾部在右手关上是也。六月脾土旺，其脉大，阿阿而缓，名曰平脉也。长夏以胃气为本，反得弦而急，是肝之乘脾，木之克土，为大逆不治。反得微涩而短，是肺之乘脾，子之乘母，不治自愈。反得浮而洪者，是心之乘脾，母之归子，当瘥不死。反得沉而滑者，是肾之克脾，水之凌土，为微邪，当瘥。脾长而弱，来疏去数，再至曰平，三至曰离经，四至曰夺精，五至曰命尽，六至曰死。脾病脉来，实而盛数，如鸡举足，曰脾病；死脾脉来，坚锐如鸟之啄，如鸟之距，如屋之漏，如水之溜，曰脾绝；真脾脉弱而乍数乍疏然，其色不泽，毛折乃死。

4. 肝脏病虚实 肝部在手关上是也，平肝脉来，绰绰如按琴弦，如揭长竿。春以胃气为本，春肝木旺，其脉弦细而长，是平脉也。反得微涩而短者，是肺之乘肝，金之克木，谓之贼邪，大逆不治。反得浮大而洪者，是心乘肝木，子之乘母，为实邪，虽病当愈。反得沉濡而滑者，是肾乘肝，母之克子，为虚邪，虽病当愈。反得缓而大者，是脾之乘肝，为土之凌木，为微邪，虽病不死。肝脉来盛，实而滑，如循长竿，曰平；肝病脉来急，益劲如新张弓弦，曰肝死；真肝脉至，中外急如循刀刃，色青白不泽，毛折乃死。

5. 肾脏脉病虚实 肾部在左手关后是也。按之益坚曰肾病。冬肾水旺，其脉沉濡而滑，名曰平脉也，反得浮大而缓，是脾之乘肾，土之克水，为大逆不治。反得浮涩而短者，是肺乘肾，母之归子，为虚邪，虽病可治。反得弦细而长者，是肝之乘肾，子之乘母，为实邪，虽病自愈。反得浮大而洪者，是心之乘肾，火之凌水，虽病不死。肾死脉来，发而夺索，辟辟如弹石，曰肾死。冬胃微石，曰平，胃少石多曰肾病，但石无胃曰死。

上述论五脏虚实主要从五脏的生克关系阐述疾病的预后，相生脉象者轻，相克脉象者重。而正常四时脉象需以胃气为本，有胃气则生，少胃气则病，无胃气则死。胃气者，常脉也，和缓者是也。

（二）运用脏腑诊断治疗

1. 常脉 五脏四时之脉，其常者为脏当季之脉，即有胃气的五脏脉象。

2. 病脉

（1）当季本脏脉象出现了胃气多或少的病脉，分太过与不及，为本脏自病之脉。

（2）出现了不当季的五脏脉象，又称变脉。因为脉应随气候的变化而变化，四时旺脉与季节交替时的兼脉，同样遵循这一规律——时至而脉至，时去而脉去。

若脉不随时变化是谓四塞，即四时之气不相交通而闭塞。脉应随时而变，今季节已经变，前季之脉当去而又见，或季节未过而当季脉象已变，为脉不随时，均为变脉，主病。

3. 兼变脉 为除显本季脏腑脉象以外尚兼见不当季的脏腑脉象。如春兼见肺脉，弦而浮涩；夏兼见肝脉，洪而弦长。单变脉为不显本季脉象，只出现一种不当季脏腑的脉象。如春见夏脉——洪大脉为肝火旺，出现脉缓为肝脾气虚，出现脉浮短涩为肺肝阴虚，出现脉沉为肝肾寒。冬见肺脉—浮涩而短为肺肾阴虚，出现脉缓为肾虚水泛，出现脉洪是肾水亏心火旺，出现脉弦为肝阳亢、肾失潜藏等。

4. 诊断

（1）杂病：出现非当季脏脉而无相应的脏腑症状属杂病或外感病。

如出现非旺季脏腑所主脉象，临床症状上却见不到它们所代表的脏腑病证，有此脏脉而无此脏症，这并非是五脏病，而是杂病（或外感病），应按寸口脉法辨证。如冬季不见沉滑脉，反见洪大脉象，临床症状并无心烦、心悸等心经证，而见口渴、汗出、牙痛、便秘等症状。为胃火盛，当用白虎汤、清胃散之类清泻胃火。

（2）脏腑病：在脏腑病中，又可出现三种情况。

1）只出现当季本脏病脉症：按本脏自病，按虚则补之，实则泻之的法则辨证施治。

2）只出现非当季脏病脉症：无论是否出现当季脏腑脉象，临床症状上却只有非当季脏腑一脏病证者，按其脉所代表的阴阳盛衰意义进行辨证。如出现心的洪脉表示该脏阳邪盛主热病；出现肾的沉滑脉，表示该脏阴邪盛主寒病；出现肺的浮脉表示该脏阴虚血弱；出现肝的弦脉，春夏表示该脏阳气不足，多主寒证、痛证，主饮或为肝病；秋冬出现弦脉多主阳亢或肝邪。

3）出现当季脏腑和非当季脏腑两脏同病：按五行生克辨证，如春见心脉洪脉。既有心的症状，心慌、心烦、口苦又见肝的症状眩晕、烦躁、胁痛等。此为心肝俱病，心肝火旺，子病累母，为实热证，当清泻心肝之火。如长夏见肝脉弦脉，临床出现纳呆、腹胀、胸闷、胁痛、嗳气、口苦等证，为木不疏土之象。

5. 治疗　需结合寸关尺三部分候脏腑法辨证治疗。

四时五脏脉在寸关尺三部一般是一致的，要沉皆沉，要浮皆浮。但也可出现某部独显的情况。表现为个别部位独大、独小、独浮、独弦、独沉等，一般表示该部所属的脏腑组织或身体相应部位发生病变。如冬季肾脉当旺，脉应沉滑而柔和。今右寸脉洪大不应时，症见低热、咳嗽胸痛、咳吐黄稠痰、舌红苔黄等，脉证合参辨为上焦肺热壅盛。

诊脉提高篇

第一节　浮脉

一、脉象辨识

"轻触手即得。"

二、脉象体悟

浮脉是诸多脉象中最重要的脉象。与沉脉相对，轻触手即得，力度在六菽之内（图 12）。

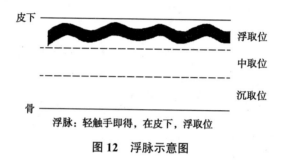

浮脉：轻触手即得，在皮下，浮取位

图 12　浮脉示意图

历代脉学著作唯有《脉经》对浮脉的认识最被推崇。即"举之有余，按之不足"。乃至今日该论述仍然是认识浮脉的准则。然而从临床实际来看，这种说法其实是很难掌握的，"举之有余"，亦即轻按感觉到脉象的大而有力，"按之不足"，即稍加力按又显得脉搏的力量明显减轻，再加力按取时则指下感觉模糊不清。实际上这种以指下脉体的"有余""不足"来定义浮脉很容易与芤脉等混淆，不能确定准确的脉位。

"有力为表实，所谓无力为表虚"。这种描述给人感觉就是表虚证脉象。如果是浮而有力，那么这个有力该是怎么样的呢？因为本来浮脉就是"按之不足"的么。

正是基于这方面的困惑，所以有医家就认为，浮脉分两种：一是指脉位之浮，即凡轻取而能诊得的诸脉，不论大小迟数，只要脉位在浮位，皆称为脉浮，如虚脉、微脉、洪脉、革脉等；一是指严格界定的独立脉象，即所说的浮脉。除了脉位浮外，还要脉体当不大不小，不长不短。举之有余，按之不足，如捻葱叶，如水漂木。脉起落之幅度不大、不小。

这后一种说法似乎四平八稳、面面俱到。但是脉体大小、长短，脉幅度大小，本就不是浮脉的特征。浮脉的脉象应是轻取即得，即手指轻轻接触皮肤便可摸到最明显的脉搏搏动。至于重按与否并不是它的特征，只能是它的兼脉的特点。浮脉的判定方法，以《难经》为准，轻触手即得，力度在六菽以内。即《难经》曰："浮者，脉在肉上行也。"《濒湖脉学》中"浮脉惟从肉上行""如水漂木""如捻葱叶"所言均是对浮脉病位表浅的说明。

对于肉厚之人或者水肿脉伏病人，其脉浮之取法当根据具体情况而变通。

此外，像洪脉、芤脉等脉象都具有浮的性质，在辨别时要辨清脉的有力和无力，虚盈情况等看是否具有兼及其他脉象，如有则以相兼脉的形式出现。

三、脉理与主病

浮脉所表述的意义在于：脉体内的卫气受到鼓动，浮越鼓于表而致脉浮。盖卫气其性慓悍滑疾，扩充血脉。卫气盛，其力强，脉随指有力上来，故脉势呈浮升之象。不论外感内伤，其反映的都是卫气浮升于表的向外运动。若脉部有独，以寸、关、尺相分候的脏腑为依据，也反映了该部脏腑之气血的上下运动以及盛衰。浮只是代表卫气上扬之趋势，必须根据其兼脉辨别其内在的原因的寒热虚实属性。

浮脉一般在关部和寸部表现较为明显。尺部也可见之，但较少见，如《金匮要略》之"尺脉浮为伤肾"是也。而且左右手可以表现的不一样，可以有一手是浮脉，而另一手却不浮。浮脉只是言其脉搏的深浅部位，而不兼具其他脉象概念。如同时兼有其他脉象的特点，则叫相兼脉，其临床意义又有所改变。

（1）平脉：浮为阳脉，在时应秋，在脏应肺。四季中，秋脉当浮。秋属金，与肺相应。秋季，阳气由隆盛而初敛，人亦应之。脉虽浮，已由夏季浮大转见短涩敛降之象，故脉浮而短涩，此为平脉。可见于较瘦、皮下脂肪少的正常人。

（2）表证：外邪有风、寒、暑、湿、燥、火之分。由于外邪初感在表在上，则在脉络之卫气每受鼓之而浮在表，故浮脉多主表证和外感。卫实则表实，卫虚则表虚。脉体是否按之有空虚感分卫气虚实。搏动有力无力辨卫气虚实。

若脉寸浮而关尺不浮，多属外感早期。随着正邪相争，人体抵抗力增强，浮脉除轻取外，中取和沉取也往往明显而有力。

但浮脉与表证之间并非有必然联系。即表证可以有浮脉，但表证不一定都呈浮脉，浮脉也不都见于表证。无论浮缓、浮紧、还是浮数，都应建立在判断出有力和无力、有根和无根的前提下，才能确定是否为表证。有些虚人虽患外感，但未必都出现浮脉，因其气血亏虚，不足以外出以抗御外邪，反见微细，这就要"舍脉从证"，才能施治无错。

浮而有力为表实，浮而无力为表虚。浮脉兼见迟缓，多见风为病。浮数并见多主风热。浮紧并见多为风寒。浮脉搏动有力，多为外感风热。此均系病之常也。

（3）里热外淫：外感之邪由表入里积蕴化热，或六气化火，五志化火，或气血痰食蕴久化热，导致脏腑气血有热，淫浸于营卫，搏激脉络卫气浮升于外，脉亦可见浮。如五苓散之治"脉浮小便不利，微热消渴者"，是饮热积停于太阳膀胱之府，其卫气浮升于太阳之经而脉浮。

（4）里虚而阳气外浮：这类脉浮，皆属久病、虚证。久病正虚，脉本不当浮，若反见浮者，或系正气逐渐恢复而脉浮，阳气渐起，卫气得以强盛而浮升，是向愈之兆。如《伤寒论》："少阴中风，脉阳微阴浮者，为欲愈。"其脉系渐浮或微浮，脉力柔和为征。如因正气虚衰，真气失守而浮越，卫气得以强振一时僭越于外而脉浮，则系暴浮，其脉浮大，暴起，脉来大而空虚无力，多属回光返照的征象。

临床上可见贫血、气喘、心悸之人，由于营血亏损，卫气失守而外浮，其脉多见浮而无力，或浮大中空之脉。如高血压病人，寸脉呈现浮大，尤以右寸为最，这是肝肾阴虚于下，真阳失固。营血亏虚，卫阳浮越形成的上实下虚，所以这类病人，常有头晕目花，如踏棉絮的证候，属阴亏于下，阳亢于上。

另外，由于中气下陷所致胃下垂的病人，脉象不但见微细而弱，而往往出现浮细，浮软无力，尤以关脉无力为甚，属中气下陷。

值得注意的是，浮脉反映的是卫气浮盛的表现。其表里寒热虚实的表现必须根据症状和兼脉来辨别。表证宜浮，脉浮多主表病，取法当汗之。浮脉多属太阳表证的"太阳之为病，脉浮，头项强痛而恶寒"。

如经年咳喘，右寸浮大而滑，是风袭于表而痰束于内，宜宣肺化痰。若中焦有内火积痰而感风则见痰喘气促，脉浮洪，两关滑大有力。

两目迎风流泪涩痛或生翳膜，风热外客可见脉浮而数。浮为表征，数主热也。

曾治一患者，高热酷夏，往返监工冒受暑热，恰适逢经来而感头痛发热

5天，体温 38～39℃，虽在某三级医院输液，发热时降时起已逾 2 天。求余诊治，自觉怕冷，夏天穿着长袖，黄带多而味腥臭，人倦体乏，脉来浮数而濡，苔边白厚中黄。此暑热外迫，湿邪内蕴之形外寒而内大热所致的暑湿证，以清暑利湿，芳香化湿入手，白虎加术汤加减。生石膏 50g，滑石粉 15g，党参 15g，知母 15g，佩兰 15g，苍术 15g，藿香 15g，黄柏 10g，白蔻仁 10g，甘草 10g，一日连服两剂，次日热退身凉。去黄柏加薏苡仁 12g，生地黄 12g，石膏减为 30g，续服五剂，诸症皆安。

单一的浮脉在临床上并不多见，多和其他脉象一起出现，多系正气虚或有邪扰所致。如浮芤失血，浮洪兼热，浮散劳极，浮涩伤血，浮濡阴虚，浮短气病，浮弦痰饮，浮滑痰热，浮缓（有汗）为中风，浮紧（无汗）为伤寒，浮虚为伤暑，滑为风痰，浮数为风热。总之，临证还需要仔细鉴别，不可马虎大意，免得误将内伤病作为外感来治疗。

总之，浮脉为卫气浮外的表现。主表证或血虚气浮。

四、症脉辨治案例

（一）伤寒

【案例1】病有发热，头痛，烦渴者，脉虽浮数但无力，尺以下迟弱。（《证治准绳》伤寒治案）

辨析：脉浮数是卫气失和于表。尺中迟者，营气不足，未可强行发汗。先以建中汤加当归、黄芪建中和营，脉起方用麻黄汤发汗解表，调和营卫。此以症定病位，脉定病性兼病位。

【案例2】三伏之天，重棉叠衾，尚觉凛然形寒，不吐而下利，日十数度行，腹痛而后重，小便短赤，独其脉不沉而浮。（《经方实验录》桂枝汤证治验）

辨析：经曰太阴病，脉浮者，可发汗。故宜桂枝汤。此属于脉辨病性为主。

【案例3】头痛发热，咳嗽，咽喉疼痛，舌苔薄白，脉浮紧而数。（《谦斋医学讲稿》验案）

辨析：脉浮者，表证也；弦紧者，表寒也；数者，表寒闭郁太甚而化热也。其为表寒闭郁，宜辛温解表。此属于症辨病位，脉辨病性为主。

【案例4】伤寒六日，谵语狂笑，头痛有汗，大便不通，小便自利，脉浮而大。（《续名医类案》卷一李士材伤寒治案）

辨析：经曰伤寒不大便六七日，头痛有热，小便清者，知不在里，仍在表也。宜以桂枝汤和其营卫。此以症定病位，脉定病性。

【案例5】病发热恶寒，自汗，脉浮而微弱。（《证治准绳》伤寒篇治验）

辨析：阳不足则恶寒，阴弱则发热。服桂枝汤而愈。此属于脉辨病性，症辨病位合参。

【案例6】病太阳证，尺寸脉俱浮数，按之无力。（《名医类案》卷一许叔微治案）

辨析：其内虚也，与神术加干姜汤愈。此属于以脉辨病性为主。

【案例7】伤寒四五日，吐血不止，以犀角地黄汤等治而反剧，脉浮而紧数。（《医方集解》卷二陶尚文治案）

辨析：夫汗不得出，邪不得解，投以麻黄汤发汗乃愈。仲景曰"衄家不可汗，亡血者不可发汗""亡血家，故不可汗"。今之吐血，缘当汗不汗，热毒蕴结而成吐血，当分其津液乃愈。故仲景又曰："伤寒脉浮紧，不发汗，因致衄血者，麻黄汤主之。"先发其汗则热越而出，血自止也。以见血即汗，汗即血之理。此属于以脉辨病性为主，症辨病位为辅。

【案例8】因暴风寒，衣薄，遂觉倦怠，不思食、且发狂，身如被杖，微恶寒，脉皆浮大，按之豁豁然，左为甚。（《名医类案》卷五恶寒之朱丹溪治案）

辨析：此极虚受风寒也。治之以人参、黄芪、当归、白术、苍术、甘草、陈皮、通草、葛根。此以症定病位，脉定病性。

（二）伤食

【案例】饮酒当风而感冒，患头痛发热，呃逆而汗出，饮食不进，六脉浮洪。（《名医类案》漏风之江少微治验）

辨析：脉浮为风，洪者为热，酒乃湿热之性，最易助卫之性，汗孔开而当风，风性开泄，卫气失和，太阳经表不利而见头痛发热汗出而脉浮洪。宜白术泽泻散酒煎服而化饮开行卫气，卫气和而除风。此以脉辨病性，症辨病位病因为辅。

（三）鼻病

【案例】鼻塞，气不通利，浊涕稠黏，屡药不效，两寸脉浮数。（《张氏医通》江应宿治案）

辨析：夫诸气膹郁皆属于肺。肺热甚则出涕，故热结郁滞，壅塞而不能也。升阳散火汤主之。此以症辨病位病性，脉辨病性病位同参。

（四）发热

【案例】劳倦发热，身体略病，而头不痛，右三部浮洪，略弦而无力，左三部略小，而亦浮软不足。(《名医类案》卷二内伤之虞抟治案）

辨析：此内伤虚证，脉既不沉实，又无目痛、口干潮热、谵语等症，非太阳表实。脉虽浮洪而且虚，又无头痛、脊强等症，非为在表。以补中益气汤加附子，大剂与之。此以脉辨病性为主。

（五）痞证

【案例】脾胃素虚，因饮食劳倦，腹痛胸痞，误用大黄等药下之，谵语烦躁，头痛喘汗，吐泻频频，或吐痰作渴，时或昏愦，脉大无伦次。(《名医类案》卷二内伤之薛立斋治案）

辨析：不时发热，是无火也，脉浮大，是血虚也，盖脾属土，为至阴而生血，故曰阴虚而生热。脉虚浮，是气虚也。此因胃虚，五脏亏损，虚证现也，内虚则外症随时而变。服六君加炮姜。此以症辨病位，脉辨病性为主。

（六）血证

【案例】便血半年，久治不愈，盗汗，非恶寒，则发热，六脉浮大，心脾两部则涩。(《内科摘要》薛立斋治案）

辨析：此思伤心脾，不能摄血归原，血即汗，汗即血。便血盗汗，皆火之升降微甚耳，恶寒发热，气血俱虚也。宜午前用补中益气，午后用归脾加生脉散。此以脉辨虚实寒热病性，症辨病位病因。

（七）遗尿

【案例】气短痰晕，痰盛遗尿，两尺浮大，按之似无。(《内科摘要》薛立斋治案）

辨析：两尺浮大，按之似无，此肾虚不能纳气归原，八味丸治之。此症辨病位，脉辨病性兼病位。

（八）泄泻

【案例】病飧泄弥年，脉双弦而浮。(《古今医案按》卷二泄泻之吕沧洲治案）

辨析：浮弦之脉为风，肝风自甚，因乘脾而成泄，法当平木之太过，扶土之不及而泄自止。此症辨病位，脉辨病性为主。

（九）遗精

【案例】遗精潮热，脉左右寸关皆浮虚无力，两尺洪大而软。(《医学正

传》便浊遗精之虞抟治验）

辨析：寸关皆浮虚无力是脾肺气阴不足，两尺洪大而软是阴虚有热。宜补中益气汤加熟地黄、知母、黄柏、地骨皮。此以脉辨病位及病性，症辨病位合参。

（十）痈疽

【案例】足疮疡脓多作痛，日晡发热，口干，盗汗食少，体倦气短，脉浮数而无力。（《名医类案》悬痈之薛己治验）

辨析：疮疡脓多是伤血，盗汗、发热、口干、脉数是阴伤，体倦气短、食少、脉无力，是中气弱，营卫源于中焦，宜补中益气加炙甘草、五味子、麦冬治之。此症辨病位病性，脉辨病性合参。

（十一）厥证

【案例】素性暴躁，忽因怒卒晕倒，脉浮中无沉，按数六至。（《慎柔五书》医案治验）

辨析：晕倒，脉浮是为阳亢，脉数六至为阴虚，此阳虚陷入阴中之证，以补中益气加六味地黄丸治之。此以脉辨病位病性，症辨病位为主。

（十二）躁狂

【案例】素有结气，在胸膈胃脘间，常苦中气不舒，忽扶墙痴立，呼之不应。发热无汗，烦躁不宁，面赤头晕，胸膈满闷，若麻若木，心如物裹，时觉迷惘，大便干燥，舌苔白厚。脉右三部浮大迟劲，沉取无力，时现间止；左三部浮大迟缓，中取带涩，亦有止时。（《问斋医案》治验）

辨析：此表里同病也。素有旧结，猝然风寒外中，真气内闭，故昏晕不知人。烦躁不宁、面赤头晕者，风欲外出，而寒邪闭之，气聚则痰停，若麻若木，以致心如物裹，甚则神昏而迷惘矣。脉浮大是阳虚无力而亢，沉取无力、迟缓是为阳不足而有滞。桂枝、羌活以解表，枳实、橘白、半夏、南星、郁金以豁痰疏里；以川芎、当归、干姜、附子理气和血，数剂而愈。此以脉辨病位病性为主，症辨病位病性为辅。

（十三）水肿

【案例1】咳嗽、小便不利，面目四肢皆肿，口略渴，苔白，脉浮弦。（《张聿青医案》肿胀治案）

辨析：面肿曰风，足胫肿曰水。盖风伤于上，湿伤于下，气道蕴塞、肺失宣降，脾失转输，上则咳喘，下则溲涩，中则腹满，而水肿成焉。病在肺脾，法在开上、疏中、渗下，从三焦分泄。二陈汤加前胡、射干、川厚朴、泽泻、车前子、羌活、桔梗、桑白皮、大腹皮、通草、姜皮。此以症定病位兼病性，脉定病性。

【案例2】初起目下暴肿，渐而两足增胀，渐而两手亦胀，脉浮略数。（《醉花窗医案》治案）

辨析："风水其脉浮""水肿初起，目下如卧蚕形"。治宜开上宣肺，杏苏饮加木通、牛膝、防己、葶苈子治之。此以症辨病位病性为主，脉辨病位病性为辅。

【案例3】四肢肾囊悉肿，按之不起，小便点滴俱无，腹胀欲裂，按其脉，指下隐约不绝如丝。（《问斋医案》治验）

辨析：手腕肿胀如此之厚，按之有脉当以浮论，且面色发亮，断为风水。风水也，宜开鬼门以启外窍。此以症辨病位病性为主，脉辨病性为辅。

【案例4】头痛恶风，面目浮肿，肿而且亮，两手微厥，足肿而冷，便溏溺短，舌白滑兼淡灰，脉浮缓沉迟。（《丁甘仁医案》治验）

辨析：浮缓为风，风性阳，轻清上浮，故面目独肿；沉缓为水，水性阴，重浊下凝，故足肿且冷。朱震亨曰：面肿属风，足肿属水。麻附细辛汤合五皮饮主之，凡发风寒之汗，麻黄只用四五分至六七分即能出汗，发风水之汗，非一钱至钱半不能出。此以症辨病位病性为主，脉辨病性为辅。

（十四）呕吐

【案例】身热胸痞，气促微咳，呕吐粥饮，痰黏溺涩，经止数月，脉息三五不调兼带浮数。（《类证治裁》卷三痞满脉案）

辨析：经止数月而呕吐，脉来三五不调，此妊娠恶阻也，身热胸痞，气促微咳，脉浮数，兼外感风热也。宜辛凉以解痰热。豆豉、杏仁、瓜蒌皮、鲜竹茹、陈皮、茯苓、制半夏、枇杷叶。此以症定病位兼病性，脉定病性。

（十五）奔豚

【案例1】受惊而起，气从少腹上冲，腹疼寒热，月常数发，至秋未愈，六脉皆见浮弦。（《问斋医案》治验）

辨析：奔豚症不离肝肾二经，其偏于水分者，病多属肾，仲景常以苓桂术甘汤主之。其偏于气分者，病多属肝，仲景常以奔豚汤主之。寒热往来，脉虽弦而浮，显系厥阴气逆无疑，此病既由惊起，则专意治惊，余症自当迎刃而解。此以症辨病位为主，脉辨病性为辅。

【案例2】中脘攻撑作痛，牵引两胁及少腹，其气每自下冲上之时，如分三路进攻，痛苦万分，手冷如冰，小溲短赤，小便坚结，脉来浮数。（《遁

103

园医案》奔豚治验）

辨析：状如奔豚，手冷如冰，脉来浮数，小溲短赤，小便坚结，此热深厥深之象，宜用大柴胡汤加减。此以症定病位兼病性，脉定病性。

（十六）便秘

【案例1】大便燥结，头晕眼花，尺脉浮大，按之则涩。（《续名医类案》二便不通之薛立斋治案）

辨析：尺脉主肾，大者为气虚，涩为血少，此肾气虚而兼血虚也。四物送六味丸治之。此以脉辨病位病性为主，症辨病位病性为辅。

【案例2】大便不通，言微气弱，脉浮大而软。（《疡医大全》万密斋治案）

辨析：脉软为虚，浮大为气血虚而脉浮，此气不运而血不润，气血两虚故也，补中益气汤倍加当归。此以症辨病位病性为主，脉辨病位病性为辅。

（十七）咳嗽

【案例1】病嗽，痰气逆，恶寒，咽膈不利，不嗜食者，脉浮弦，形体清癯。（《名医类案》咳嗽之滑伯仁治验）

辨析：脉弦为寒，脉浮为风，此上受风寒也。形寒饮冷则伤肺。投以温剂与之，致津液，开腠理，散风寒，而嗽自安。宜小青龙汤主之。此以脉辨病位病性为主，症辨病位为辅。

【案例2】咳声急，发热，恶风寒之较轻，有汗，痰黄黏不易出，咽喉疼痛，寸关浮弦数。（验案）

辨析：浮弦而数主风热，有汗而咳，热也。此风热犯肺，治宜散风热。桑叶、石膏、甘草。若汗闭而热喘者以麻杏石甘汤为宜。此以症定病位兼病性，脉定病性兼病位。

【案例3】经年咳嗽，经治多年无效，脉不数不虚，唯右寸浮大而滑。（《续名医类案》卷十五咳嗽之李士材治案）

辨析：寸浮大主风，滑者为痰，是风痰未解，宜麻杏二陈汤主之。此以脉辨病位病性为主，症辨病位为辅。

（十八）痛证

【案例1】右胁久痛，牵引背膊，呼吸不利，咳则痛甚，右脉浮弦。（《类证治裁》卷六胁痛脉案）

辨析：右脉浮弦，主病在肺，此操劳所伤，损动肺络，当春木旺，痛难速止。夫诸气膹郁，皆属于肺。然痛久则入络，宜用苦辛宣通。予老韭根、当归须、郁金、杏仁、川贝母、陈皮、佛手。此以脉辨病位病性为主，症辨病位为辅。

【案例2】口疮齿痛，满口腐烂，饮食不进，脉两寸浮数而微，关尺浮弱而涩。（《续名医类案》卷十七陆养愚治案）

辨析：知其乃命门火衰，虚阳上扰，予培补肾气，引火归原。宜大补元煎主之。此以脉辨病位病性为主，症辨病位为辅。

【案例3】喜沐，每迎风以干发，故头痛之疾，因之而起，两寸俱浮弦。（《名医类案》卷六首风之吕元膺治案）

辨析：浮为风，弦为痛为饮，且两寸属上部。首风也。当发先一日则剧，剧必吐而后已。此以症辨病位，脉辨病位病性合参。

【案例4】周身掣痛，头不可转，手不能握，足不能运，两脉浮虚。（《续名医类案》卷十三痛痹之马元仪治案）

辨析：脉浮虽为风象，而内虚者脉亦浮而无力。当是劳倦伤中，阳明不治之候也。阳明者，五脏六腑之海，主束筋骨而利机关。不治则气血不荣，十二经脉无所禀受而不用矣。卫中空虚，营行不利，故相搏而痛也。法当大补阳明气血，不与风寒湿成痹者同。人参、黄芪、当归、炙甘草、桂枝、红花、秦艽、白术、肉桂、枸杞子、熟地黄。此以症辨病位，脉辨病性合参。

（十九）昏迷

【案例】发热头痛，大便泄泻，八九日不退。迨至口渴引饮，神识乍轻乍昏，谵语无伦，入夜尤甚，苔白滑润，满布至尖，舌并不绛，脉仅浮弦，并不洪数。（《问斋医案》治验）

辨析：脉浮主风，弦主寒，且病逾一候，尚点汗未得，断为外感风寒，失于温散所致。凡寒邪所至之地，皆阳气不到之处。阳气不得行于营卫之间，而但周旋进退于脏腑之中，则是阴反在外，阳反在内。谵语无伦，入夜尤甚者，夜则营卫行于阴，阳盛则阳愈受桎，不与阴和，反与阴争也。渴而引饮者，凉药助其湿痰，湿痰碍其运行，浊饮不去，则津液不生也。宜防风、荆芥、苏梗、苍术、厚朴、半夏、广陈皮、茯苓、甘草、葱白。此以症定病位兼病性，脉定病性兼病位。

（二十）目赤

【案例】白睛赤脉，眼胞肿胀，泪多，眼眵多，脉浮数。（验案）

辨析：脉浮主风，数为热，此风热赤目，宜疏风清热。地肤子、生地黄、菊花。若目赤畏光羞明、生翳，宜石决明30g（先煎）、大黄、荆芥（后下）、木贼、青葙子。此以症定病位，脉定病性兼病位。

第二节　沉脉

一、脉象辨识

"重按始得，轻取不应。"

二、脉象体悟

深下为沉，具有潜藏于内的意思。沉脉是与浮脉相对，是指脉位在里的脉象（图 13）。

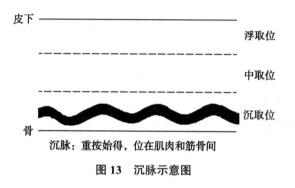

图 13　沉脉示意图

沉脉位置深，浮沉二脉反映脉象深浅不同的位置。沉与石常常并称，作为形容脉象的互用字。沉脉的含义，只是指脉的部位，而不应当含有其他性质。

浮中部皆无，只能在沉部出现，沉取始得之，故古人形容"如石投水，必沉于底"。

"重按"需要多大的指力，是个模糊的概念。除了心肺浮取的六菽指力外，应该说都是属于重按的范畴。对于沉脉位置，《脉诀》有"按之至骨"，《脉诀刊误》有"在肌肉之下"之说，也有的说"沉脉行于筋间"或"近于筋骨"。甚至《濒湖脉学》认为"重手按至筋骨乃得"，这与伏脉又相混了。实践表明，沉脉不一定非沉行筋骨间。它应该在肌肉及筋骨间，指力力度在九菽到十五菽之间，凡在此力度间摸到的不同层次上的最强脉动，皆可称为沉脉。按之至骨是沉脉的最"沉"的程度，过之就是伏脉了。至于脉力、脉体，应根据病情的不同，而有不同的体现。

沉脉与指力取脉法的沉取稍有不同，因沉取仅限于近骨这一部位。

沉脉在寸关尺三部都可以诊得，但以尺部诊得者为最多见。沉脉左右手也可以呈一手沉、一手不沉，亦可双手皆沉。

沉脉与浮脉一样，很少单独出现，往往是以相兼脉的形式出现。

三、脉理与主病

沉脉的产生皆因卫气下潜所致。沉为阴脉，在时应冬，万物蛰藏，阳气下潜，卫气收藏，血管收缩所致脉沉。此脉沉之因四时之原理，乃正常生理现象。

而在病理上的脉沉则有虚实两个原因：一类是脏腑虚衰，气血无力外达，营卫不盛致脉沉于内。一类是邪气阻遏脉络，营卫受遏窒塞不畅而不能浮升，亦可致脉沉。

沉脉在脏属肾，肥人脂厚见沉脉，血脉乃潜藏故多见沉脉，属常脉。

沉脉是非常重要的一部脉，因脉以沉为本，以沉为根。脉以虚实为纲，而虚实的区分，又在于沉候有力无力。

沉脉可见于正常人，尤其肌肉较丰厚和皮下脂肪较多的青壮年女性呈沉脉者更为多见。何梦瑶所说"肥人多沉"即是此义。肾应冬，阳气下潜，平人脉应之为沉属正常。除位居沉外，脉沉之中有舒缓之象，往来和匀等有胃气的表现。

作为病理性的沉脉主里，当以有力无力定虚实，沉而有力主里实，为邪结于里而正不虚；沉而无力主里虚证，多为脏腑内损，气血虚弱之候。

（1）脏腑虚弱，营卫不盛：脏腑的虚弱，轻者脏腑气血虚弱，重者可见于阳虚、阴虚。营卫之气受脏腑功能的支持和涵养。营卫无力统率脉血浮升和鼓荡血脉。气虚则无力鼓荡，故脉沉。血虚者，无力充盈血脉，致脉沉。且血虚往往兼有气虚，气血皆不足，脉失充盈鼓荡，故沉。阴虚者，血脉失于充盈，脉亦可沉。正虚而脉沉者，当沉而无力。故凡脉沉为脏脉，以阴寒立论。如《伤寒论》少阴病多见脉沉而细。《素问·脉要精微论》也说："诸细而沉者，皆在阴，则为骨痛。"

（2）邪阻而脉沉：营卫受遏窒塞不畅而不能浮升，亦可致脉沉。包括六淫、七情及气血痰食等。

1）六淫属阴邪闭郁者外袭，可致脉沉：外感属寒湿之邪袭于肌表者，以阴邪其性凝泣收引，腠理闭郁，经脉不畅，营卫不能外达，故脉不仅不浮，反而见沉。如新感温病，初起邪袭肺卫，脉本当浮。亦有因肺气膹郁，气机不畅，卫阳受遏而恶寒，气血不得外达而脉沉。故表证之判断非以脉浮沉为标准，应以"恶风寒"为准，盖"有一分恶寒就有一分表证"。表证，发病初起即有恶风寒，一般恶寒与发热并见，如表证不解，则恶风寒不除。在发热恶风寒的同时，常伴有头身痛、鼻塞咳嗽等证。

2）情志拂逆，可致脉沉：沉脉主气郁。营卫为心神之使。情志拂逆，扰乱气机，营卫受遏，不能畅达脉络于外，故脉沉。由于营卫气血郁滞程度不同，会出现沉中兼弦细涩迟等。所以《张氏医通》说："下手脉沉，便知是气。其或沉滑，气兼痰饮，沉极则伏，涩弱难治，皆由大气郁滞不舒。以故脉显沉伏，大都沉实有力，则宜辛散。沉弱少力，则宜温养。气主煦之，总不离乎辛温散结也。"又说："郁脉多沉伏，或结或促，或沉或涩。郁在肝肾则见于左，郁在心脾则见于右。气血食积痰饮一有留滞于其间，脉必因之而止涩矣。但当求其有神，何害之有？所谓神者，胃气也。郁脉虽多沉伏结促，不为患也。所虑在牢革弦强不和耳。盖沉伏结促，有气可散，气通则和。若牢革弦强则正气先伤，无气可散，即从事调补，尚难克效。况复误行耗气之药乎！所以郁证得弦强脉者，往往多成虚损也。"

3）痰饮、湿浊、瘀血、食滞、水蓄、积聚、肺实、火郁等诸有形之邪，皆可阻滞脉络和营卫气机，气血不畅、脉道不利而脉沉，甚至脉伏、脉厥。因皆属邪实，故皆沉而有力。

一患儿急性中毒性痢疾，呼吸促迫，唇色淡红，腹满不硬，午前寒战，午后高热，右脉沉滞，左脉弦大而急，舌质色淡，苔薄白而腻。证由暑湿内伏，新凉外加，表郁里结，以致升降阻滞，营卫不通。若单治其里则伏邪不得外越，内结必然更甚，病为正虚邪实。幸胃气尚存，津液未竭，急宜升阳明，和营卫，开玄府之闭，达邪外出而解里急。方用桂枝加葛根汤加减而愈。

曾治一多年神经衰弱少年，素体羸弱，且临近高考，读书劳神，每见头晕头痛，失眠多梦，疲乏无力，舌淡白，脉沉细弱。此心脾气血不足，营卫俱虚，脉络失充。故脉沉而见细弱。以归脾汤和建中汤调理而愈。

寒邪和饮邪最易致脉沉。《金匮要略》说："脉得诸沉，当责有水。"寒性收敛，性沉下，内寒凝结者每见脉沉紧。

临床上每见大便秘结，腹胀或腹痛者，苔薄白而脉沉弦或紧或缓者。沉者气郁滞于里，弦者为寒，缓者为湿，系寒湿郁结气滞，肠胃清浊升降失常所致，宜理气通阳化湿。

可见单纯的沉脉在临床上并不多见，可与除浮脉外的多种脉象相兼。沉而有力为实，主病在里；沉而无力为虚，阳气虚弱。沉数有力为里实热证，沉迟有力为里寒实证。沉迟无力为里虚寒证，沉数无力为里虚热，沉而无力为血虚，沉细而数为阴虚，沉微为阳虚寒盛，沉细而软为阴阳两虚。沉而兼滑多为痰饮。若妇人经闭而无他证者，多为孕子之象。沉而细涩多为血瘀，沉而兼紧为冷痛，沉而兼缓为脾湿，沉而兼弦为肝郁气滞，或为痰饮，沉而兼紧主寒主痛，沉而细弦为阴虚阳亢或为虚寒，沉而微为阳虚阴寒盛。沉兼濡或兼软，是气分不足且有湿郁。沉紧而两关独滑者，必有寒冷积滞阻于中焦。脉来沉实，多主邪实在里而正气不虚。若舌苔黄厚糙老，身热面赤，腹满便结者，急当攻泄里实热结。

总之，沉脉为阳气衰微，气血聚于里的表现。主里证，主寒主阴主气郁，主气血亏虚。

四、症脉辨治案例

（一）厥证

【案例1】患伤寒五六日，头汗出，自颈以下无汗，手足冷，心下痞闷，大便秘结，脉沉而紧似阴证。（《名医类案》卷一伤寒之孙兆治案）

辨析：四肢冷，脉沉紧，腹满，令似少阴。然大便硬、头汗出，不得为少阴。虽沉紧为少阴证，但多是自利，且未有秘结者。头汗出为阳微结，尚半表半里，所以然者，阴不得有汗，今头汗出，故知非少阴也。此证半在里半在表，投小柴胡得愈。此以症辨病位病性为主，脉辨病位病性为辅。

【案例2】妇病气厥，笑哭不常，人以为鬼祟所致，脉俱沉。（《张氏医通》倪维德治案）

辨析：脉沉，胃脘必有积，有所积，必作疼，宜二陈汤导之。此以症辨病位，脉辨病位病性合参。

【案例3】忽然昏晕，四肢厥冷，口目不开，喉声如锯，二便不利，左脉弦滑而数，右脉沉实有力。（《醉花窗医案》治验）

辨析：症辨为厥，病在厥阴心包络病，为痰为实。脉弦滑数，沉实有力是痰热气郁也。此痰厥。先用牛黄丸姜汤化开，另加川牛黄一分灌下，连服四五丸，继而用陈皮、贝母、天花粉、胆南星、黄芩、黄连、枳实、瓜蒌、前胡、桔梗、皂荚、姜汁、竹沥。此以症辨病位为主，脉辨病位病性合参。

【案例4】因酒后愤争，随即昏仆不语，手足厥冷，喉无痰声，手足微

冷，口眼端正，牙关半开，呼吸调，面无贼色，六脉皆沉弦而歇，来去不乱。（《素圃医案》卷三诸中证治效）

辨析：盖中风则身温，中气则身冷。此中气也。脉沉气郁，沉弦而歇是痰郁气滞。用皂角末吹至匀鼻，得嚏可苏，继用乌药顺气散加木香、沉香。此以症辨病位病性为主，脉辨病性为辅。

（二）痛证

【案例1】心中疼痛，手足温和，以热手按之则痛微，脉沉细。（《齐氏医案》卷二治验）

辨析：痛因热手按之舒，是寒也。脉沉细为气虚，此寒气侵入心经也，宜用散寒止痛汤。予高良姜、苍术、白术、贯众、甘草、肉桂、草乌。此以症辨病位病性，脉辨病性合参。

【案例2】男子少腹胀痛，小便清长，且目不识物，脉沉涩。（《曹颖甫医案》蓄血证治案）

辨析：下腹痛而小便自利，是不在气分在血分，血滞也。脉沉涩亦属瘀血沉于内，宜桃核承气汤、抵当丸主之。膀胱蓄血妇人多之，男子多因劳力负重，致血凝而结成蓄血证也。此以症定病位兼病性，脉定病性兼病位。

【案例3】胸痛甚剧，床上乱滚，哀号欲绝，月信愆期，指甲与唇俱青，脉沉弦搏指。（《一得集》血结胸痛治案）

辨析：脉沉滑主血，弦劲搏指，其血宛结，当是瘀血留于胸膈而作痛也。宜当归尾、赤芍、桃仁、丹参、西洋参、琥珀、乳香、蒲黄、五灵脂。此以症辨病位为辅，脉辨病位病性为主。

【案例4】前后阴肿胀，手不可近，近之则愈痛，闻其声壮，大小便不通，脉沉极。（《续名医类案》秘结之江应宿治案）

辨析：症辨为邪实而闭，病在下焦。脉沉极是邪实，宜急下，宜桃核承气汤。此以症辨病位，脉辨病性合参。

【案例5】腹痛，见食发呕，痛处拒按。脾胃两脉，浮中不见，唯重按至筋骨沉滞有力。（《湖岳村叟医案》腹痛门治案）

辨析：症辨为痛为实，脉沉滞有力是谓邪实，知是胸脘停食之故。宜神曲、焦山楂、槟榔、鸡内金、大黄、莱菔子、川厚朴、枳实、麦芽。此以症辨病位病性，脉辨病位病性合参。

【案例6】脘腹痛呕恶不能食，舌白不食饮，脉沉细，右关更无力。（《问斋医案》腹痛治验）

辨析：此胃寒痛，脉沉而细无力是气弱，宜温胃主之。潞党参、炮姜炭、高良姜、木香、厚朴、玄胡、半夏、陈皮、降香。此以症定病位兼病性，脉定病性。

【案例7】因食蟹腹痛，发则厥逆，感寒者绵绵无间，因热者作止不常，痛热有时，脉带沉数。（《旧德堂医案》治验）

辨析：症辨为食阻，脉沉为郁，数为热，其为火郁无疑，四逆散加酒炒黄连一剂而愈。此以症辨病位，脉辨病性合参。

【案例8】腹痛上冲于心，呕吐清水，下利红白，痛甚则手足俱冷，汗出神疲，面白唇淡，脉沉迟而小。（《丛桂草堂医案》卷一腹痛治验）

辨析：症辨为脾肾之病，为虚为寒。脉沉迟细是皆阳虚中寒之病，迨由乘凉饮冷所致。与附子理中汤加吴茱萸、桂枝、白芍、砂仁。此以症定病位兼病性，脉定病性。

【案例9】吐血两年，面色萎黄，潮热咳嗽，脘有微痛，且搏痛不可按，而甚于夜分，脉数而沉。（《续名医类案》卷十二吐血之李士材治验）

辨析：痛甚于夜分，是阴分病。脉沉数，是坚血瘀热蓄积，非大下之不可。宜桃核承气汤。此以症辨病位病性为主，脉辨病性为辅。

（三）水肿

【案例1】自腰以下浮肿，面目亦肿，喘急欲死，不能伏枕，大便溏泄，小便短少，脉沉而大。（《本草纲目》草部卷十四李时珍治案）

辨析：脉沉主水，大主虚。宜千金神秘汤加麻黄。此以症辨病位，脉辨病性合参。

【案例2】目下如卧蚕，居七日肢体皆肿，不能转侧，二便不通，烦闷欲绝，脉沉且坚。（《续名医类案》卷十三肿胀之李士材治案）

辨析：症辨水肿，三焦壅实，脉沉坚是饮结，当逐其水。用疏凿饮子、五皮饮。此以症辨病位为主，脉辨病性合参。此以症定病位兼病性，脉定病性。

【案例3】先因饮食难化，月水不调，面目浮肿，月经不通，痰喘气急，手足厥冷，头面肢体肿胀，指按成窟。脉沉细，右寸犹甚。（《续名医类案》卷十三肿胀之薛立斋治案）

辨析：先饮食难化，后经水不调，此水分也。症辨为水肿，肺脾肾之病。脉沉细，此脾肺虚冷，不能通调水道，下输膀胱。金匮加减肾气丸合六君子汤加木香、肉桂、炮姜。此以症辨病位病性，脉辨病位病性合参。

【案例4】先气喘而后腹胀，面浮腿肿，纳谷无多，小溲短少，脉来右关沉弱，右寸细弦。(《丁甘仁医案》卷五肿胀治案)

辨析：先喘后胀治在肺，先胀后喘治在脾。因脾虚气弱，中无砥柱，湿痰阻肺，清肃无权，当脾肺兼治。脉来右关沉弱，右寸细弦，纳谷无多，小溲短少，肺脾同病已著。宜吉林参须、北沙参、连皮苓、冬瓜皮、地肤子、汉防己、炙鸡内金、甜川贝、甜杏仁、瓜蒌皮、薄橘红、鲜竹茹、紫苏子。此以症辨病位病性，脉辨病位病性合参。

【案例5】着枕咳呛，身体卧着即上气不下，必下冲上逆，形寒畏风，脉沉弦。(《叶天士医案精华》痰饮治案)

辨析：昔肥今瘦为饮。仲景云脉沉而弦是为饮家。外饮治脾、内饮治肾。宜桂苓甘术汤、熟附都气丸加胡桃仁。此以脉辨病位病性为主，症辨病性为辅。

(四) 痰饮

【案例1】心脐上结硬如斗，按之如石，两手、寸关皆沉。(《续名医类案》卷十六痰之张子和治案)

辨析：症辨为实，位在上焦，脉沉非寒痰而何？以瓜蒂散吐之。此以症辨病位病性，脉辨病位病性合参。

【案例2】形肥体虚，面色鲜明，呕逆痰水，咳喘不得卧，暮夜尤甚，小水不利，脉沉弦。(《临证指南医案》卷五痰饮治验)

辨析：脉沉弦主痰饮内聚，清阳不得伸。仲景谓饮家而咳，当治其饮，不当治其咳。宜桂枝、半夏、茯苓、泽泻、杏仁、干姜、五味子、细辛。此以症辨病位病性为主，脉辨病位病性为辅。

【案例3】咳而微喘，身痛头眩晕，饮食渐减，肢体软弱，心中动悸，身眴动，手足搐搦，粒米不进，心跳神愈，卧不能起，面色白而微黄，舌苔薄白而润有水气，脉沉。(《续名医类案》张景岳治案)

辨析：此极重水气病也。脉沉主气沉而郁。心下有水气，干呕发热而咳。咳而微喘，发热不渴。其人仍发热，心下悸，头眩身眴动，振振欲擗地者，皆水病也。真武汤加细辛。此以症定病位兼病性，脉定病性。

(五) 小便不通

【案例】小便不通，气高而喘，因怒而起，脉沉结。(《丹溪心法》治验)

辨析：六脉见结，此气滞也。脉沉乃气郁，宜枳壳八钱、生姜五片，急火煎服，行气散结治之而愈。此以症定病位，脉定病性。

（六）发热

【案例】病发热恶风而自汗，作伤寒治发表，退热益增。脉阴阳俱沉细，且微数。(《名医类案》卷二内伤之项彦章治案)

辨析：脉沉，里病也。微数者，五性之火内煽也。气不属者，中气虚也，是名内伤。《经》曰：损者温之。疑似桂枝汤证，然脉当浮缓，今沉细且又无头痛，内伤何疑。宜补中益气之剂主之。此以症定病位，脉定病性。

（七）胀满

【案例】中满气喘，脉沉而滑，痰候也。(《名医类案》卷三喘之程明佑治案)

辨析：病得痰滞经络脏腑，痞寒生膜胀，以滚痰丸涌吐痰涎，合参苓平胃散和胃。此以症定病位，脉定病性。

（八）反胃

【案例】病反胃，每隔夜食饮，至明日中反皆出，不消化，脉在沉且甚微而弱。(《名医类案》卷四呕吐之滑伯仁治案)

辨析：吐证有三，气、积、寒也。上焦吐者从于气，中焦吐者从于积，下焦从于寒。脉沉而迟，朝食暮吐，暮食朝吐，小溲利，大便秘，为下焦吐也。法当通其秘，温其寒，复以中焦药和之。以吴茱萸、茴香、丁香、肉桂、半夏散下焦之寒。此以症定病位，脉定病性。

（九）痞证

【案例】身材肥盛，得痞满症，两胁气攻胸中，饱闷不能卧，欲成胀满症，两手关前缘浮洪而弦涩，两关后脉皆沉伏。(《名医类案》卷三痞满之虞抟治案)

辨析：此膈上有稠痰，脾土之气敦阜，肝木郁而不伸，当用吐法，木郁达之之理也。宜平胃散加半夏、青皮、茯苓、川芎、龙胆、香附、柴胡、黄连、瓜蒌仁。此以症定病位，脉定病性兼病位。

（十）痿证

【案例】病脚膝痿弱，脐下尻臀皆冷，阴汗臊臭，精滑不固，脉沉数有力。(《名医类案》卷四痞满之虞抟治案)

辨析：脉沉主里，肝肾之脉，数主热。滋肾丸以泻命门相火。此以症定病位，脉定病性。

（十一）紫斑

【案例】每于梳头后胸乳间发紫斑，脉皆沉象，两关按之，则左弦数，

右滑数。(《仿寓意草》治案)

辨析：此脾气也，而兼乎肝。左沉弦而数者，肝气郁而肝阴亏也；右沉滑而数者，脾气郁而湿热不宜也。宜熟地黄、山药、柴胡、陈皮、甘草、当归。此以症定病位，脉定病性兼病位。

(十二) 食积

【案例】胸膈胀满饮食不思，精神馁惰，面目瘦削，脉六部沉数，右关坚欲搏指。(《醉花窗医案》气郁胁痛治案)

辨析：症辨为胃脘病。脉沉数而坚，是积滞有余之症。急下之，则舒畅。此以症定病位，脉定病性兼病位。

(十三) 泄泻

【案例】呕恶，膨胀，食少，痰多，大便溏泄，精神疲倦，右关细软，尺部沉弱。(《问斋医案》泄泻治验)

辨析：脉证相合辨为元阳不足，命门火衰，不能生土，宜六君子加熟附子、益智仁、石菖蒲，兼进附子理中汤。此以症定病位兼病性，脉定病性兼病位。

(十四) 咳嗽

【案例】患咳嗽证，春夏晏然，交秋则发，至冬更甚，咳呛而不能着枕，其脉沉数。(《丁甘仁医案》咳嗽治案)

辨析：系郁热不舒之故。人身之气血，一有闭塞则凝滞而变为热矣。热欲出而寒欲入，邪则乘间以进。时当春夏，肌肤疏而热易外宣；时届秋冬，腠理密而热难外达。所以春夏安而秋冬发也。脉沉数是有郁热也，治宜通其内郁之热，散其外入之寒。予生大黄、当归、川贝母、薄荷、荆芥、黄芩、桔梗、天花粉、白术、生甘草、陈皮、建曲。此以症定病位，脉定病性。

(十五) 不寐

【案例】烦躁发热，肌体骨立，目不得瞑，肝脉独沉而数。(《医宗必读》李中梓治案)

辨析：症辨为热，脉沉数是为郁热，此怒火久伏而木郁，宜达。予柴胡、白芍、牡丹皮、栀子、甘草、桂枝。此以症定病位兼病性，脉定病性兼病位。

(十六) 黄疸

【案例】小便色黄，身目如金，远看黄中似有灰黑之色，胸腹满闷，身重难移，饮食日减，右关脉沉细无力。(《湖岳村叟医案》黄疸门治案)

辨析：症辨黄疸，色晦暗，脉沉细无力是伤脾土，乃阴黄之证。治宜温中健脾，兼利小水。予白术、炙甘草、肉桂、炮姜、茯苓、山药、苍术、陈皮、茵陈、砂仁、车前子。此以症定病位兼病性，脉定病性。

（十七）寒疝

【案例】小儿腹痛发热，夜则痛热尤甚，面洁白微有青气，验其囊则两睾丸无有，脉沉紧。（《续名医类案》卷二十疝气之魏玉横治案）

辨析：痛则少腹睾丸藏缩，此疝痛也，脉沉紧辨为寒湿痰气之郁。宜生地黄、甘草、枸杞子、沙参、麦冬、川楝子、薏苡仁。此以症定病位兼病性，脉定病性。

（十八）喘证

【案例】喘而气逆不得平卧，咳且呕逆，胸腹闷胀，怔忡，下肢浮肿，小便不利，脉沉弦。（《问斋医案》喘证治验）

辨析：此肺肾俱病作喘。脉沉弦是为内有痰饮。肾水因虚不能气化，上泛迫肺，治宜温肾运脾，宣降肺气。宜真武汤：白术、茯苓、白芍、附子、干姜、葶苈子、黑枣。此以症定病位兼病性，脉定病性。

（十九）肥胖

【案例】体型肥胖，是为虚胖，脉沉缓。（验案）

辨析：脉沉为在气郁，缓为脾脉，此脾虚湿盛肥胖。肥胖者，多痰湿，反之痰湿多却不一定肥胖。治当运脾化湿。赤小豆50g，海藻20g，山药20g，苍术15g。此以症定病位，脉定病性。

（二十）嗜睡

【案例】身热嗜卧，错语神昏，旬日不进食，脉沉无力。（《问斋医案》治验）

辨析：症辨有热，脉沉无力为虚寒，此少阴寒化证。脉沉、嗜卧，即《伤寒论》中少阴病提纲所云，"脉沉细，但欲寐"也。身热系阳虚而浮发热，附子理中汤主之。此以症定病位，脉定病性。

（二十一）狂证

【案例1】终日嬉笑怒骂，高歌狂喊，力能逾垣走游街市，时吐痰，神识稍清，脉沉滑实。（《问斋医案》治验）

辨析：症辨为痰迷心窍。脉沉滑实，是痰久则坚而难出。时吐痰者，当用吐法以顺其势。将鲜桃叶一二斤捣汁，和水灌之，用鸡羽探吐，吐出坚痰。后以甘凉清热，化痰潜阳药清理。此以症定病位兼病性，脉定病性。

【案例2】狂歌痛哭，裸裎妄骂，脉沉坚而结。(《古今医案按》卷六癫狂之倪维德治案）

辨析：此得之忧愤沉郁。食与痰交积胸中，涌之，皆积痰裹血。此以症定病位，脉定病性。

【案例3】伤寒证，误过服热药，汗出如油，喘声如雷，昼夜不寐，凡数日或时惊悸发狂，口中气自外出，六脉沉无力。(《名医类案》卷一伤寒之郭雍治案）

辨析：有似元气欲脱之象，夫阳动阴静，观其不得安卧，气自外出，乃阳证也，人倦则脉无力耳，汗出喘而不寐，果是元虚欲脱之象，不能数日之后反见惊悸发狂之症也。宜用黄连解毒汤。此以症定病位兼病性，脉定病性。

第三节　伏脉

一、脉象辨识

"重手推筋按骨始得，甚则伏而不见。"

二、脉象体悟

伏者，潜藏伏匿之意。伏脉乃言其脉位沉潜，故需下指重按，推筋着骨，方能摸到脉管在深处隐约地跳动。浮、中、沉三部均无脉可寻，必重按推筋至骨始得之者为伏脉（图14）。伏脉除脉位的特点外，对脉体、脉率、脉力等无特异限定。

伏脉出现的部位比沉脉更深，必须"推筋着骨"才能诊得。沉脉的诊法，是以比中取稍大的力量按切之，所得的脉象为沉脉，伏脉必须深按至骨

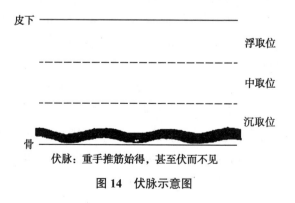

图 14　伏脉示意图

才能诊察出来。

牢脉主要以其脉形而言，虽位居沉部，但以脉形弦长实大为其特征，与其在沉部出现的浅深程度没有关系。

伏脉一般很少见于正常人。伏脉常见于阴证、寒证和虚证。

伏脉多兼微弱无力的特点，所以多属病理现象。

三、脉理与主病

造成脉伏的病因病机大体与沉脉相同。所不同的是伏脉比沉脉更为严重而已。因虚者更虚，多至阴、阳之虚甚至衰亡的地步者；因于实者，则邪实更甚，导致脉络营卫气血阻隔闭塞之候。

《诊宗三昧》认为："凡气郁血结，久痛及疝瘕留饮，水气宿食，霍乱吐利等脉，每多沉伏，皆经脉阻滞，营卫不通之故。"此因于邪实阻闭，卫气潜藏之故，脉多伏而有力。因于寒者，寒盛则气血凝泣，气机闭郁，气血不得外达以击血脉而脉伏。其伏，当兼弦紧拘急之象，症见恶寒肢冷身痛等。因于火热郁伏者，火热亢极，气机闭塞，气血不得外达，致脉伏。此热深厥亦深，火邪内郁，阳极似阴。多兼数，有汗则解。

如果暴受惊恐或剧痛，筋脉拘急，致脉络阻滞，卫阳沉潜，脉来亦可见脉沉伏。此"痛极脉必伏"。

因邪气阻遏，正邪交争而作战汗者亦可见脉伏。战汗欲作，先凛凛寒战，唇甲青紫，肢冷脉伏，继而身热汗出。故《伤寒论》"太阳病未解，脉阴阳俱停，必先振栗，汗出而解"。

因于虚者，多系阳气虚衰而生内寒，无力推荡营卫气血外达，血脉壅闭致脉伏。此伏，当细而无力，伴肢厥、倦卧、腰脐冷痛等，此属虚寒证。如霍乱吐泻暴急，阴液大伤，每致阴竭阳脱而脉伏。

脑中风者，猝然中风，不省人事，目闭口开而手撒遗尿，亦可见之脉伏。此脑窍因血阻滞，心神不得使，营卫不行，脉络失充而见脉伏而微弱。

临床上水肿病人严重者脉多伏。症见全身皆水肿，下肢尤甚，按之凹陷，遍体肌肉轻微颤抖。头昏，畏寒，不欲食，神疲倦卧，四肢清冷，声低气短。面色青暗无泽，舌淡，体胖，有齿痕，苔薄白，脉伏。此为少阴证经闭，阳虚水肿，法宜通阳渗湿，暖肾温中，以茯苓四逆汤或真武汤加减治之。

伏脉以有力无力论虚实。有力为实，为火闭、寒闭或为气闭。火闭而伏脉兼数；寒闭而伏脉兼迟；痰闭而伏脉兼滑；气闭而伏脉兼涩。无力属虚为阳气衰败，癥积后期气血损耗，元气衰弱，脉多沉伏细微。盖沉本五脏之脉，如到伏之地位，总是脏气过衰。如《脉经》说："心衰则伏。"宜用附子汤壮心阳，通脉道。心肾过衰，肝阳偏亢者，突然昏倒，水不济火，造成脑出血瘫痪症，脉多沉伏。吐泻后，津伤气郁等均可见伏。属虚者，其必伏而无力。

一患者全身皆水肿，下肢尤甚，按之凹陷，遍体肌肉轻微颤抖。头昏、畏寒，不欲食，神疲倦卧，四肢清冷，声低气短。面色青暗无泽，舌淡、体胖、有齿痕，苔薄白，脉伏。此为少阴证经闭，阳虚水肿，法宜通阳渗湿，暖肾温中，以茯苓四逆汤加味主之。服两剂后，肿胀明显好转，颤抖停止。原方以炮姜易干姜，加血余炭30g，月余病愈。

总之，伏脉为血脉伏于肌肉深部之象。主气血衰微欲绝或实邪郁滞阻闭脉道。

四、症脉辨治案例

（一）伤寒

【案例1】头疼，身温，烦躁，指末背冷，胸中满，恶心，六脉沉伏不见，深按至骨，则弱紧有力。（《名医类案》卷一伤寒之王海藏治案）

辨析：脉沉为阴，然阴证无头痛，此阴中伏阳也。若用热药以助之，则为阴所隔绝，不能导引真阳，反生客热，用冷药，则所伏真火，愈见销烁，须用破散阴气，导达真火之药，使火升水降，然后得汗而解。此以症定病位兼病性，脉定病性。

【案例2】病伤寒十余日，身热而人却静，两颧赤如火似戴阳，舌苔滑，两手脉尽伏，三部举按皆无。（《名医类案》卷一伤寒之吕沧洲治案）

辨析：病已十余日，言语却不乱，不似阴证多言语乱。脉沉伏是气郁，且兼身热，此血为邪热所搏，郁遏在里，必发斑，白虎加人参汤主之。此以症定病位兼病性，脉定病性。

（二）痛证

【案例1】因食，致患腹痛，痛处可按，不大便数日，视舌苔黄中心焦燥，脉沉伏。（《程杏轩医案》治验）

辨析：痛剧脉伏，此理之常。今痛满拒按，舌黄焦燥，下证悉具，宜大承气汤，用玄明粉代芒硝，加山楂曲。此以症定病位兼病性，脉定病性。

【案例2】暑月患腹痛作恶，目不见物，耳不闻声，脉皆沉伏。（《归砚录》治验）

辨析：脉沉伏是为邪闭，邪夹秽浊，闭塞气道。必须芳香解秽，宣通气机。香豆豉、藿香梗、冬桑叶、象贝母、杏仁、广陈皮、川通草、鲜佩兰、佛手露。此以症定病位，脉定病性。

【案例3】时值夏月，过食瓜果，大泻不止，中脘大痛，烦渴引饮，脉右关寸俱沉伏。(《续名医类案》饮食伤之张三锡治验)

辨析：脉沉伏是邪滞，作停冷治。宜香砂六君子汤加炮姜、厚朴。此以症定病位，脉定病性兼病位。

【案例4】小腹有块作痛，作死血治不应，六脉沉伏，两尺脉绝无。(《名医类案》卷六腹痛之虞恒德治案)

辨析：死血脉必短涩，两尺绝无而断为结粪。此结粪在下焦作痛，宜枳实导滞丸。此以症定病位兼病性，脉定病性。

【案例5】腹大痛，昼夜不止，面青黑色，脉沉伏而实。(《名医类案》卷六腹痛之李东垣治案)

辨析：青黑为寒，脉沉伏而实是寒闭，此大寒证，及下焦有燥屎作痛。先与丁附治中汤。又灸气海穴二十一壮，继以巴豆、沉香、木香作丸服。此以症定病位兼病性，脉定病性。

【案例6】忧郁而病，腹满身痛，转侧不安。他医投补剂，转增剧。脉多伏，唯肝部沉坚而涩，且三二至辄一息。(《醉花窗医案》肝郁气逆治验)

辨析：脉沉伏坚，且结而涩是气郁而络阻，病为肝郁，宜苏子降气汤合左金丸进。此以症定病位，脉定病性兼病位。

（三）厥证

【案例1】素有痰饮证，发则胁肋大痛，或厥逆汗出，呕吐屡日，痰尽则痛吐自止，水饮不能下咽，六脉皆伏，推筋着骨皆无。(《素圃医案》卷四女病治验)

辨析：似属逆证，而声高音明，坐起如常，厥逆、汗出等症，此吐甚伤气，致脉全伏。当以温里为急，宜干姜、附子、人参、半夏、茯苓、吴茱萸。此以症定病位，脉定病性。

【案例2】卒中痰迷，便溺均遗，心窝微存一息，六脉均闭。(《许氏医案》治验)

辨析：症有七不论脉。此其痰闭之一也。受风寒痰闭，便溺俱遗，亦非五脏绝也。手未撒，发未直，面未如妆，汗未如珠，尚可挽回。宜以小续命汤、三生饮、再造丸合人参、全蝎等药，以扶正气、逐风化痰，行气活血。

以口闭药不下咽，用乌梅擦牙，竹箸启齿，小壶咽药。此以症定病位，脉定病性。

【案例3】肝气久郁，因怒猝然跌倒，气息全无，目上反，口鼻之间，呼吸气息全无，手足厥冷，脉来沉伏。（《诊余集》治验）

辨析：脉沉伏为气郁伏，症辨为气厥，此乃肝郁气秘，痰阻灵窍，药不得入。至宝丹、苏合香丸各一粒，用竹沥、姜汁、菖蒲汁、藜芦煎汁一杯，将诸汁和入灌之，以鸡羽三四支探喉，吐出白腻痰甚多，气息稍通。或用炒盐汤，用鸡羽探吐。肝厥、食厥、气厥等症，唯有吐为最速耳。此以症定病位，脉定病性。

【案例4】晨食，猝然脘中绞痛如刀刺，汗冷神昏，肢厥脉伏。（《诊余集》治验）

辨析：食阻贲门，不得入胃，阴阳之气，阻隔不通，清阳不能上升，浊阴不能下降，故挥霍缭乱，窒塞于中。用吐法，以通其阳。宜生莱菔子、藜芦、橘红炒盐，煎之，饮后以鸡羽探喉吐之，再以炒盐汤饮之。此以症定病位，脉定病性。

【案例5】大怒之后，即胸脘作痛，痛极则喜笑不能自禁止，笑极则厥，厥则人事不知，牙关拘紧，四肢逆冷，逾时而苏，日发十余次，苔薄腻，脉沉涩似伏。（《问斋医案》脘胁痛治验）

辨析：脉沉伏而涩是气郁而血络滞。此郁怒伤肝，足厥阴之逆气自下而上，累及手厥阴经，气闭则厥，不通则痛、气复返而苏。经所谓大怒则形气绝而血菀于上，使人薄厥是也。急拟疏通气机，以泄厥阴，止痛在是，止厥亦在是。川郁金、合欢皮、川楝子、延胡索、朱茯神、炙远志、青龙齿、沉香片、春砂仁、广陈皮、煅瓦楞、苏合香丸去壳，研末，开水冲化服。此以症定病位兼病性，脉定病性。

【案例6】夏间，忽然昏沉，手足如冰，爪甲青紫，舌謇囊缩，浑身战栗，六脉俱伏。（《续名医类案》卷一伤寒之喻嘉言治验）

辨析：时当炎夏，症辨厥证，属寒，脉伏是为邪郁。乃暑热伏入厥阴。投以石膏、知母、麦冬、竹叶、甘草，一剂而愈。古人谓暴病非热，久病非寒。且六脉已伏，故知内是真热，而外假寒，此火极似水之症。此以症定病位，脉定病性。

【案例7】恶寒战栗，四肢厥冷，腹中胀满，大便不行，继则人事不省，面青唇白，目直口开，全体俱厥，指甲青白，舌白微涩，脉厥气微。（《问斋

医案》治验）

辨析：诊既无脉，四肢厥直，体亦冻冷，胸间微暖，气息似绝，以手按口鼻，亦无气息动静，以鹅绒按鼻门，始见微动，断是假死。以手探其舌微涩，定是真热假寒之症。宜羚羊角、水牛角、莲心、竹沥、生大黄、木通、玄明粉、白芍、黄芩、石斛、茯神、琥珀。此以症定病位兼病性，脉定病性。

【案例8】因暴怒，忽然厥死。三昼夜不知人，浑身皆冷，目闭遗尿，六脉极沉而不断绝。（《医述》治验）

辨析：此非中风，乃中气也。且中风身温，中气身冷。经云：大怒则神气绝而血郁于上，使人薄厥。先以苏合香丸灌之，随用流气饮相继而服。此以症定病位，脉定病性。

（四）呕吐

【案例】忽得吐疾，胸膈痞痛，浆汁不入口，胸间高起，且闭不大便，六脉俱伏。（《丁甘仁医案》治验）

辨析：痞痛便闭是气滞，脉伏气郁也。宜苏子降气汤。此以症定病位兼病性，脉定病性。

（五）中风

【案例1】猝然口噤不语，目闭神昏，四肢强直，两手握拳，面色青白，肢清，脉伏。（《问斋医案》治验）

辨析：症辨为风，为寒。脉伏为痰郁。中虚受风，肝气犯中，中虚不胜其扰，至于猝然晕厥。鲜石菖蒲煎成半碗，用抱龙丸一粒，研细调灌，口既闭，乃用火刀开其齿，遂横以箸，取药灌之。苏后四君子加制首乌治之。此以症定病位兼病性，脉定病性。

【案例2】得暴疾如中风，口不能言，目不识人，四肢不举，脉两寸似有似无，两关尺竟无可寻。（秦景明先生医案）

辨析：此由气壅而然，非不足而沉脱也。从胸按之，即眉为之皱，更按脐腹，体为之举，若有不可痛忍之状，此为食中也。口不能言，目不识人，脉伏不见，皆由饮食填塞清道所致。四肢不举，即经所谓土太过令人四肢不举也。以生姜淡盐汤探吐之，涌出痰涎酸水数碗。三棱、莪术、枳实、槟榔、木香、陈皮、神曲、莱菔子煎服，分消中焦之气痞以行中道。此以症定病位，脉定病性兼病位。

（六）胀证

【案例】胸腹身面俱胀，六脉六部皆不出。（《续名医类案》卷十三肿胀

之王损庵治案）

辨析：症辨为肤胀属气滞，脉伏为气郁。宜紫苏、桔梗煎服取汗。此以症定病位，脉定病性。

（七）水肿

【案例】病肿，寅至午上半身肿，午至戌下半身肿，亥子丑三时上下肿尽消，唯阴肿，溺不得出，脉伏。（《续名医类案》卷十三肿胀之万密斋治案）

辨析：脉伏为邪闭气也，此肝肾病。肾者水脏也，亥子丑水旺之时也。肝属木肾之子也，木生于亥。子丑二时肝胆气行之时也。肝经之脉环阴器，当其气行之时，故阴肿而溺不得出也。水在人身，随气上下，午时以前气行于上，故上半身肿。午时以后气行于下，故下半身肿，此病源也。经曰：诸湿肿满，皆属于脾。宜五苓散合平胃散治之。此以症定病位兼病性，脉定病性。

（八）癥癖

【案例】冷茶冷饭，日日食之，腹渐大，时复呕吐，经闭三月，目黄肿，卧蚕带青色，脉浮按不现，重取乃得，沉伏而迟。（《问斋医案》治验）

辨析：脉证相合辨为冷饮结为癥癖，宜纯阳大破群阴，通脉四逆汤加生姜通阳散寒结。此以症定病位兼病性，脉定病性。

（九）伤食

【案例】食入即吐，腹胀腹痛，脉右关沉伏。（《续名医类案》卷二十八小儿科之薛立斋伤食治验）

辨析：症辨胃病气滞，右关沉伏是食积胃脘。宜醒脾消食。此以症定病位，脉定病性兼病位。

（十）暑病

【案例1】冒暑受寒，寒热，吐泻不得，身如刀刮而痛，脉细紧而伏。（《古今医案按》吴球治验）

辨析：症辨表有寒热。脉紧为寒，伏为气郁，此夏月伏阴，深中寒气，附子理中汤服乃愈。此以症定病位，脉定病性。

【案例2】暑热受风，发热极盛，肢厥，二便皆秘，遍体无汗，项背几几，体寒，脉伏。（《问斋医案》治验）

辨析：脉伏为邪郁，风袭太阳之表，暑湿热郁于里，宜开表通阳。予五苓散，煎沸汤一大碗饮之。此以症定病位兼病性，脉定病性。

【案例3】伤暑，服寒凉之药过多，变成痉厥，脉寸伏尺濡，两关左结

右滑无神。(《诊余举隅录》治验)

辨析：病盖得之伤暑而患积冷，中气既虚，复施以寒凉之剂，阳气被郁过甚，故变成痉厥。寸伏者，痰闭上焦也。尺濡者，伤暑之脉本然也。两关结滑者，惊则气结而积冷困脾也。宜高丽参、甜附片、郁金、茯苓、当归、干姜、桂枝尖、麝香。此以症定病位，脉定病性兼病位。

第四节　牢脉

一、脉象辨识

"位沉或伏，实大弦长，强劲不移，坚挺搏指，如弩弓弦。"

二、脉象体悟

牢脉之牢有两个意思，一是牢固之意。脉动搏指有力，状如弦缕，坚挺不移。

二是深藏之意。似沉似伏，沉是深，伏是藏，·深藏就在最底下，沉脉在肉下，伏脉贴骨壁。故牢脉在筋骨间，非重按不可得（图15）。

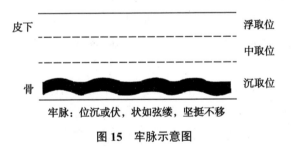

牢脉：位沉或伏，状如弦缕，坚挺不移

图15　牢脉示意图

《医家必读》说牢"兼弦长实大，四象合为一脉也，但于沉候取也"。系由沉、实、大、弦、长五种脉象复合组成。临床上可缩减为沉弦实大为四合脉。又每与沉弦脉相合。

故牢脉指下特征为：位沉或伏，脉搏指有力，状如弦缕，坚挺不移。

牢脉每与革脉相称，具有复合因素的脉象，它位置在沉分，具有实、大、弦、长的条件，脉体坚实，脉位又深故有坚牢之称。《脉学辑要》说："革者，浮紧无根之极，牢者沉坚有根之极，当以此辨之。"

然亦需注意，牢脉和革脉本身是复合脉象，在与其他脉象相提时有时非脉象之革、牢脉的意思。有医家认为将疾病过程中脉象发生变化和转变称为"革脉"。若疾病发生变化或转变，但脉象不发生变化，则为"牢脉"。如扁鹊说："病若吐血而复鼽衄者，脉当得沉细，而反浮大牢者死。"这里所说的"浮大牢"，是说"浮大"之脉没有发生变化和转变，即当变为"沉细"之脉但没有变为"沉细"之脉。此自当注意之。

三、脉理与主病

牢脉是在极沉的部位出现，它主阴寒坚积，属于邪气有余的病症。形成牢脉的原因与伏脉近似，但偏于实证者。多系五脏阳气衰微，阴寒坚积内盛，阴寒内积，使其阳气沉潜于下，固结不移，搏击血脉，致脉弦长实大而搏指。寒邪郁久，积聚不化而成癥疝、癖瘕一类的痼疾。

若气塞、积热、顽痰、食积、瘀血等邪气，滞塞气机，使气血不得外达而脉沉，正气与邪相搏而见弦长实大有余之象。临床也确有一些见牢脉的病人，并非皆属虚寒之证。

牢脉主实，有气血之分。癥积有形痞块，是实在血分，瘕聚无形痞结，是实在气分。

若牢而过于坚搏，毫无和缓之象，乃胃气不绝。如肾之真脏脉，即按之如弹石，辟辟然，即属石但无胃之真脏脉。

凡失血阴亏之人反见牢脉，是正虚邪盛不胜邪，脉无胃气的表现，为真脏脉，预后不良。

胀满水肿甚者见牢脉，是阳虚寒饮积甚，以温阳化浊为主。

高血压、动脉硬化症患者，多见牢脉，因脉管硬化收缩，所以按之沉弦大而长，有坚硬不移之象。同时心肾萎缩病人，亦见牢脉。治牢脉之病，总以温阳为主。

临床上如见胸腹胀满，气逆攻冲，呃逆嗳气，右胁胀痛，神疲乏力，左脉牢涩，右脉弦长。左脉牢主肝气郁积，涩为气滞血瘀，弦长之脉出现于右手脉位，说明木旺克土，证为肝郁脾虚，气滞血瘀，癥积为患。

牢兼数者积热须兼泄其郁热；牢而兼迟者痛冷须兼温其沉寒；两关牢甚，积在中焦胃肠，攻泄可治。

左寸脉牢伏梁为病；右寸脉牢息贲可定；左关脉牢肝家血积；右关脉牢阴寒痞癖；左尺得牢奔豚为患；右尺得牢病瘕痛甚。总主内积、气结、血瘀等症。

总之，牢脉为阴寒内盛，气机凝滞之象。主阴寒凝结，腹痛积聚等症。

四、症脉辨治案例

（一）发热

【案例】夜间发热，早晨退，五心烦热，无休止时。脉数，伏而且牢，浮取全不应。（《古今医案按》卷二虞恒德治案）

辨析：症辨为热，病在阴分。脉沉伏而牢是气郁遏，数为有热。此热郁阳遏，宜升阳散火，与东垣升阳散火汤。此以症定病位兼病性，脉定病性。

（二）痛证

【案例】入夜脘痛，诸药不效，脉弦涩而牢。（《王旭高临证医案》治验）

辨析：入夜脘痛是病在阴分，脉弦涩而牢，此瘀血阻气，徒调肝胃无益。失笑散加桃红、当归、木香、陈皮。此以症定病位兼病性，脉定病性。

（三）疝癖

【案例】脐下小腹积如鸡卵，日见其大，虽能左右移动，仍不离小腹部位，脉沉弦而牢。（《王旭高临证医案》卷三）

辨析：脉沉弦而牢是阴寒实结。《黄帝内经》有石瘕、石水之证，多属阳气不布，水道阻塞。少腹有块坚硬者为石瘕，水气上攻而腹满者为石水。此症初起小便不利，今反小便不禁，而腹渐胀满，是石水之象。考古石水治法，不越通阳利水，浅则治膀胱，深则治肾，久则治脾。云茯苓、生白术、炒白芍、熟附子、大生姜、甘遂末。此以症定病位，脉定病性。

（四）痰饮

【案例】素有痰饮，痰涌喉间，气不得出入其间而发晕仆，脉沉而牢。（《续名医类案》傅青主治案）

辨析：脉沉牢是邪闭，症辨为痰厥。令捣蒜汁灌之，吐痰数升而苏。此以症定病位，脉定病性。

第五节　长脉

一、脉象辨识

"端直而长，长度三关。"

二、脉象体悟

长脉是对脉体长短而言，系脉管搏动的范围超过本位的状态（图16）。若仅上部脉长，名之曰溢，若仅下部脉长，名之曰覆。

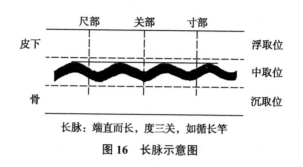

长脉：端直而长，度三关，如循长竿

图16　长脉示意图

过于本位脉曰长，因此对"本位"的理解是关键，历代对此也有所争议。一般认为本位应是整个寸口脉，即上过于寸，下过于尺，中间关部居寸尺之间，上则为寸，下则为尺，无所谓过于本位，所以关脉无长。但《诊家正眼》等认为可独见于关部，如从寸关尺三部分候脏腑论出发似有此可能。寸口脉桡动脉是上下连续不断的，一般不会出现脉体本身长短的变化，之所以会出现脉长短的脉象是因为指下脉动的感觉。所以关脉如出现脉长一般就是寸和尺脉极沉弱，在指下感觉搏动不明显，只有关部搏动明显。这又是短脉的定义。故一般以三部总的部位而言。

三、脉理及主病

长脉是气血旺盛、营卫充盈和调的脉象。病中出现长脉，是向愈之象。如《伤寒论》："太阴中风，四肢烦疼，阳微阴涩而长者，为欲愈。"

长脉属于平肝脉，其脉来必长而和缓，如寻长竿末梢，这是阴阳调平，血脉通畅的正常脉象。如《素问·平人气象论》："平肝脉来，耎弱招招，如揭长竿末梢，曰肝平。"

若因气逆、热盛、痰涩、肝亢使营卫偏盛，气因火鼓动，血流加速，脉道充实皆可使脉动超过寸尺，其势硬满，形成长竿之状，此为病脉之长。

长脉有平脉和病脉之分，长而柔软徐缓自若者平，长而紧张而硬失柔和之性者为病，则为病脉，多为有余之象。如《濒湖脉学》说："长脉不小不大，迢迢自若，如揭长竿末梢，为平；如引绳、如循长竿为病。"

1. 常脉　脉来和缓从容而长，乃营卫充盈、气血昌盛之象。故《黄帝内经》曰："长则气治。"治即正常之义。

春脉可长，以春为阳气升发之时，气张而脉长。肝应于春时，其政舒启，肝之常脉可长。长而和缓，即含春生之气，而为健旺之征。

2. 病脉　病理情况下出现的所谓长脉都是长脉兼有其他脉象。病而见长，当长而搏指有力。因于营卫奔冲亢盛，鼓荡血液充脉而脉长，反映阳热炽盛，属于有余的疾病。

（1）主肝气：兼弦。弦为肝脉，长脉亦属于肝脉，长脉与弦脉每多相兼，体类似而理同。故脉长而弦病在肝。肝气亢逆，营卫气血随之而涌，则脉来搏坚而长。其症可见头晕、头痛、耳鸣、目眩、胁下胀痛，甚或动风、眩仆等。

（2）阳热热盛：兼洪。阳热盛则激荡气血，搏击于脉而脉长。

阳热的形成，可由于六气化火，五志化火，以及气血痰食蕴久化热。虽脉皆长而亢盛，但由于致病因素不同，其症有别，临床根据兼脉兼浮、兼滑、兼热须分辨。

长而兼浮者邪盛在外，长而硬满即为火亢；长而兼实为热邪壅滞，长而洪大为阳明热盛，长而兼滑多为酒食所伤，长而弦紧多为肝病或主腹痛。老年人脉多长而弦，按之觉硬，如按葛藤为动脉硬化。

（3）阴证见长脉：常兼和缓之脉。阴证渐见脉长，乃正气来复，阴证转阳向愈之征。如《伤寒论》："太阴中风，四肢烦疼，阳微阴涩而长者，为欲愈。"长为阳脉，乃气血旺盛之象，故欲愈。

总之，长脉为气血有余之象。主肝病和热证。

四、症脉辨治案例

（一）血证

【案例】吐血，屡次反复。病将发时，觉胃中气化不通，满闷发热，大便滞塞，旋即吐血，兼咳嗽多吐痰涎。脉左部弦长，右部长而兼硬，一息五至。（《医学衷中参西录》血病门张锡纯治案）

辨析：此证当系肝火夹冲胃之气上冲，血亦随之上逆，又兼失血久而阴分亏也。为其肝火炽盛，是以左脉弦长；为其肝火夹冲胃之气上冲，是以右脉长而兼硬；为其失血久而真阴亏损，是以其脉既弦硬（弦硬即有阴亏之象）而又兼数也。宜泻肝降胃，滋真阴。生赭石、玄参、大生地、生怀山药、瓜蒌仁、生杭芍、龙胆、川贝母、甘草、三七。此以症定病位兼病性，脉定病性兼病位。

（二）伤寒

【案例】伤寒，喘而胸满，身热头痛，腰脊强，鼻干不得卧，脉浮而长。（《名医类案》伤寒之许叔微治验）

辨析：浮者太阳病，长者阳明病，脉浮而长，此太阳阳明合病。仲景法中：下利者葛根，不下利呕逆者，加半夏，喘而胸满者，麻黄汤也。治以麻黄汤得解。此以症定病位兼病性，脉定病性。

（三）惊恐

【案例】患疾心惊，如畏人捕之。闻脂粉气，即便遗泄。昼夜坐卧，常欲人拥护方安。甫交睫，即阳气不固。饮食倍常，酬应不倦。六脉俱长，三部九候，往来有力，两手寸尺特盛，至数迟数不愆期。（《名医类案》王中阳治案）

辨析：饮食倍常，酬应不倦，非虚可知。脉长而数有力是痰毒之邪，流注为患，宜滚痰丸治之。此以症定病位兼病性，脉定病性兼病位。

（四）痛证

【案例1】心腹冷痛，遂吐出宿汁不已，又吐清涎如鸡蛋清之状，六脉弦细而长。（《名医类案》王中阳治案）

辨析：虚症无长脉，此痰饮为患，滚痰丸涌吐之，后以茯苓半夏汤调理。此以症定病位兼病性，脉定病性。

【案例2】腹痛欲厥，便秘不饥，口苦而渴，脉弦数左长。（《回春录》治验）

辨析：症辨属热，病在肝，脉弦长而数是为痰热。因愤怒而肝阳勃升也。与雪羹、栀子、川楝实、旋覆花、绛屑、延胡索、牡丹皮、竹茹、贝母，调下左金丸。此以症定病位兼病性，脉定病性兼病位。

（五）呕哕

【案例】病哕十余日，以附子、丁香等剂疗之，益甚。切其脉，阳明大而长，右脉之阳数而躁。（《古今医案按》吕元膺治验）

辨析：症辨非阳虚有寒。脉长大而数是胃热而致，饮以竹茹汤。此以症定病位，脉定病性。

（六）伤食

【案例】多食瓜果致伤脾胃，食后渐觉恶心，久之，则觉有气自下上

冲，即将饮食吐出，身体羸弱，脉弦长，按之不实，左右皆然。(《医学衷中参西录》肠胃病治验)

辨析：本脾胃虚寒，食后恒易作泄泻，此则食不下行而作呕吐者，因其有冲气上冲，并迫其胃气上逆也。脉弦长而虚是胃虚木旺，当以温补脾胃之药为主，而以降胃镇冲之药辅之，旋覆代赭汤合理中汤主之。此以症定病位兼病性，脉定病性。

第六节　短脉

一、脉象辨识

"脉体短如米粒，不能满部。"

二、脉象体悟

短脉之短包括脉搏搏动时间的短暂和脉体的短(图17)。

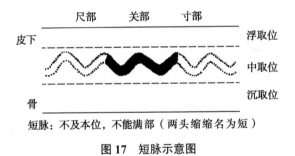

短脉：不及本位，不能满部(两头缩缩名为短)

图17　短脉示意图

"应指而回"是脉搏短促，如蜻蜓点水，搏动的时间短促。

而对于"不能满部"则有较大的争议。

《黄帝内经》言"短则气病"是言其病机。《脉经》云短脉"应指而回，不能满部"，《濒湖脉学》云"短脉，不及本位"。后世多以"不及本位"论之，不及本位是脉搏不到位，当寸不及寸，当关不及关，该尺不及尺。但对于短的标准"不及本位"的说法也有很多。一是指短脉不及本位在于寸尺，不在关位。二是短脉不及本位，见于三部，即寸关尺三部俱短。三是短脉不及本位，关浮寸尺沉。可见，许多医家都认为关部脉不会出现短脉。但也有医家认为关脉可见短，且浮中沉候均可得之。

短脉的短实质来讲并不是脉体的短，只是指下的脉感而已，即脉势的短或者说是脉气的短。桡动脉分成寸、关、尺脉三份，关脉在中。根据脉气一以贯之的特点，短脉寸关尺三部脉力差异明显：关部脉动常较明显，寸、尺二部脉不足，不能满部或模糊不清，或寸部搏动明显，关尺脉不足，不能满部或模糊不清，或单尺部搏动明显，寸关部不足，不能满部或模糊不清。

短脉在时为秋，在人为肺，肺应秋金，秋季之气收敛，人体应之蓄缩，脉当见短。其短中自有和缓之象，是谓平脉。

三、脉理及主病

短脉出现的原理是营卫阳气不足或受遏阻，鼓动脉管之力不能均匀，导致三部脉搏起强弱不一。

痰食积滞，或脏腑气郁血瘀，阻滞脉道，营卫脉气郁郁不伸，可使血气通过脉管时，中间突起而浮大，故见脉体短缩，也见脏腑气虚不足，血行鼓动无力，力到时则突起而浮，力竭时则塌下，脉来涩细而沉。

1. 常脉 秋之常脉浮而短涩。肺与秋相应、肺之平脉亦浮而短涩。秋气敛肃，人亦应之，营卫之阳气应时开始内敛，不能充分充盈鼓荡血脉，故脉见短。此乃平脉。

2. 病脉 短为气病。短而有力为气郁，短而无力为气虚。《素问·脉要精微论》曰："短则气病。"气病不能帅血而行，充盈鼓荡于血脉，致两头短细而为短脉。所谓气病，包括气虚与气郁两类。

（1）气虚

1）气虚不足：气虚者，既无力鼓荡血脉，又无力帅血以充盈血脉，致使脉道涩滞，血行迟缓，于是脉动无力，故脉短。其短，乃因虚所致，故必短而无力。

2）血虚：短脉就心脏每搏排血量少而言是血管的血液充盈不足造成的。在出现结代脉时，歇止前的一次脉搏大多数是短脉。多气血两虚证。

（2）气壅郁滞：导致气郁的原因，可因七情所伤，亦可因于痰饮、食积、瘀血、火郁等邪气塞遏，阻滞气机，可致脉短，其短，乃因邪实气郁所作，必短而有力，兼有不肯宁静之感。

由于短脉多为营卫气血虚弱或壅滞而成，故其多见于心肺脾胃之病。如心虚则心悸心痛，脉短涩不利。痰气食积于胃脘则见脉短涩促结之状。

浮短多为血涩，沉短多是胸中痞满。寸短多是阳虚，尺短多是阴虚。凡吐血失血者，寸脉多见短；下血者，尺脉见短。气血痰食郁结，脉多见关上短而有力，尺寸几乎不见。

寸上见短而有力，多胸憋胀痛乃为瘀阻上焦；少腹胀痛，脉多见尺短，亦为瘀阻奇经。短而实滑者多为宿食，短而滑数者多伤于酒。

总之，短脉为气血不足之象。主气虚不足或气壅等症。

四、症脉辨治案例

（一）暑证

【案例】盛暑洞泄，厥逆恶寒，胃脘当心而痛，自腹引胁，转为滞下，呕哕不食。脉微短沉弱，不应呼吸。（《名医类案》卷六心脾痛之滑伯仁治验）

辨析：脉短沉弱是为阳虚，脉证相合是阴寒极矣。宜姜附温剂。此以症定病位，脉定病性。

（二）痛证

【案例】胃痛延至痛引背胁，脉短涩。（《类证治裁》心胃痛脉案）

辨析：脉短为宿食，涩为气中血滞。相引而痛是络有滞而不通。宜延胡索、五灵脂（酒炒）、当归、红曲、降真香末。此以症定病位，脉定病性。

（三）胀证

【案例】小腹瘕聚，左胁撑痛，上攻胸背，大小便不通，胀闷欲绝，汤饮不下，兼发寒热，脉短涩。（《类证治裁》腹痛脉案）

辨析：症辨为气滞，脉短涩是气血滞。宜先导其瘀滞，古云痛则不通。枳壳、桃仁、厚朴、青皮（炒）、延胡索（酒炒）、当归尾、苏梗、郁李仁、沉香（磨汁）。此以症定病位兼病性，脉定病性。

第七节　虚脉

一、脉象辨识

"按之不鼓，举按均无力。"

二、脉象体悟

辨别虚脉，总以虚大而软为要点。无论中取、重按，都是软弱无力的（图18）。

《脉经》对虚脉的解释是："迟大而软，按之不足，隐指豁豁然空。"后世基本上延续了这种说法，认为虚脉是迟、大、空、软等脉的复合脉。

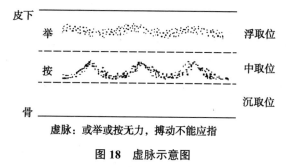

虚脉：或举或按无力，搏动不能应指

图 18　虚脉示意图

《黄帝内经》却把虚脉和脉浮大对应而言，如《素问·示从容论》："脉浮大虚者，是脾气之外绝。"虚不具备浮、大的特点。《金匮要略·血痹虚劳病脉证并治》："夫男子平人，脉大为劳，极虚亦为劳。"将虚与大对举并论，则知虚未必大。则虚脉剩下的特点就是虚软，按之指下隐隐有空虚感。至于浮否、迟否、大否，都不是虚脉本身固有的要素。

近代大体是以脉来有力无力辨脉之虚实的，如说"三部脉举按皆无力，按之空虚"，以脉来无力为虚脉。则其他病脉如迟而无力，数而无力皆可谓兼虚。按之不足者，不足为虚，虚脉是脉管的紧张力弱，脉管内的血液充实度不足的状态，虚软之谓，非无力之词。

对于"按之不足，隐指豁豁然空"，许多医家解释为脉软，按之有中空感觉。与芤脉相类似。要之，芤脉是失血的脉象。虚脉却是气血虚弱，其血液少，脉体之气也少而软，故此"隐指豁豁然空"非指脉之中空，是连整个脉体也是松软下去，指下整个脉体是空虚的感觉。所以虚脉和芤脉是有区别的，跟一般无力脉也是有区别的。虚脉脉体和脉管充盈度均是呈虚软无力的状态。

虚脉无论是浮、中、沉按取，虚软无力是其唯一特点。

三、脉理及主病

虚脉总为血脉空虚，营卫不足之象。营卫气虚不敛则脉管弛缓松大，而营卫气虚无力推动血行，则搏动微而脉来无力；血虚不足，营卫之气无所依，不能充盈脉管，脉体轻浮则脉来浮大无力，重按空虚。故虚脉主正气虚。

虚脉属阴脉。为不足之象，故每兼弱、迟等不足脉象。

1. 可见于气血虚证　虚脉为无力、无神，故凡脏腑气血不足，以及失血、伤暑、多汗、惊悸诸疾皆见虚脉。各种原因引起的脱血及汗、吐、泻而导致的脱津，此两者都可以引起血容量减少，使血管充盈不足而使脉来中空无力。暑热多汗伤津，每见身热、口渴、汗出、脉虚。

2. 主阳虚气弱，阴虚不足 虚损日久，气血不足，无力鼓动于脉，多见虚脉。如脉极虚为劳；男子平人脉虚弱细微者，喜盗汗。血脱者，面色白，夭然不泽，气脱者，脉空虚等。

虚脉见于两寸，为心肺气虚，主怔忡、惊悸之类的疾病。阴虚劳损，脉应细小带弦。浮虚主气衰血虚；沉虚者，主火微；迟而虚者，主虚寒；数而虚者，阴虚劳热；弦而虚者，主土败木贼；涩而虚者，主精涸；大而虚者，主气虚不敛，胃气外泄；尺中虚微细小，为亡血失精。胃下垂常见脉浮细，重按无力。

总之，凡气血虚弱的，其脉必虚。

四、症脉辨治案例

（一）血证

【案例1】便后血，血色鲜红，肛脱半时乃上，头眩神倦，脉来软数。（《问斋医案》治验）

辨析：便后血，乃远血也。脉虚数是肾水不足，肝阴少藏，脾失统司，气无摄纳，从乎中治，宜黑归脾汤去黄芪加升麻。此以症定病位兼病性，脉定病性。

【案例2】久患下血，右尺重按稍虚。（《旧德堂医案》下血案）

辨析：右尺重按稍虚，此命门火衰不能生土，土虚荣弱，精微下陷而成便血。以补中益气加阿胶、醋炒荆芥。此以症定病位，脉定病性兼病位。

【案例3】便血久不愈，脉右虚微、左弦搏。（《续名医类案》马元仪治蒋氏妇案）

辨析：脉右虚微、左弦搏，此郁结伤肝，肝病传脾。二脏营血不守。以人参逍遥散和肝益脾。此以症定病位，脉定病性兼病位。

【案例4】头痛呕血，皆在上午，脉虚数。（《王旭高临证医案》卷二吐血门）

辨析：症辨在阳分，属热。脉数乃有热。此阳经之火无疑。法以清降。宜水牛角、羚羊角、麦冬、石决明、生石膏、知母、牡丹皮、竹叶、钩藤。此以症定病位兼病性，脉定病性。

【案例 5】咯血之后，继以咳逆，两月不止，舌光尖红，脉象虚数而急。（《临证指南医案》血证门治验）

辨析：脉虚数是为阴虚有热，已见金损营伤之象。以保元为主，佐以清肺育阴。宜淡天冬、大生地、吉林参、炙甘草、黄芪、白芍、白薇、紫蛤壳、川百合、枇杷叶、燕窝。此以症定病位兼病性，脉定病性。

【案例 6】素患咳嗽吐血，昼则发热，夜则安静，按之六脉沉微，唯右寸浮大则软。（《名医类案》薛立斋治验）

辨析：脉证相合辨为阳虚气弱之症。宜补中益气汤加黑姜、茯神、远志、熟地黄、麦冬、五味子。此以症定病位兼病性，脉定病性兼病位。

（二）痛证

【案例 1】常五更胸胁胀疼，右寸软弱，左平，两尺亦弱。（《孙文垣医案》治验）

辨析：寸尺皆弱，此肺肾二经之不足也，补而敛之。以补骨脂、山茱萸、人参、鹿角胶、鹿角霜、杜仲、巴戟天、白茯苓、车前子、山药、鹿角胶酒化为丸，空心淡盐汤送下。此以症定病位，脉定病性兼病位。

【案例 2】妇人每当行经之时腰疼殊甚，脉气分甚虚。（《医学衷中参西录》腰疼治验）

辨析：行经而疼，脉虚辨为气血俱虚。宜四物汤中加黄芪。此以症定病位兼病性，脉定病性兼病位。

【案例 3】左胁肋痛，面色黄少华，脉右虚左小弦。（《临证指南医案》痰饮治验）

辨析：脉右虚为脾弱，左弦为木旺，久恙必入络，肝络久病，悬饮流入胃络，致痛不已，小建中汤主之。此以症定病位兼病性，脉定病性兼病位。

（三）咳嗽

【案例 1】产后悲伤，咳嗽复作，背寒内热，气逆痰多，大便溏，脉虚数。（《王旭高临证医案》卷四咳嗽门）

辨析：脉虚数为阴虚有热。产后血舍空虚，八脉之气先伤于下，加以悲哀伤肺，咳嗽震动，冲脉之气上逆。经云：冲脉为病，逆气里急。阳维为病苦寒热。频进疏风清热，脾胃再伤，以致腹痛便溏，食减无味，斯皆见咳治咳之弊。应通补奇经，镇摄冲脉，复扶脾理肺。宜大熟地、砂仁、当归、小茴香、紫石英、白芍、桂枝、白茯苓、川贝、牛膝。此以症定病位兼病性，脉定病性。

【案例2】咳嗽多痰，气逆作喘，自汗不食，脉之虚微无神。(《续名医类案》卷十五咳嗽)

辨析：脉虚微为气弱，此劳倦致伤脾肺也。劳则气耗，气与阴火势不两立。人参、黄芪、炙甘草、贝母、杏仁、苏子、紫菀、桔梗、防风，兼进七味丸以培土母，归脾大造膏以实脾肺而愈。此以症定病位兼病性，脉定病性。

【案例3】久咳不止，少气懒言，息短，咳则气喘，自汗，脉虚。(验案)

辨析：脉证相合辨为肺气虚之喘咳。宜人参、麦冬、五味子、蛤蚧。此以症定病位兼病性，脉定病性。

(四)肺痨

【案例】肺痨，反复咳血，两脉虚数，尺脉尤大。(《友渔斋医案》治验)

辨析：尺脉者，肾也；尺脉大而数者，阴虚相火妄动也。治宜滋阴降火。生脉散合地骨皮治之。此以症定病位，脉定病性兼病位。

(五)喘证

【案例】哮喘持续不止，汗出乏力，纳呆食减，头晕目眩，口干咽燥，舌苔白，脉虚大弦紧而数。(《朱进忠医案》治验)

辨析：虚大弦脉并见者，气血俱虚也；弦数脉者，肝热也。气阴两虚，痰饮蕴伏，肝邪反乘肺金也。此以症定病位兼病性，脉定病性。

(六)转筋

【案例】吐泻转筋，身热引饮，烦躁面赤，揭衣卧地，脉虚无力。(《名医类案》江应宿治霍乱案)

辨析：身热脉虚，得之伤暑，宜辛甘大寒之剂，泻其火热。以五苓散加滑石、石膏、藿香。此以症定病位，脉定病性。

(七)汗证

【案例】睡而汗出，被褥尽透，榻上如人形，脉虚弱。(《问斋医案》治验)

辨析：脉虚弱乃元气虚损之极。宜用上党参、黄芪、附子、甘草，煎浓汁服。此以症定病位，脉定病性。

(八)疮疡

【案例】疮疡溃后口干，遇劳益甚，脉虚无力。(《外科发挥》薛立斋治案)

辨析：脉证相合辨为气血俱虚，宜补中益气汤加五味子、麦冬。此以症定病位兼病性，脉定病性。

(九)胀证

【案例】气从季胁横攻中上脘，呕沫失血，食少神衰，两关虚缓。(《类

135

证治裁》卷三肝气肝火肝风论治治案）

辨析：此肝浊痹滞，冷涎上泛，久则入络致满，宜辛温泄浊。吴茱萸、姜半夏、广陈皮、延胡索、姜厚朴、茯苓、降香末、当归须、桂枝、炮姜、草果。此以症定病位兼病性，脉定病性兼病位。

（十）厥证

【案例】少腹瘕聚，时欲上冲，昏晕而厥，足冷面红，痛不能寐，口干无液，脉虚细而弦。（《归砚录》卷四治案）

辨析：症辨为气厥，属热。脉虚细为阴伤，弦为气郁。宜大剂一贯煎。此以症定病位兼病性，脉定病性。

（十一）呃逆

【案例】久病忽添呃逆，六脉虚数无力。（《湖岳村叟医案》呃逆门治案）

辨析：脉虚数无力是阴虚有热，此乃孤阳不敛，虚火冲上之故。治需纳气归肾，引龙归海。宜熟地黄、山药、茯苓、牡丹皮、泽泻、山茱萸、巴戟天、川牛膝、肉桂、附子。此以症定病位，脉定病性。

（十二）遗精

【案例1】患精滑，小便后及梦寐间俱有遗失，甚闻妇人声即泄，脉虚。（《续名医类案》卷二十遗精之李士材治案）

辨析：症辨为肾气不固，脉虚者气不足，脉证相合辨为气虚而神动，宜远志、莲须、石莲子、龙齿、茯神、沙苑子、牡蛎、桑螵蛸。此以症定病位兼病性，脉定病性。

【案例2】神疲，遗精滑泄，日久不愈，尿后余沥，夜尿频多，遗尿，腰膝酸软，脉虚缓。（验案）

辨析：症辨在肾脉虚缓为气不足，此肾气虚精关不固。莲肉100g，益智仁100g，龙骨60g，为末服。此以症定病位兼病性，脉定病性。

【案例3】咳嗽梦泄，面色枯白，不任风寒，脉两寸浮大而虚，关尺虚小，两寸浮虚。（《续名医类案》卷十一马元仪治汪周拔子案）

辨析：卫外之真阳不固；两尺虚涩，肾中之真阳亦弱。宜玉屏风散多加人参，以益真气而充腠理。兼服七味丸养肾气调理。此以症定病位兼病性，脉定病性兼病位。

（十三）不寐

【案例】昼夜不寐者月余，时当仲秋下旬，衣单纱，犹畏热之至，须挥扇，方可伏枕，否则起行，不能着席，脉虚大而数，重按豁然。（《旧德堂医

案》治验）

辨析：脉虚大而数，按之无力，辨为阴虚阳浮。因冲气常留于阳，则阳跷盛，不得入于阴，故目不瞑矣。真阳外越，脉虚大而不敛。天令虽凉，而犹畏热，似与阴盛格阳同病，又非真武、四逆所能治也。始于暴怒伤阴，阴不守阳，孤阳飞越，寒之不寒，是无水也。用从阴引阳法，以八味地黄汤，倍用桂、附，加人参。此以症定病位兼病性，脉定病性。

（十四）伤寒

【案例1】伤寒数日，寒热交作，自汗如雨，神倦，舌苔白滑，分开两歧，宛如刀划，脉虚。（《冷庐医话》舌部程杏轩治农人伤寒案）

辨析：脉证相合辨为阴阳俱虚，宜六味回阳饮合左右二归饮。此以症定病位，脉定病性。

【案例2】伤寒疫症垂死，手足俱冷，气息将绝，口张不能言，脉弱。（《名医类案》卷一伤寒之张子和治案）

辨析：脉证相合辨为阳微气馁，以人参一两，附子一钱，病人汗从鼻梁尖上渭渭如水，盖鼻梁上应脾。若鼻端有汗者可救，以土居身中周遍故也。此以症定病位兼病性，脉定病性。

（十五）泄泻

【案例1】晨泻有年，累治不效，春间尤甚。虽苦于泻，而泻后腹中反觉舒畅，而服四神附、桂之药，其泻必加，脉虚弦。（《回春录》泄泻之王孟英治案）

辨析：脉虚弦乃肝强脾弱，木土相凌。白术、薏苡仁、黄连、川楝子、桂枝、茯苓、木瓜、芍药、蒺藜、橘皮。此以症定病位兼病性，脉定病性。

【案例2】过食冷物，腹中疼胀呕吐。次年至期，前病复作，大便溏泻，皆秽污，又常屡被盗惊，今犹卧则惊瘛。初诊左脉沉弱，右脉浮虚，但觉颇弦。次日复诊，左脉濡小无力，右脉方豁。（《名医类案》卷二内伤之汪石山治验）

辨析：脉之不常，虚之过也。脉濡细是为心脾虚弱。宜人参、白术、茯神、当归、生地黄、黄芪、酸枣仁、石菖蒲、栀子。此以症定病位，脉定病性。

（十六）目病

【案例】目视不明，或流冷泪，目眩、睛胀、耳鸣，善太息，脉虚弦。

（验案）

辨析：脉证相合辨为肝虚目昏。宜枸杞子、菊花，煎水送核桃肉3枚嚼，日2次。此以症定病位兼病性，脉定病性。

（十七）眩晕

【案例】脑鸣、伴耳鸣，目眩，记忆力减退，注意力难集中，脉虚弱。（验案）

辨析：脉证相合辨为髓海虚衰。宜壮督益髓，鹿茸、五味子、巴戟天、肉桂、川楝子、山药、沉香、泽泻、熟地黄。此以症定病位兼病性，脉定病性。

（十八）心悸

【案例1】心悸心慌，自汗，乏力，甚者动则气喘，舌淡，脉虚弱无力。（验案）

辨析：症辨为心气不足，脉虚亦然，脉证相合辨为心气虚。宜桂枝甘草汤加参芪。此以症定病位兼病性，脉定病性。

【案例2】心悸怔忡，见人畏缩，竟夜不寐，心中惕惕然而跳动也，如人将捕之貌，脉细虚。（《柳选四家医案》治验）

辨析：症辨为心病，为虚，似非痰火有余，乃心病也。天王补心丹以理心之用。宜人参、玄参、丹参、茯神、酸枣仁、远志、天冬、麦冬、柏子仁、石菖蒲、桔梗、生地黄。此以症定病位兼病性，脉定病性。

【案例3】久病虚损，心中常怔忡不宁，一闻大声疾呼及房外响声略重，则如人将捕捉之状，尤惊惕不适，脉虚。（《医案偶存》）

辨析：脉证相合辨为气虚神弱，心不自持，参芪四君加茯神、远志、酸枣仁、龙齿，多服愈。此以症定病位，脉定病性。

（十九）发热

【案例】申酉潮热，天明不汗而退，通夜不能瞑目，心中闷胀烦躁，大便未得一通，小便赤涩，头左大痛如裂，五心干热，汗未一出，粒米不进，口亦不渴，神气虚羸，面色青薄，舌色鲜红，舌尖如竹刺搔破，隐见血瘀，舌根有黄苔，左手关尺脉弦数搏指，右手虚数。（《问斋医案》治验）

辨析：症辨阴分有热，脉弦虚而数是肝火旺极，阴血伤极。宜青蒿、鳖甲、鲜生地、麦冬、玄参、白芍、生甘草、莲子心。此以症定病位兼病性，脉定病性兼病位。

第八节 实脉

一、脉象辨识

"脉大而挺指有力，举按均有力。"

二、脉象体悟

《脉经》说："实脉大而长，微强，按之隐指愊愊然。"故实脉是以脉来大而长，按之有坚实之感，搏动挺指为特点。其寸关尺三部，浮中沉按取皆有力。但征之临床，实脉以大而有力为特征。可不在浮、中、沉三候上加以限定。可在浮、中、沉三候上可得，但不必同时得。在寸关尺皆可得，也不必一起得才算是实脉。脉来搏坚而长即为实脉。

故实脉指下特征为举按寻均有力（图19）。

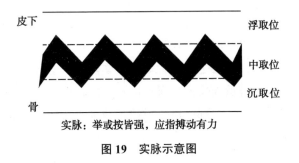

实脉：举或按皆强，应指搏动有力

图 19　实脉示意图

三、脉理及主病

实为营卫气血有余之象。多系火热有余之象。由于邪气亢盛，机体抗病力强，正邪相搏，抗邪有力，故脉来实大。如邪盛正虚，抗邪无力，脉必实而兼细小。

1. 邪实　脉为血之府，血气有余，中气壅满，则脉充盈。所以病实脉是邪气与正气搏斗，以致脉道坚满，血液充盈，脉来坚实有力，故见实脉。

（1）外感：外感六淫，邪气亢盛，正与邪搏，脉可实。或六淫化火，三焦热盛，搏击气血，鼓荡血脉而脉实，治当清热泻火，或通畅逐热，或发汗祛邪，皆宗"实者泻之"法以逐邪为务。

（2）内伤：内伤杂病中常可见实脉，这种实脉就比较复杂。若脉实，舌红苔黄，确有热象可据者，属火热亢盛之实证，当清热降火。若脉实而舌不老红、苔不老黄，无热象可凭者，可因于痰浊、瘀血、食积等，邪气阻隔于里，气机逆乱，正气奋力与邪相搏，气血激荡而脉实。亦可见于肝气横逆，气逆则血逆，气血奔涌，鼓荡血脉而脉实。

2. 正虚　在一些特殊情况下，实脉反主虚证。如胃气衰竭，真气外泄，脉见强劲搏指，失却冲和之象，可见实脉。如《伤寒论》"伤寒，下利日十余行，脉反实者，死"，此时实脉，并非实证，乃胃气衰致。若胃虚不固，或肾虚不振时，冲气上逆，上干气血，脉可实大，治当培元以镇摄。

临床上，实脉属阳脉。实脉多主火热有余之证。

（1）正常人。可因体格壮实或因兴奋饮酒、喝浓茶后而见实脉。

（2）实热证。实脉主火热有余之证。外感热病，无论在表阶段或在里阶段都可以见实脉。如三焦热蕴，实热内结或痈疽疮疡、癫狂因于痰火热毒均可见脉实。火热证时，脉象的特点是实而躁动，坚硬无和缓之象。

（3）癥瘕积聚、痰饮、食滞、血瘀等实证在正气未虚时皆可有实脉。寒邪壅实者，其脉沉弦坚实有力。所谓脉实血实，脉实邪气实。

实脉有真假之辨，必参之以证，如见真实热脉，必久按不衰，症必见声音洪亮、面赤、舌红苔黄而燥，口渴饮冷；反之，假实脉则声、色、舌症不相应。实脉真假全在重按沉部分辨，重按不减为真实证；浮取实大，重按有空虚感者为假实证。

总之，实脉为气血壅盛之象。

四、症脉辨治案例

（一）血证

【案例1】吐血蒸嗽，先用清火，继用补中，俱不效，脉之两尺沉实。（《古今医案按》卷四血证之李士材治案）

辨析：脉沉实为邪闭，少腹按之必痛。此怒后蓄血，经年不行，乃为蒸热，热甚而吐血，阴伤之甚也。宜四物汤加郁金、桃仁、穿山甲、大黄。此以症定病位，脉定病性兼病位。

【案例2】素有呕血疾而发作无时，见逆事则益甚。脉左关弦滑，且有坚实象。（《醉花窗医案》肝郁呕血案）

辨析：脉弦滑为肝郁有热也。初得病时，必因暴怒，此后必胁间时时刺痛，甚则呕，色必紫暗。宜左金丸合颠倒木金散。此以症定病位，脉定病性兼病位。

（二）小便不禁

【案例】忽然小便不禁，六脉举之则软，按之则坚实。（《古今医案按》卷六遗尿之李士材治案）

辨析：此肝肾之阴有伏热也。用牡丹皮、茯苓各二钱，甘草梢六分，黄连一钱，煎成调黄鸡肠粉末与服。此以症定病位，脉定病性。

（三）癫狂

【案例】癫狂之病，狂歌痛哭，裸体妄骂，瞪视默语，脉沉实坚而结。（《古今医案按》卷六癫狂之倪维德治案）

辨析：此痰与血交积胸中。涌之，皆积痰裹血，予涌吐痰血而治。此以症定病位，脉定病性。

（四）伤寒

【案例】病伤寒心烦喜呕，往来寒热，脉洪大而实。（《伤寒名案选新注》许叔微医案）

辨析：脉证相合辨为热结在里，其为少阳阳明，大柴胡汤和解攻里。此以症定病位，脉定病性。

（五）百合病

【案例】终日悲伤，必痛哭一次，方能安逸，脉右寸实，左关弱。（《问斋医案》治验）

辨析：脉右寸实左关弱辨为肺实肝虚，金来克木。治必补肝泻肺。女贞子、墨旱莲、淮小麦、甘草、大枣、桑白皮、地骨皮。此以症定病位，脉定病性。

（六）水肿

【案例】胀闷不能食，越旬日腹如抱瓮，气高而喘，皮薄而光，六脉坚实。（《续名医类案》肿胀之李士材治案）

辨析：其病暴成，脉证相合辨为水停不化。法当利之。舟车丸下水，后以六君子汤理脾。此以症定病位，脉定病性。

（七）大头瘟

【案例】面患毒㿠渴痛，发热作渴，脉数按之则实。（验案）

辨析：脉证相合辨为上焦郁热，宜凉膈散。此以症定病位兼病性，脉定病性。

（八）厌食

【案例】不食症，精神馁败，胸膈满闷。右关脉颇实而滞，余俱平平。

（《醉花窗医案》食积胸满案）

辨析：脉证相合辨为食积。此以症定病位兼病性，脉定病性兼病位。

（九）郁证

【案例】抱郁而病，发则胸膈满闷，胃气增痛，转侧不食，六脉坚实，人迎脉尤弹指。（《醉花窗医案》气郁成痰案）

辨析：脉证相合辨为气郁而成痰也，宜香砂平陈汤加大黄、枳实以疏之。此以症定病位兼病性，脉定病性兼病位。

（十）呃逆

【案例】患呃逆证二十余日，饮食难用，脉沉实有力。（《湖岳村叟医案》呃逆案）

辨析：脉证相合辨为饮食塞胃，中焦停滞不行，阻碍胃气不能下降。宜枳实、川大黄、焦山楂、神曲、麦芽。此以症定病位，脉定病性。

（十一）伤食

【案例1】多食生冷，遂致停滞。头痛发热，腹胀神昏。其右关坚大，右尺弦缓，无浮象。（《醉花窗医案》饮食伤胃案）

辨析：脉证相合辨为饮食伤胃也，必见食作呕逆。弦者停饮之象，不去之不快也，此类伤寒中五症之一，视为外感，失之远矣。宜对金饮加大黄、槟榔。此以症定病位兼病性，脉定病性兼病位。

【案例2】胸脘痞满，腹胀，嗳腐吞酸，呛气恶食，甚或呕吐、泄泻，或大便不爽，一派实证，脉滑实。（验案）

辨析：脉证相合辨为食伤脾胃。此证起源是过饥过饱，脾气受伤，食停于胃，或积滞中焦，生湿郁热。宜山楂、神曲、生大黄、橘红。此以症定病位兼病性，脉定病性。

【案例3】胸满不食，精神倦怠，医用健脾固气之剂，其病愈剧，更加寒热间作，大便不通，颇似疟状，右关脉沉而实，重按撞指。（《醉花窗医案》治验）

辨析：脉证相合辨为食停胃中。宜平胃散加顺气消导之品通之。此以症定病位兼病性，脉定病性兼病位。

【案例4】气后食停，得心胃疼证，右关实大而滑数。（《醉花窗医案》气后停食案）

辨析：脉证相合辨为气滞停食也。越鞠合平胃散加枳实，重用香附。此以症定病位，脉定病性兼病位。

（十二）痛证

【案例】久患腹痛，诸药不效，饮烧酒数杯顿止。脉左寸沉大有力，左关弦大而坚实。(《续名医类案》卷十二吐血之易思兰治验）

辨析：脉沉弦实是为邪闭，积血症。以盐汤一盏，遂大吐。此以症定病位，脉定病性。

第九节　微脉

一、脉象辨识

"脉来微弱无力，浮取似有似无，重按则无。形状模糊不清，摸不清具体形状。"

二、脉象体悟

《脉经》称微脉为"微脉，极细而软，或欲绝，若有若无"。《诊家正眼》云："微脉极细，而又极软，似有若无，欲绝非绝。"则微脉比细脉更细，而有的医家认为微脉比正常细脉稍粗，此粗细之分，仅程度的差别，在指下是难以区分。故微脉的特点应着重于"微"，即微弱无力，似有似无，形状模糊不清，摸不清具体形状（图20）。而细、濡、弱之类虽也软而无力，但仍有细线状脉搏清楚可查，并且细脉血管还较有张力。

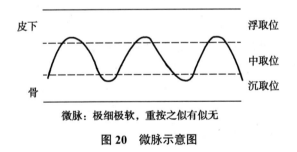

微脉：极细极软，重按之似有似无

图 20　微脉示意图

此外，有的认为微脉是浮细无力，非也。微脉寸口浮中沉皆能可见，浮取依稀可见，中候若有若无，沉按指下如欲绝，重按则无。

在有些医籍中，复合脉言微时，很多不是指微脉，而是起形容词作用，有"少许的""略微的"意思，此时不作微脉看待。如《素问·平人气象论》论曰："长夏胃微耎弱曰平。"亦即略微软弱的意思。

三、脉理及主病

微为气血不足，阳气衰微之象。

脉的搏动，依赖阴血的充盈，营卫阳气的鼓荡。微脉是因气血衰微，气衰则无力运血；血微则无以充实脉道，故脉道变细。营血不足则脉势软弱无力，不任重按，欲绝不绝，形成细软无力，似有似无，所以气血既微，则脉亦微。

1. 气血俱微　气血弱，则无力充盈鼓荡血脉而脉微。如《金匮要略·呕吐哕下利病脉证治》："微则无气。"

虚损不足诸症，见衰弱、便溏、面色㿠白，少气倦怠，身寒肢冷，多见脉微。

寸微者，主少气畏寒，心虚怯惕；关微者，胀满呕吐，寒挛气乏；尺微者，髓竭精枯，阳衰寒极。总之，微脉主阳衰阴竭，如各种原因引起的心脏病变，病情发展到危重阶段可致心气虚和心阳暴脱，这时心无力鼓舞血行，血不充于脉，则可产生微脉。

脱血、脱津、各种原因的急性大脱血可造成血容量的不足，无以充盈血管产生微脉。如虚中崩漏，下利伤阳，暑热吐泻多汗脱阴伤阳可致脉微。

2. 脏腑阳气衰微　阳虚为气虚之甚。阳气虚衰，无力鼓荡血脉，脉亦可微。如少阴脉微细是也。

凡阴阳俱虚，症见四肢厥逆，烦躁吐利者，脉多见微。阳气衰微，阴盛格阳之真寒假热证。如白通汤、四逆汤均可见之四肢厥逆，脉微。

3. 热厥　在外感热病中，热邪入里，热邪壅盛并郁闭于里，不能达于外，产生四肢厥冷，神识不清等症，叫热厥。此证也可出现微脉，如肺热壅盛、温热病的热入营血期等常可产生这种现象，这种疾病相当于西医诊断的感染性休克。

曾治一女，患者因计划外怀孕而去某社区医院做人工流产。期间出血较多且夹有血块。近一周以来，仍有少量出血，人较疲倦乏力，嗜睡，自觉头晕，乃卧床休息。请吾以中医调治。观之言语低微，面色无华，二便调，纳尚可，眠不安易醒。舌苔淡白，脉沉微而弱。此失血过多所致气血亏微，治拟益气养血，止血安冲。方用生化汤加减。处方：黄芪 30g，当归 15g，茜草 10g，龙骨、牡蛎各 15g，熟地黄 10g，附子 15g，红花 10g，炮姜 6g。3 剂。复诊时述服到第 2 剂血已全止，为巩固疗效，续用原方 3 剂。嘱服阿胶、当归、黄芪等益气养血之剂善后。

总之，微脉主阳气衰微，气血俱虚之候。凡失血、呕吐、泄泻、大汗、亡阳、厥逆拘急、暑热阳郁均可见脉微。

四、症脉辨治案例

（一）痛证

【案例1】病腹痛，初从右手指冷起，渐上头至，头如冷水浇灌，而腹大痛则遍身大热，热退则痛止，过食，或不食皆痛，每常或一年一发，脉皆微弱，似有似无，或二至一止，或三五至一止。（《名医类案》腹痛之汪石山治验）

辨析：脉皆微弱，似有似无乃阳气大虚也。独参五钱，陈皮七分煎服。此以症定病位，脉定病性。

【案例2】病胃脘当心痛剧，手足厥冷，眼胞上下青黯，右寸关俱无，左虽有，微而似绝。（《名医类案》卷六心腹作痛案）

辨析：痛甚而伏者，手足冷者，未可尽为虚证。眼胞色青乃肝木乘脾。此脾虚，肝木所胜。人参、白术、茯苓、陈皮、甘草、木香、吴茱萸。此以症定病位兼病性，脉定病性。

【案例3】自幼腹痛，百治不效，面色青黄，六脉微弦。（《旧德堂医案》）

辨析：症脉相合属肝旺凌脾。方饮食下咽，便作疼痛，得大便后，气觉稍快，若过饥则痛，以六君子汤加山楂、麦芽助其健运之机，令无壅滞之患，则痛自愈。此以症定病位兼病性，脉定病性。

（二）发热

【案例1】形肉枯槁，牙齿堆垢，厚而色黑焦，唇舌燥烈，遍身疼痛，壮热无汗，谵语烦躁，脉沉微欲脱。（《续名医类案》卷二十九小儿科之冯楚瞻治案）

辨析：脉沉微欲脱，阴寒之候也。症似有热，此釜底无火，锅益干燥之象，上之假热，由于下之真寒也。乃倍用人参、熟地，少加附子，壮水益火。此以症定病位兼病性，脉定病性。

【案例2】每日酉刻发寒，四肢冷至肘膝，三更转热，亦仅四肢发烧，五更始退，面色微红，口渴而不欲饮，食久不进，小便一日一次，色赤而少，大便十七日不行，舌色嫩红，苔黏滑，心中烦热，胀闷，坐卧不安，脉六部沉微。（《问斋医案》治验）

辨析：沉微之脉，阴脉也，四肢为诸阳之末，四肢独冷，阳微也，寒热在阴分之时，交阳分则退，属阴邪也，渴不欲饮，舌红苔滑，面有红光，心中烦闷，阴盛于内，逼阳于外也，大便不通，小便赤涩，阴结于内，输机失职也。此证定属水饮，而外显假热之象，以苓桂术甘汤加细辛、厚朴与服，痰饮即津液所化，痰饮既净。此以症定病位兼病性，脉定病性。

（三）畏寒

【案例】仲夏之时，腹恶寒而外恶热，鼻吸气而腹觉冷，体畏风而恶寒，每次进热粥必兼食生姜汤，若粥离火食之，腹内即冷，脉大而虚微。（《名医类案》命门火衰之薛立斋治案）

辨析：热之不热，脉大而虚微是为无火。当用八味丸壮火之源，以消阴翳。此以症定病位兼病性，脉定病性。

（四）昏迷

【案例1】猝然昏愦不语，手足不遂，寒战汗泄，脉细微。（《问斋医案》治验）

辨析：此高年营卫败竭，真气元阳虚脱之象，四味回阳饮，煎浓徐徐灌下，十全大补汤加人参养荣汤、大补元煎相间服之调理。此以症定病位兼病性，脉定病性。

【案例2】谵妄颠仆，数月来或六七日一发，或一日二三发，或时昏愦不省，或时妄言妄见，精神气不时下脱，不能收摄。寸盛尺微，前大后小，按之忽有，举之忽有。（《续名医类案》卷二十一癫狂之张路玉治案）

辨析：尺微似散，知为神气浮散之候。宜六君子加龙齿、菖蒲、远志。此以症定病位，脉定病性。

（五）消渴

【案例】内热作渴，每次饮冷水一二碗，胸各稍清，而肌肤日瘦，饮食日减，夜热而昼凉，六脉或数或微。（《问斋医案》治验）

辨析：脉证纯似阴虚。此脾胃有亏，中气不足，脾虚不能运化精微，土虚不能生金，金亦不能生水，内火燔灼，故引外水以自救耳。虽曰肾水不足，而根源实重在脾。宜人参、黄芪、茯苓、白术、五味子、麦冬、炙甘草、陈皮、当归、白芍。此以症定病位，脉定病性。

（六）不寐

【案例】夜不得寐，昼日当寤而反寐，脉弦微。（《王旭高临证医案》治验）

辨析：春脉当弦而反微，是肝虚也。肝虚魂不藏，夜不得寐，昼日当寤而反寐，是胃虚也。胃为两阳合明之府，胃虚则阳气失明，故昼日反寐。宜补肝益胃。生熟地、酸枣仁、茯神、新会白、党参、半夏、谷芽、秫米、白芍、炙甘草。此以症定病位，脉定病性。

（七）黄疸

【案例】黄病兼黑，日久不愈，肾脉微细无力。（《湖岳村叟医案》治验）

辨析：气色灰黄发暗，脉微者是气血俱不足，此证得于房劳太过，伤肾之故。古有"房劳疸"之名，即此证是也。宜六味地黄汤。此以症定病位兼病性，脉定病性兼病位。

（八）泄泻

【案例1】久泄不已，脉象迟微。（《旧德堂医案》脾泻案）

辨析：微为阳衰，迟为阴胜，此脾土虚而真阳衰也。宜人参、白术、肉桂、附子。此以症定病位，脉定病性。

【案例2】泄泻鲜红血，冷汗淋漓，舌灰润色如烟煤，肢冷畏热，欲饮不能饮，言语或蒙或清，脉沉微欲绝。（《问斋医案》治验）

辨析：脉沉微是阳虚，症辨为脾病，属寒。厥阴下痢纯血，身必发热。太阴湿聚下痢纯血，身必发寒。太阴为至阴湿土，非温燥不宜，兼之淡以渗湿为是，宜胃苓汤加山楂炭、炒黑干姜。此以症定病位，脉定病性。

（九）胸痹

【案例】心胸憋闷，形寒肢冷，心烦惊惕，舌淡或紫黯，脉微弱。（验案）

辨析：脉证相合辨为心阳虚心痹也。桂枝附子汤合防己黄芪汤加龙骨牡蛎。此以症定病位兼病性，脉定病性。

（十）厥证

【案例1】心悸，气短乏力，大汗淋漓，四肢厥冷，口唇青紫，呼吸微弱，脉沉微欲绝。（验案）

辨析：脉微为阳气微，此心阳暴脱也。四逆汤加参芪主之。若伴下利清谷，身反不恶寒，面色赤，或咽痛，白通汤主之。此以症定病位兼病性，脉定病性。

【案例2】外感误汗，反恶寒胸痞，自汗不收，肢背极冷，奄奄一息，脉微无神。（《王氏医案》卷二）

辨析：禀赋素亏，阳气欲脱，救逆汤加人参、黄芪。此以症定病位，脉定病性。

【案例3】忽然倒地，昏仆不知人，四肢逆冷，汗出如珠，遗溺，面色无神，脉微而细。（验案）

辨析：此气脱之候，非参、附难以挽救欲绝之阳也。宜高丽参、附子。此以症定病位兼病性，脉定病性。

【案例 4】忽如人将冷水泼之，则手足厥冷，不知人，少顷发热，则渐省，一日二三次，六脉俱微，若有若无，欲绝非绝。（《名医类案》厥之江篁南治案）

辨析：脉微，此气虚极之症也，宜人参三钱、陈皮一钱、枳壳二分。此以症定病位，脉定病性。

【案例 5】病伤寒八九日，四肢逆冷，自利腹痛，两手常抱脐下，头昏嗜卧，口舌干燥，脉得沉细而微。（《名医类案》伤寒之罗谦甫治案）

辨析：凡手足冷，口不欲开，口干燥，但自利腹痛，阴证悉具，里阳虚也。当从温补，四逆汤主之。此以症定病位兼病性，脉定病性。

第十节　弱脉

一、脉象辨识

"脉沉细而软，轻取不应，沉候乃得。"

二、脉象体悟

弱有弱小，柔弱之义。《脉经》所云："极软而沉细，按之欲绝指下。"说明弱脉是在脉体细而软的基础上又增加了沉的条件。即弱脉只能在沉取才得。具备沉、细、无力等几个条件综合起来。《脉经》将濡定为浮细无力，弱为沉细无力，为后来医家所综。临床上尚有把脉来无力当作脉弱。

然其"软而细，按之欲绝"者与微脉、虚脉等常交叉在一起，在指下是难以区别开来的。不若言之其弱，脉细软而弱，见于沉分；举之则无，按之乃得（图 21）。

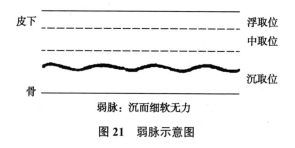

图 21　弱脉示意图

三、脉理及主病

弱脉是由于营卫气血的虚衰，气血无力敷布于外而脉沉，充盈鼓荡无力而脉细无力。

阳气衰微，气无力鼓动脉管壁，故脉之浮候则无。阴血不足于血管之中，其流必细。流之不速，其性则软，故弱脉之象为"沉细软"。

弱脉属阴，为气衰所致。故主气血亏损，元气虚耗，阳气衰微。凡气血亏虚，元气耗损，阴虚阳衰，精血亏虚所致的失血、遗精虚汗，筋骨痿弱，虚劳、久嗽等证均可出现弱脉。如男人平人，脉虚弱细微者，喜盗汗。久嗽数岁，脉弱。血痹虚劳，其脉亦弱。多伴见惊恐自汗，面色苍白，语声低微。

弱脉主气虚阳衰，寸弱阳（心肺）虚，尺弱阴（肾）虚，关弱脾（胃）虚。凡脾胃虚冷，中阳不足，症见胃痛，纳少，呕吐，便溏，多见弱脉，尤以关、尺二脉为甚。

沉弱脉主筋。如《金匮要略》说："沉即主骨，弱即主筋；沉即为肾，弱即为肝。"治之以补肝肾，壮筋骨之药饵。

曾治一例，男，45岁，岁末回家适逢而问疾。平素田耕劳作，身素健，唯操持甚劳，起居不慎，是多风湿，多腰腿之疾。因头晕头痛两个月而来求治。述其平素偶尔头晕，然不甚严重，劳作之事，蹲起有之，腰酸痛乃老毛病时发，膝胫酸软。头痛乃近期较甚，似晕似重，脑后有筋脉抽掣、较为苦恼。曾就医所测量血压，血压尚不甚高，诊为血管性头痛，其痛曾吃止痛药尚可止，然晕不可及。睡眠一般，喜嗜民间土烟，偶尔咳嗽，痰少而黏，面色苍红，腰酸膝软，精神萎靡，纳尚可，舌略红苔略黄不厚，寸关略滑，两尺沉弱。夫时令正值冬春之际，脉当沉而滑，唯两尺较弱，是肾尤不及。痛腰酸腿软是肾所主，肾主腰膝。肾阴亏于下，而阳浮于上则头晕头痛，虚阳夹痰则咳嗽痰少而黏，主肾虚阴亏，肝阳上扰。本着"欲荣其上，必灌其根"，意补肾精填于下，复加息风之品。左归饮加减。熟地黄20g，山茱萸18g，山药15g，枸杞子15g，龟甲12g（先煎），制首乌15g，怀牛膝12g，川续断12g，桑寄生15g，杜仲12g，菊花8g，潼蒺藜12g。每日1剂，水煎2次，早晚各1次服。服6天症状大减，上药加减续服一周。后以丸药固本。

总之，弱脉主阳气不足之征。即《灵枢·寿夭刚柔》所说："形充而脉小以弱者，气衰。"

四、症脉辨治案例

（一）血证

【案例1】产后大失血，不省人事，面色苍白，手足微颤，苔白，脉细弱。（验案）

辨析：脉细血少，弱者，气血不足，此血虚生风。宜交加散加减，当归、荆芥、白芍、蜈蚣3条。此以症定病位兼病性，脉定病性。

【案例2】妇人粪后下血，面色萎黄，耳鸣嗜卧，饮食不甘，服凉血药愈甚，脉右关脉浮而弱。（《续名医类案》下血之薛立斋治案）

辨析：脉右关脉浮弱是脾虚木旺，加味四君子汤加升麻、柴胡。大凡下血，服凉血药不应。必因中气虚不能摄血。非补中升阳之药不能愈。切忌寒凉之剂。亦有伤湿热之食，成肠癖而下脓血者，宜苦寒之剂以内疏之。脉弦绝涩者难治，滑大柔和者易治也。此以症定病位兼病性，脉定病性兼病位。

【案例3】久便血不止，补中益气不效，脉沉弱。（《张氏医通》治验）

辨析：此阴络结则血下溢。寒伤营而结阴。桂枝、赤芍、生姜、大枣和营而开络，人参、白术、茯苓、炮姜、甘草补脾以助其健运之常，当归、酸枣仁引血归肝。此以症定病位兼病性，脉定病性。

（二）痛证

【案例1】五更膈胀痛，脉右寸软弱，左平，两尺亦弱。（《续名医类案》卷十三孙文垣治案）

辨析：脉右寸软弱，两尺亦弱，此肺肾二经之不足，补肾敛肺而愈。此以症定病位，脉定病性兼病位。

【案例2】始则头痛闷呕，舌白恶食，继则气阻脘痛，攻注腰脐，随触辄呕，背寒心悸，下利溺少，九昼夜不能着枕，口干不欲饮水者，脉沉弦。（《类证治裁》痰饮治案）

辨析：脉弦本为饮象。九昼夜不能着枕，固是湿阻气，口干不欲饮水者，为饮邪未去故也。小半夏汤加茯苓、川椒目、枳壳、吴茱萸、桂枝、沉香磨汁。此以症定病位兼病性，脉定病性。

【案例3】胁痛，牵引脊背腰胯，痛楚异常，夜甚于昼，目不交睫，六脉极其缓弱，唯肝部弦急如线。（《王旭高临证医案》治验）

辨析：脉缓弱，肝部弦急脾虚木旺。中气不足，血虚之候。宜人参、黄芪、白术、甘草、茯苓，重加白芍、当归，少用玄胡、青皮。此以症定病位兼病性，脉定病性兼病位。

【案例4】腹中冷痛，形寒肢冷，纳差食减，大便完谷不化，神疲乏力，舌淡，脉沉弱。（验案）

辨析：脉沉主里，弱为阳气不足，此脾阳虚腹痛。附子理中丸主之。此以症定病位兼病性，脉定病性。

（三）消渴

【案例1】消渴，善饥，脚弱，冬亦不寒，小便白浊，浮于上者如油，脉皆细弱缓，右脉尤弱。（《古今医案按》卷二消渴之汪石山治案）

辨析：症辨为脾瘅。脉细弱而缓是脾虚，用甘温助脾甘寒润燥。宜人参、黄芪、麦冬、白术、白芍、天花粉、黄柏、知母。此以症定病位，脉定病性兼病位。

【案例2】内热溲赤，口渴引饮，医用养阴药，病反增剧，脉沉弱无力。（《问斋医案》治验）

辨析：此气虚不能化津，经谓"中气不足、溲溺为之变"。宜高丽参、黄芪、炙甘草、全当归、甘枸杞、广陈皮、制半夏、焦白术、赤茯苓、大枣。此以症定病位兼病性，脉定病性。

（四）咳嗽

【案例1】小产后痰嗽带血，日寒宵热，食减肌削，脉小弱。（《类证治裁》卷二吐血脉案）

辨析：此病损已久，胞系不固，胎堕后营卫益伤。脉弱者，气血亏，宜仿立斋先生治法，以甘温补阳寒热可减。宜潞党参、山药、茯神、炙甘草、阿胶、白芍、五味子、枸杞子、莲子、大枣、黄芪、鹿角霜。此以症定病位兼病性，脉定病性。

【案例2】咳喘痰壅不止，咽喉不利，头汗时出，舌苔黄白，脉滑，寸盛尺弱。（《朱进忠医案》治验）

辨析：脉滑，寸盛尺弱，乃上盛下虚，痰涎壅盛之咳喘。宜苏子降气汤证。此以症定病位兼病性，脉定病性兼病位。

【案例3】痰饮久嗽，清晨浊沫上干，必倾咳吐出，膈上乃宽，尺脉沉弱。（《类证治裁》痰饮脉案）

辨析：此为肾虚水泛为痰，尺脉主下焦，脉沉弱是为阳气不足，以肾气丸补而逐之。此以症定病位兼病性，脉定病性兼病位。

【案例4】发热咳嗽，左手脉浮，右手脉弱。（验案）

辨析：症脉相合辨为风伤卫证，宜桂枝汤去白芍，加苏梗、桔梗、防风、半夏、陈皮、黄芪。此以症定病位，脉定病性兼病位。

（五）发热

【案例】发热有痰，服二陈、黄连之类，病益甚。左尺微细，右关浮大，重按微弱。（《内科摘要》卷上饮食劳倦亏损元气篇）

辨析：脉细弱而浮大，此命门火衰，不能生土而脾病，当补火以生土。此以症定病位，脉定病性兼病位。

（六）奔豚

【案例】气从少腹上升，则脘闷作痛，得暖乃舒，脉象左弱于右。（《问斋医案》治验）

辨析：肾之积奔豚是也。奔豚症不离肝肾二经，其偏于水分者，病多属肾，仲景常以苓桂术甘汤主之。其偏于气分者，病多属肝，仲景常以奔豚汤主之。此以症定病位兼病性，脉定病性兼病位。

（七）溲精

【案例】溲精久之，神不守合，梦乱心跳，诸药不效，一日间其脉或浮濡而快，或沉弱而缓。（《古今医案按》卷六遗精之汪石山治案）

辨析：脉之不常，虚之故也。肾水有亏，以致心火亢极乘金，木寡于畏而侮其脾，此心脾肾之病，宜补脾为主，兼之滋肾养心，宜人参、白术、茯神、麦冬、酸枣仁、山栀子、生甘草、莲肉、山楂、黄柏、牡蛎、龙骨、白芍、熟地。此以症定病位，脉定病性。

（八）不寐

【案例】初时每至五鼓，胸腹胀气，上冲不能卧，起坐方安。今则二鼓起，而终夜不能卧矣。其脉弱。（《续名医类案》卷十三肿胀之聂久吾治验）

辨析：脉弱为气血皆虚，症由气虚及血虚。宜八物汤加二陈。此以症定病位，脉定病性。

（九）水肿

【案例1】水肿，面光如泡，腹大如箕，脚肿如槌，饮食减少，其脉浮缓而濡，两尺尤弱。（《石山医案》治验）

辨析：此得酒后使内，宜补肾水。空腹服六味丸，再以四物加黄柏、木通、厚朴、广陈皮、人参、白术、防风。此以症定病位兼病性，脉定病性兼病位。

【案例2】肿起自肾囊，气逆便溏，溺清且长，脉微弱。（《问斋医案》治验）

辨析：此土虚不制水也。补土胜湿，与大剂人参、白术。此以症定病位兼病性，脉定病性。

（十）虚劳

【案例1】神色萎悴，知饥食纳减少，自汗体冷，肢节酸痛，脉形细弱。（《问斋医案》治验）

辨析：病在营卫，当以甘温进之。宜小建中汤主之。此以症定病位兼病性，脉定病性。

【案例2】神色大衰，时出冷汗，手冷额冷，面色萎黄，心悸头晕，精神不支，脉息小弱。（《临证指南医案》治验）

辨析：症脉皆辨为阳气大虚，亡阳在急之危候也。四逆加人参、黄芪、酸枣仁、白芍、红枣。此以症定病位兼病性，脉定病性。

【案例3】气短懒言，声音低微，全身乏力，面色虚白，自汗，咳喘无力，舌质淡，脉虚弱。（验案）

辨析：此肺气虚也。黄芪、人参、山茱萸、五味子、桂枝、甘草。此以症定病位兼病性，脉定病性。

（十一）反胃

【案例】反胃月余，清涎时泛，食入即吐，神疲体倦，羸弱不堪，脉象迟弱。（《诊余举隅录》治验）

辨析：脉证相合知是胃中无阳，命门火衰所致，以附子理中汤加肉桂、丁香，数十剂而病愈。此以症定病位兼病性，脉定病性。

（十二）呃逆

【案例】呃逆，连声不止，形萎神疲，自汗咳逆，舌淡红，脉象软弱。

辨析：此下虚冲逆呃逆，故用重镇摄纳之法。宜大熟地、当归、炙甘草、紫石英、炒白芍、炙龟甲、厚附子、淮牛膝、吴茱萸、山茱萸。此以症定病位兼病性，脉定病性。

（十三）腰痛

【案例】腰背酸疼，下体寒冷，右关尺独见沉弱。（《丁甘仁医案》治验）

辨析：右关尺独见沉弱，此命火衰微，奇经督脉内亏也。舍温补无策。制附子、炒熟地、菟丝子、金狗脊、山药、茯苓、鹿角霜、枸杞子、厚杜仲、五味子、胡芦巴。此以症定病位兼病性，脉定病性兼病位。

（十四）暑证

【案例】自汗，两足逆冷至膝下，腹满，不省人事，脉小弱而急。（《续

153

名医类案》王宇泰治验）

辨析：病人伤暑也，始则阳微厥，而脉小无力。凡阴病胫冷则臂亦冷，今胫冷臂不冷，则非下厥上行，所以知是阳微厥也。宜五苓散、白虎汤解利邪热。此以症定病位，脉定病性。

（十五）尿频

【案例】高年小便至夜独多，脉沉细弱。（《王旭高临证医案》治验）

辨析：脉沉细弱，此膀胱虚冷，肾气不固。宜《千金翼方》鸡肠羊肾方，鸡肠、羊肾，去脂并令干，赤石脂、龙骨、肉苁蓉、川黄连、桂心七味为末。此以症定病位，脉定病性。

（十六）癫狂

【案例】唯欲自裁，见绳欲勒，见刀欲刎，语言并不颠倒，人事并不糊涂，唯言有女鬼在其腹中，教之寻死，不得不依。脉乍疏乍数，而按之细弱。（《仿寓意草》疯证治验）

辨析：脉乍疏乍数，而按之细弱知其阳气大虚，似有鬼物凭之。乃用参附理中加黄芪、茯神、鬼箭羽、朱砂、龙齿，并加雄黄少许，麝香少许大补阳气，兼辟其邪，用香药以透其出路。此以症定病位，脉定病性。

（十七）黄疸

【案例】皮肤黄而晦暗，苔黄便燥，左脉微弱，右脉沉数。（《丁甘仁医案》治验）

辨析：右脉沉数，苔黄便燥，似属阳黄。左脉微弱，皮肤黄而晦暗，又似阴黄。湿合热郁而成黄。湿热久郁，阴血必耗。宜滋其阴。茵陈、赤苓、川黄柏、生山栀子、苍术、桂枝、知母、血余炭、生甘草、生姜、大枣。《金匮》："诸黄猪膏发煎主之。"猪膏以大便只燥而不闭，以血余炭代之。此以症定病位兼病性，脉定病性兼病位。

（十八）胃下垂

【案例】食少，脘胀，神疲少气，常喜做深呼吸，胃下垂，脉细弱。（验案）

辨析：此脾虚中气下陷，可用补中益气汤。黄芪 30g，棉花根 30g，益母草 12g，升麻 6g，枳壳 8g，当归 12g，水煎分 2 次，冲服猪肚末 3g，早晚各服 1 次。此以症定病位兼病性，脉定病性。

（十九）吐酸

【案例】胁疼，吞酸吐苦，咽喉干燥，舌无津液，舌质红，脉细弱。

辨析：此肝虚气郁。香附，高良姜（酒炒）等量制末，每服 3～6g 用生地、天冬、枸杞子，煎水送服。此以症定病位兼病性，脉定病性。

（二十）便秘

【案例1】老人、产后、久病虚弱者之便秘，脉细弱。（验案）

辨析：此津虚便秘。因肠枯津亏，不可峻下，宜润下。当归、生地、柏子仁、陈皮。

【案例2】平日大便有欲解不解之状，及解又润而不燥，脉沉迟而弱。（《续名医类案》卷二十二二便不通之陆养愚治验）

辨析：此非血秘，乃气虚不能传送所致也。宜补中益气汤少以木香、白豆蔻佐之。此以症定病位，脉定病性。

（二十一）心悸

【案例】心悸、心烦，易惊，健忘，头晕，面白，舌淡，脉细弱。（验案）

辨析：脉细为血少，弱为气不足，脉证相合辨为心血虚也。黄芪当归汤和四物汤加减。此以症定病位兼性，脉定病性。

（二十二）麻木

【案例1】筋骨痿软，四肢麻木，持摄无力或手足震颤，站立不稳，或视物昏花，舌质淡，脉弱。（验案）

辨析：脉弱为气少，症辨为肝血不足，脉证俱为肝血虚也。宜当归、熟地、白芍、黄芪、生姜。此以症定病位兼病性，脉定病性。

【案例2】时遍身麻痹，脉皆浮濡缓弱。（《名医类案》麻木之汪石山治验）

辨析：脉辨为此气虚也。麻者，气馁行迟，不能接续也。如人久坐屈膝，气道不利，故伸足起立而麻是也。心之所养者血，所藏者神，气运不到，血亦罕来，由心失所养而昏潜也。宜用人参、黄芪、当归身、茯苓、麦冬、黄芩、陈皮、甘草。此以症定病位，脉定病性。

【案例3】两臂顿麻，两目流泪，服祛风化痰药，臂反痛，不能伸，手指俱挛，脉细弱。（《张氏医通》薛立斋麻木治案）

辨析：麻属气虚，挛属于营虚。当补脾肺，滋肾水，则风自息，宜六味地黄丸、补中益气汤。此以症定病位兼病性，脉定病性。

（二十三）畏寒

【案例1】脘痞腹胀，便溏，肌肉疼痛，并有冷感，舌苔白腻，脉沉弱。（《问斋医案》治验）

辨析：证因中阳虚衰，寒由内生，水液停留，成为寒湿裹结。宜用胃苓汤、苓桂术甘汤、椒术丸（花椒、苍术）。此以症定病位兼病性，脉定病性。

【案例2】督背畏冷，手指亦寒，两尺沉弱，唯左右关略带弦势。（《问斋医案》治验）

辨析：两尺更见沉弱，唯左右关略带弦势，弦为饮邪，沉为阳亏，督背畏冷手指亦寒，是真阳鼓舞失司也。治当温养脾肾，清肃肝肺，复入煦阳。宜防风、黄芪、炙甘草、姜半夏、橘红、桂枝、炒白芍、茯苓、巴戟天、款冬花、干姜、五味子、旋覆花、淮牛膝、别直参。此以症定病位兼病性，脉定病性兼病位。

第十一节　濡脉

一、脉象辨识

"浮而细小，柔软无力，轻手乍来，重手即去。"

二、脉象体悟

濡，通耎，软。故濡脉又称软脉。《脉经》云其："软脉，极软而浮细。"说明濡脉是在脉位表浅的脉体细而软，兼具浮、细、软三脉复合而成。具有三个要素：轻按浮取即得；脉管细小如线；脉跳柔软无力（图22）。

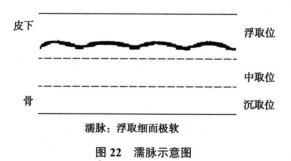

濡脉：浮取细而极软

图22　濡脉示意图

至于濡脉的指下感觉，《濒湖脉学》比喻其："如帛在水中，轻手相得，按之无有，如水上浮沤。"如水中之棉而柔软。脉之软，其脉力强于弱脉，言其脉体软。对至数的疾徐，脉体的长短阔窄，都无特定的要求。

濡脉之软，有如虚脉。然濡脉之脉形细小，且又脉位在浮。弱脉除见于沉部外条件亦是细而无力，然弱脉脉体不柔软，也不细小。此为两者的区别。

三、脉理及主病

濡脉浮细小而软。夫细小主血少，软亦主气虚，均是气血两虚证，本不应浮取而得。浮主表，亦主气，则乃卫气走表也。因虚者，气血皆大亏而气虚于表，脉管因气虚不敛，形成松弛之势，故脉来浮细无力，多见于气血不足，虚劳百损之疾。若因湿邪弥漫，气不能外达于表，亦可形成濡脉，盖脉管因湿之弥漫，浸淫脉气上浮，故虽濡而当有紧束之态，造成濡与弦、数兼见。

因此，濡脉多因气血皆虚，故以气伤为主。病人无亡血阴虚之先病。决不会见濡脉，阴虚则水不归壑，泛溢之病起矣。

濡脉大多主虚证、主湿邪，有不及而无太过之分。濡脉多见于脾病为患。盖脾主气，又主湿。故凡脾胃虚寒，运化失职，则见气虚、乏力、亡血、自汗、喘乏、遗精、飧泄、骨蒸、惊悸，皆见濡脉。

湿邪太盛，脉道受抑，气血失其通扬，症见胸闷、脘痞、身重头痛者多见濡脉。

湿温脉濡。如《温病条辨》说："头痛恶寒，身重疼痛，舌白不渴，脉弦细而濡，面色淡黄，胸闷不饥。午后热甚，状若阴虚，病难速已，名曰湿温。"湿邪弥漫，肌体气虚。脉管因气虚而松弛不敛，故脉来浮细无力，脉管内亦为湿气所充，必濡面兼紧束之象。

濡脉为湿伤气血之候，濡主外伤暑湿，故濡脉偏浮。濡脉细软，为气血不足，故主诸虚，但湿邪外袭，压抑脉道，脉亦软而浮，又不可作为虚论，临床辨证，必须脉证合参。

寸濡为心肺阳气不足，阳虚所以自汗多。关濡是脾胃阳虚、中阳不足，但是若属阳虚，一定要有虚的舌象及气不足的一系列症状。尺部见濡脉，是精血不足，下元阳虚气弱。

内伤虚劳，泄泻少食，自汗喘乏，精伤瘠弱之人，可见濡脉。又浮而细软主伤湿。浮而细小主伤气。治宜调理脾胃，恢复胃气。

曾治一患者，罹患乙肝小三阳已十余年。近来易劳倦乏力，失眠多梦，体瘦面倦黄，易出汗，肝区无明显疼痛感，偶尔觉不适。头晕，喜热饮，纳差，大便时干时溏，舌胖嫩，苔白腻，右脉濡缓，左脉弦细。夫脉濡者脾湿也，缓者气血不充，弦细乃肝血不足不能敛肝气。当建中而复气血以通营卫，扶脾抑肝。方用小建中汤加减。黄芪30g，桂枝10g，白芍20g，党参12g，当归10g，白术10g，茯神10g，大枣12枚，生姜6片，甘草10g。日一剂，6剂。病人大便转实，精神稍好。经此方合四君子汤加减治疗月余。精神、睡眠、食欲均好转，脉平缓，舌苔正常。已不觉疲劳。人已痊愈，上班工作。

总之，濡脉为胃气不充之象。主气虚、主湿滞。

四、症脉辨治案例

（一）血证

【案例1】尿血尿痛，日夜无度，腰脊酸楚，脉形濡细。（《问斋医案》治验）

辨析：脉濡细为气血俱虚，此由肝肾两亏，营虚气痹，气不摄血所致。治以养阴精泄为法。宜西洋参、女贞子、墨旱莲、茜草根、小蓟炭、血余炭、白芍、杜仲、甘草梢、紫石英、冬葵子、益智仁、参三七。此以症定病位，脉定病性。

【案例2】体肥便血，遍身发麻，合目更甚，因不敢合目，遂不寐者，脉虚大而濡。（《问斋医案》治验）

辨析：脉虚大而濡，气虚也。便血犹未止，胃弱不能食，面上时有火起，此气随血下而虚也。盖卫气行阳则寤，行阴则寐。卧则阴气行于阴，气虚行于阴，遂不能周于阳，故合目则身麻也。正合东垣补气升阳和中汤证，即用补中益气汤加苍术、黄柏、干姜、麦冬、芍药。此以症定病位，脉定病性。

【案例3】因房劳病咳血，头眩脚弱，梦遗，时或如冷水滴于身者数点。脉濡缓而弱，右关沉微按之不应。（《名医类案》卷三汪石山治案）

辨析：此气虚也。左手关部细而分之虽属肝而主血，概而论之，两寸主上焦而察心肺，两关主中焦而察脾胃，两尺主下焦而察肝肾，是左关亦可以察脾胃之病也。古人治病，有凭症，症有凭脉者，有凭形色者，今当凭症凭脉，而作虚治焉。人参、黄芪、白术、白芍、当归身、麦冬、茯神、栀子、酸枣仁、陈皮、甘草，煎服，朝服六味地黄丸，加黄柏、椿根皮。此以症定病位，脉定病性兼病位。

（二）痛证

【案例1】腰及两胫痛不可忍，作肾虚治不应，左脉濡细而数。（《医学纲目》治验）

辨析：脉濡细而数，血虚受热也，宜四物汤、生地，加知母、黄柏、牛膝、杜仲、肉桂。此以症定病位兼病性，脉定病性兼病位。

【案例2】经行腹痛如刮，脉细软而数，尺脉沉弱而近数。(《石山医案》治案）

辨析：细软属湿，数则为热，尺沉属郁滞。湿热郁滞也。以酒煮黄连半斤，炒香附六两，五灵脂半炒半生三两，归身尾二两，为末，粥丸，空心汤下三四钱。此以症定病位，脉定病性兼病位。

（三）咳嗽

【案例1】咳嗽痰臭，浮肿便溏，面赤气促午后发热，脉濡缓。(《类证治裁》治验）

辨析：脾主诸臭，入肺为腥臭，入心为焦臭，入肝为腐臭，自入为秽臭。盖脾不能运行其湿，湿郁为热，酿成痰之臭也。气阴不足，痰湿内蕴，脉濡缓。宜健脾除湿，益气养阴。此以症定病位兼病性，脉定病性。

【案例2】患痰嗽，昼夜不能安寝，脉沉而濡。(《杂病广要》咳嗽治案）

辨析：沉者为里虚生寒，濡者湿痰，宜用理中汤加附子。此以症定病位兼病性，脉定病性。

【案例3】咳嗽，甚则吐食呕血，兼发热、恶寒、自汗。脉皆浮濡而弱，按之无力。(《名医类案》卷三汪石山咳嗽治验）

辨析：此忧思伤脾病也。脾伤则气结，而肺失所养，营卫失和。宜麦冬、片黄芩、陈皮、香附、人参、黄芪、芍药、甘草、当归身、阿胶。此以症定病位兼病性，脉定病性。

【案例4】形色清癯，病咳嗽吐痰，或时带红，饮食无味，易感风寒，行步喘促，夜梦纷纭又有疝疾。脉皆浮濡无力而缓，右手脾部濡弱颇弦。(《名医类案》卷八血证之汪石山治案）

辨析：此脾病也。脉濡缓弱颇弦，土虚木实。人参、白术、茯苓、当归身、麦冬、黄芩、川芎、陈皮、山楂。此以症定病位，脉定病性兼病位。

【案例5】咳痰黄稠，甚至喘急，舌苔黄腻，脉濡数。(验案）

辨析：脉证辨为痰火阻肺咳嗽。治宜清金化痰。清金化痰丸，青黛、浮石、黄芩、桔梗、贝母、瓜蒌仁。此以症定病位兼病性，脉定病性。

（四）伤寒

【案例1】鼻痒喷嚏流涕，头晕乏力，脉濡缓。(《中医临证经验与方法》朱进忠治案）

辨析：脉濡缓，知其乃气虚湿盛。脉证相合辨为气虚外感。此以症定病位兼病性，脉定病性。

【案例2】寒热吐泻，烦热无汗，自利呕渴，脉濡而弱。（《类证治裁》泄泻脉案）

辨析：脉濡弱，湿甚则濡泻，今湿郁生热，热蒸更为湿，故烦而呕渴也，宜猪苓汤去阿胶加半夏、薄荷梗、薏苡仁、车前子。此以症定病位，脉定病性。

（五）虚劳

【案例1】过劳怠倦，烦闷恶食，脉浮小濡缓。（《名医类案》卷二内伤之汪石山治案）

辨析：脉浮小濡缓，系气阴不足，湿郁不化。此劳倦伤脾也。冬春宜补中益气汤，夏秋宜清暑益气汤。此以症定病位，脉定病性。

【案例2】人形长而瘦，色白而脆，遍身浸淫，循行如虫，或从左脚腿起，渐次而上至头，复下于右脚，自觉虫行有声之状，其脉浮小而濡，按之不足。（《名医类案》卷二内伤之汪石山治案）

辨析：此为虚证。《伤寒论》云："阳明病，法多汗，反无汗，其身如虫行皮中状者，此以久虚故也。"用补中益气汤，多加人参、黄芪，以酒炒黄柏五分佐之。此以症定病位，脉定病性。

（六）暑证

【案例1】季夏时病胸项多汗，两足逆，谵语，关前濡，关后急。（《名医类案》卷二暑之罗谦甫治案）

辨析：胸项多汗为伤暑。先受暑，后受湿，暑湿相搏，是名湿温。先以白虎加人参汤，次以白虎加苍术汤，头痛渐退。此以症定病位，脉定病性兼病位。

【案例2】暑热感冒，呕吐之后，胸脘中高，突出一块，胀痛难忍。头晕重而痛，渴欲饮水，溲黄短少，手足痿软乏力，舌满布白腻，脉来濡弱。（《问斋医案》治验）

辨析：此中阳失运，外袭暑风，胸痹之类也。直温运和中，兼以化湿理气。宜淡干姜、淡吴茱萸、制川厚朴、春砂壳、上官桂、制苍术、广郁金、炒广皮、炒白芍、猪赤苓、炒泽泻。此以症定病位兼病性，脉定病性。

（七）喘证

【案例】胸满气喘，清晨吐痰，口干作渴，脉濡弱。（《内科摘要》薛己治验）

辨析：清晨吐痰，脾虚不能消化饮食，胸满气喘，脾虚不能生肺金。涎沫自出，脾虚不能收摄也，口干作渴，脾虚不能生津液。遂用六君加炮姜、肉果，温补脾胃，更用八味丸以补土母而愈。此以症定病位兼病性，脉定病性。

（八）泄泻

【案例】病得之饮酒，下泄，汤水粒米不纳，服汤药即呕，脉濡缓而弱。（《古今医案按》泄泻之程明佑治案）

辨析：脉濡缓而弱，系脾伤于湿也。以人参、黄芪、白术和粳米为糕。此以症定病位，脉定病性。

（九）痞证

【案例】胃上有块而不痛，不食亦可，如食过点，腹即下泻，神少，出汗多，脉濡。（《问斋医案》治验）

辨析：胃上有块而不痛，即《伤寒论》所谓痞也。痞而食少，胃肠虚也；痞而下利，脾阳虚也；痞而神少，中气虚也；痞而多汗，表虚而营卫不和，风木之气有余也；戊土在肾，虚则并虚，干姜暖胃以化痞块，白术暖脾以节大便，巴戟暖肾以除风湿，此皆补主气以胜客气，治其本也。胃上之块系气与水合聚而成者也，香砂、腹皮开郁理气，白前、枳壳破气降痰，艾叶通下焦之阳以逐寒湿，共驱客气以安主气，治其标也。土之不足，由于木之有余，白芍平之，合桂枝则调和营卫以止汗，合牡蛎则化痰软坚以敛汗。痞为阴邪，阴邪据于阳位则阳郁于上而下济者寡，凡阴阳不和之证，往往脾胃寒而胸中反有热者，此也。故用黄芩以清之，此与诸泻心汤之辛开苦降无二理，唯寒多热多，则在临症时细心斟酌，以为辛温，苦寒进退之标准也。药用干姜、白术、巴戟天、香砂仁、大腹皮、白前、枳壳、艾叶、白芍、桂枝、牡蛎、黄芩。此以症定病位兼病性，脉定病性。

（十）中风

【案例】中风舌强不能言语，口角流涎，左手足麻木不仁，脉濡细。（《丁甘仁医案》卷三治案）

辨析：脉濡细，阳虚夹湿痰直中经络，阻于廉泉。小续命汤加减。宜川桂枝、附块、全当归、川芎、云茯苓、半夏、生白术、麻仁、新会皮、全瓜蒌、生甘草、风化硝、嫩桑枝。此以症定病位兼病性，脉定病性。

（十一）遗精

【案例】耳鸣，耳聋，头晕目眩、失眠，咽干，盗汗，五心烦热，舌红苔腻，脉濡而数。（验案）

161

辨析：脉证相合辨为湿热遗精。宜知母、黄柏、苍术、煅龙骨。此以症定病位兼病性，脉定病性。

（十二）口臭

【案例】口臭，苔腻，便干，六脉滑数。（验案）

辨析：此脾有湿而胃有热，交蒸于中，上熏于口，臭浊之气自口出。宜白芷、川芎、大黄，共研为末，制蜜丸，雀卵大，口含之。此以症定病位兼病性，脉定病性。

（十三）水肿

【案例1】面目浮肿，肌肤隐黄，胸痞脘闷，时欲寒热，舌苔黄腻，脉来濡缓而滞。（《时病论》霉湿时病案）

辨析：脉来濡缓而滞，此湿郁发黄，湿邪弥漫气焦，胸脘闷塞难堪。宜赤茯苓、猪苓、杏仁、薏苡仁、茵陈、滑石、寒水石、藿香、白芷、黄芩、神曲。此以症定病位兼病性，脉定病性。

【案例2】先自头面肿起，渐次手足浮肿，又次肚腹胀，小水不利，脉沉濡细。（《续名医类案》肿胀之杨乘六治案）

辨析：目下肿如卧蚕状。目之下阴也，水亦阴也。肾以为水之主，其肿至于目下故也。寒水侮土。脉沉濡细，是气虚湿盛，以大剂补中益气加木瓜、干姜，送服金匮肾气丸。此以症定病位兼病性，脉定病性。

第十二节　迟脉

一、脉象辨识

"一息三至，每分钟脉搏在60次以下，去来极慢。"（图23）

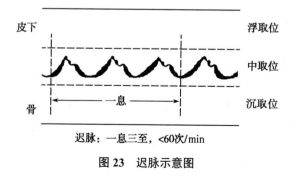

迟脉：一息三至，<60次/min

图23　迟脉示意图

二、脉象体悟

迟脉与数脉一样均以至数论。现代医学主张以秒钟来计算至数，这固然可以使迟脉标准化和客观化，但中医的以呼吸计脉动至数和以时间计脉率之间并不完全对应。一息四五至为平脉，一息不足四至为迟脉，一息五至以上为数脉；相对的是脉率 80～90 次/min 为平脉，低于 60 次为迟脉，高于 90 次为数脉。这一诊断标准，虽便于掌握和运用，但尚不能满足临床的需要。例如，促脉的脉象为脉数（90 次/min 以上）而无规律地歇止，结脉的脉象为脉缓（60 次/min 以下）而无规律地歇止。那么，脉率在 60～90 次/min 而不规律地歇止的脉象又是什么脉呢？古今没有人回答这个问题，给临床带来混乱。因而，应该以呼吸计数作为辨脉为主，辅以时间计数。

此外中医有论某部独数独迟者，若独寸迟，则寸当一息三至，关尺不迟，当一息五至，寸关尺的脉率当不一致。寸关尺本一脉相贯，一气两动，三部脉率应是相等的，不可能出现各部至数不一的情况。因此《金匮要略》有"寸口脉沉而迟，关上小紧数"就相当难以理解。但是事实上数脉的含义有时是指"脉来急迫"之义，可因寒引起，故这里的"关上小紧数"，表明的是寒气导致的经脉拘急而有脉流急迫之感。因此，仲景以前的医书有些脉象描述和《脉经》以后整理的脉象描述有一定的差异。

三、脉理及主病

迟脉的出现，说明是营卫之气受阻，气血运行不畅导致，故迟脉兼具"往来难"涩象脉势。气寒不行，血寒则凝滞，凡阳气受寒邪阻遏，寒入血脉气滞血凝脉来迟滞，或阳气虚弱脉来运行乏力，一息四至以下为迟脉。亦有邪热结于里，郁阻气机脉来迟滞。故有虚实之分。

虚者，多因五脏阳气虚弱，不能温煦，无力推动脉体营卫之气运行，或因营卫本身虚弱，无力率血而行。

实者，或因寒邪凝滞，阳气受阻，或因火郁、食郁、气郁、痰郁等有形的物质滞留不行，营卫受阻皆可造成迟脉。

因于虚者脉迟而无力；邪阻而迟者，沉取有力。

1. 平脉　除个别训练有素的运动员在静息时脉率可低于每分钟 60 次外，迟脉一般不见于健康人。

2. 病脉　迟脉多属阴，主藏、主寒，主阴盛阳衰，为寒证的主脉。迟而有力，多为冷痛，冷积实证。迟而无力为虚寒。迟脉主寒为常，主热为变。凡脏腑阳气不足，阴寒乘之，多见迟脉。

此外，邪热结实，食滞中焦，阻滞血脉可致脉迟。如气郁、阳郁、热郁，甚至阳明腑实证，热入血室等可出现迟脉，细察其兼脉与证候可辨。其脉必迟而有力或迟而滑。沉寒痼冷、癥瘕疝癖积聚，壅阻脉道致使血行迟缓而脉迟。

迟脉兼浮者多主表寒；兼沉者多为里寒；兼虚者为阳气虚；兼实者多为寒实证；兼滑者多为寒痰留饮；兼细涩者为气血大虚，为虚寒；兼沉弦而小者为陈寒痼冷，必难治。

一病人突然身痒，前后身及两上肢，遍起斑块，高出皮肤，颜色不红，时抓时起，时起时消，脉迟、肢冷。遂改用麻黄汤疹消痒止。此系因感寒令卫闭营郁，见瘾疹身痒，肢冷，脉沉发散之，邪去则疹消。

总之，迟脉主脏，为寒证的主脉。主阳气不足，寒湿、冷痛之疾。

四、症脉辨治案例

（一）痛证

【案例1】腹中痛极，手足皆青，脉虚沉迟。（《齐氏医案》卷二伤寒中寒治验）

辨析：此乃寒邪直中肾经也。急与人参、白术、黄芪、熟地、附子、肉桂、吴茱萸、干姜。此以症定病位兼病性，脉定病性。

【案例2】小儿腹痛甚，时作时止，医以槟榔丸投之愈痛，眼目露神上视，口出冷气，大渴烦躁，脉沉而迟。（《丁甘仁医案》治验）

辨析：属脏寒虚痛，寒极似热。附桂理中丸一大枚，令其速进，外用葱头一大握，捣烂炒热，摩熨腹脐，冷则换之，不逾时，大便大下，腹痛顿减，遂进附子理中加丁、蔻，二剂全瘳。此以症定病位兼病性，脉定病性。

【案例3】腹痛而喜温、喜按，便秘，或下痢久不愈，手足不温，舌质多淡，脉弦紧迟。（验案）

辨析：此寒结大肠。治当温阳化滞，大黄附子汤主之。此以症定病位兼病性，脉定病性。

（二）胀证

【案例1】腹胀，每于鸡鸣时发，至午即宽，后于半夜即发，至两日渐于薄暮即发矣，夜不能卧，饮食亦减，肌体日瘦，脉之沉微而迟。（《续名医

类案》卷十三肿胀之陆养愚治案）

辨析：若论症日宽夜急，血不足也，当养血；论脉沉弱而迟，气不足也，当补气。乃以补中益气汤，倍当归加酸枣仁、木香数剂而愈。此以症定病位兼病性，脉定病性。

【案例2】胃中作胀，食入更甚，满腹板硬，气升胸膈，腰痛耳鸣，臂疼头重，不时作泻。左脉沉细，右脉沉迟。（《问斋医案》治验）

辨析：脉沉为里病，脉迟为有寒。脾肾两虚之症也。理中汤平胃散加桔梗、槟榔、神曲。此以症定病位兼病性，脉定病性兼病位。

【案例3】胸前胀满，饮食少思。服补益药愈胀甚。精神困倦，饮食不思，更加微热头昏，寒热互用，脉沉细兼迟。（戴丽三医案）

辨析：右关脉固是沉迟，乃误服补剂，气不充畅故耳。当舍脉从症，应用平胃散加楂肉、麦芽、莱菔子、枳壳以推荡之。此以症定病位兼病性，脉定病性。

（三）不寐

【案例】彻底不眠，胸前发热甚炽，口渴异常，一夜可尽凉水两桶，六脉沉迟。（《问斋医案》治验）

辨析：症辨有热，脉沉迟为寒，乃阳不归根，阳气上越之证。急宜纳阳。宜白术、茯苓、附片、人尿一杯，兑服。此以症定病位兼病性，脉定病性。

（四）泄泻

【案例1】泄泻无度，便后见血红紫之类，肠鸣腹痛。不欲食，食则呕酸，形体愈瘦，面色青黄不泽，心下痞，恶冷物，口干，时有烦躁，不得安卧，手足稍冷，脉弦细而微迟。（《医学纲目》泄泻治案）

辨析：脉弦细而微迟，气血俱不足也。《黄帝内经》云：结阴者，便血一升，再结二升，三结二升。又云：邪在五脏则阴脉不和而血留之。结阴之病，阴气内结，得外行，无所察，渗肠间，故便血也。宜苍术、升麻、黑附子（炮）、地榆、陈皮、厚朴、白术、干姜、白茯苓、干葛、甘草、益智仁、人参、当归、神曲（炒）、白芍。此以症定病位兼病性，脉定病性。

【案例2】伤寒误治不起，胸腹气逆上升，鼻煽自汗，口渴引饮，泄泻，舌质淡红，苔薄白微糙，左脉沉迟，右脉软弱。（《问斋医案》治验）

辨析：脉沉迟而弱是脾肾阳虚。真火式微虚阳上冒，肝肾根蒂不固，冲脉震动上逆，肺虚气泄，而为鼻煽自汗，脾阳下陷，而为泄泻。口渴者，乃肾少生生之气，脾胃运输无权，津液因泻不能上潮，犹釜底无薪。锅盖无汽水也，勿以口渴而投凉，当从温纳元气，为根本治疗。庶几本源既涸，余恙自瘳。用复脉合龙牡救逆法，扶元固脱。宜炙甘草、东洋参、驴皮胶、麦冬、炒白芍、大生地炭、龙骨、煅牡蛎、淡附子、瑶桂片、酸枣仁、炒干姜。此以症定病位兼病性，脉定病性兼病位。

（五）血证

【案例】吐血碗许，后数日喉中复有血腥，似有汹涌之意，大便不实，面黄带青，喘促声哑不能倒卧，胸膈痛应于背，脉之两寸不起，两关尺沉迟。（《续名医类案》卷十二吐血之陆肖愚治案）

辨析：寸脉不起，上焦有瘀也，关尺沉迟，中下有寒也。用延胡索、红花、苏木、白茅根、牡丹皮、紫菀、桑白皮、贝母、枇杷叶，大料浓煎，徐徐服之。此以症定病位兼病性，脉定病性兼病位。

（六）伤寒

【案例1】病恶寒发热，头体微痛，苦呕，下泄，脉弦而迟。（《名医类案》卷一伤寒之滑伯仁治案）

辨析：脉迟者为寒，故病在阴，当温之，真武汤主之。此以症定病位兼病性，脉定病性。

【案例2】患伤寒，发热汗出，多惊悸，目眩，身战掉，欲倒地，尺脉迟。（《续名医类案》卷一伤寒之孙兆治验）

辨析：仲景曰："尺脉迟，荣气不足，不可以汗。"太阳经欲解，复作汗，肾气不足，难作汗。所以心悸目眩身战，真武汤服之，三服微汗自出而解。此以症定病位兼病性，脉定病性兼病位。

（七）反胃

【案例1】食久而吐，大便不实，胸膈痞闷，呕逆吞酸，脉伏迟细。（《王九峰医案》反胃治验）

辨析：脉伏迟细是由脾胃虚寒，命火阳衰，土无以生。病呕而吐，食入反出，是无火也。用六君子加炮姜、白豆蔻、黄连、制吴茱萸，早吞八味丸，补命门火以生脾土。此以症定病位，脉定病性。

【案例2】食入反出，胃寒无火，神衰，脉细迟。（《名医类案》噎膈之李东垣治验）

辨析：此脾虚气弱。大半夏合大建中二汤使胃阴下达。此以症定病位兼病性，脉定病性。

【案例3】饮食少入，肠鸣切痛，时作呕哕，朝食而暮吐。胃脉弦而迟，

肾脉虚而细。(《名医类案》噎膈之薛立斋治验)

辨析:病呕而吐,食入反出,是无火也。胃脉弦而迟,肾脉虚而细,肾脾均虚。宜附子、白术、炮姜、益智仁、丁香、茯苓。此以症定病位兼病性,脉定病性兼病位。

(八)厥证

【案例】猝得中痰之症,人事不知,四肢发厥,痰声辘辘,六脉沉迟。(《续名医类案》卷二中风之薛立斋治验)

辨析:脉沉迟为里寒,是胸中无火,阴霾用事,非极热之品,不能冲开寒痰。即用三生饮大热之剂,生附片、生乌头、生南星、木香、党参,一剂而苏,更用香砂六君子汤加姜、附,调理而愈。此以症定病位兼病性,脉定病性。

(九)水肿

【案例1】肿胀,水渍经隧,少腹阴囊腿足通肿,大腹按之硬,缺盆平,肢冷目黄,面颊俱浮,便滑溺少,背寒腹热,坐不得卧,脉沉迟而虚。(《类证治裁》肿胀脉案)

辨析:病在水分。脉沉迟而虚,肾阳虚,症多水湿,法先分消,佐以通阳。宜防己、木通、大腹皮、猪苓、茯苓、薏苡仁、半夏、砂仁壳、附子、干姜。此以症定病位兼病性,脉定病性。

【案例2】平日夜间于静坐时爱饮香茗,饮后辄眠,其鼻准发亮,两目下有卧蚕形,两足浮肿,六脉沉迟。(《续名医类案》卷十三肿胀之李士材治验)

辨析:《内经》云:"沉属阴病,迟则为寒。"况水乃阴邪,足系三阴,阴邪客于阴经,非肉桂、附子不能驱阴回阳;非苍术、蔓荆子不能升阳除湿;非小茴香、赤茯苓不能化气利水。此以症定病位兼病性,脉定病性。

(十)虚劳

【案例】倦怠气弱,口干畏寒,肌肉甲错,脉来迟缓,右寸为甚。(《问斋医案》治验)

辨析:脉迟则为寒,缓则为虚。此忧思过度,肺气受伤故也。肺主气,虚则气怯;气为阳,阳虚则恶寒;肺主皮毛,虚则无津液以充泽肌肤。气有余则物润泽,气不足则无以化液,故令口干。气壮则强,气馁则弱,肺气虚则倦怠矣。经曰:损其气者益其肺。宜健脾以调母。四君子汤加芪、桂。此以症定病位兼病性,脉定病性兼病位。

(十一)发热

【案例】头面畏寒,盛暑必裹棉巾,掌心发热,口鼻时常见血,而且长夜汗出，湿透衣被，不分睡醒，肾精自遗，终日目眩头昏，神疲体倦。六脉沉迟而弱，右手寸关更微，左尺短涩无根。(《问斋医案》治验)

辨析：脉症辨为寒为热，阴阳俱虚。归脾汤去当归、木香，加附子以扶阳，鹿鞭以补肾，补骨脂、五味子、杜仲、菟丝子、桑螵蛸以固精益气。此以症定病位兼病性，脉定病性兼病位。

（十二）痢疾

【案例】久痢体虚，努争过度见脱肛，气短乏力，脉虚迟。(验案)

辨析：脉证相合辨为中气虚而下陷脱肛。宜黄芪、党参、升麻、陈皮、甘草，棉花根。如脱下 3cm 以上者，外用鳖头数个，瓦上烘干研末，搽肛上。每次大便后即需搽药一次，并以温毛巾缓缓托入，搽药后，静卧一小时。此以症定病位兼病性，脉定病性。

（十三）胸痹

【案例】胸中憋闷，胸痛彻背，气短，自汗，肢端不温，舌淡，脉沉迟。(验案)

辨析：脉证相合辨为心阳痹阻也。宜四逆汤和桂枝甘草汤。此以症定病位兼病性，脉定病性。

（十四）带下

【案例】白带清稀且量特多，腰冷酸胀，小便频数，腰痛如折，脉沉迟缓。(验案)

辨析：此肾气虚带下。槐花、牡蛎、莲肉，用山药 30g 煮粥，分两份调入药末 10g，日服 2 次。此以症定病位，脉定病性。

（十五）呕吐

【案例】呕清涎盆许，大汗如雨，呕出此涎，胸膈刺痛即止，小便短少，脉沉迟。(《续名医类案》卷十六痰之陆祖愚治验)

辨析：症辨为痰饮为病，脉沉主里，迟为寒。乃是水邪射肺，水逆证。宜五苓散。夫呕吐之证，一曰寒，一曰热，一曰虚。寒脉迟，热则脉数，虚则脉虚，即其脉可以分其证。寒者，喜温而恶寒，食入即吐，不食亦呕，生姜汤而其效更速者，或如法半夏、丁香、白蔻仁、砂仁之属。热者，麦冬、芦根止呕定吐，石膏为止呕定吐之上品，诸逆冲上，皆属于火，诸呕吐酸，暴注下迫，皆属于热是也。虚者责之于脾胃，宜理中、六君皆以黄芪易人参，皆能奏效。此以症定病位，脉定病性。

第十三节　数脉

一、脉象辨识

"脉来急迫，脉律匀齐，一息六至。"

二、脉象体悟

数脉与迟脉相对，是以脉动之至数（脉率）而定。

正常人一息五至，72～90 次/min。数脉一息六七至在 108 次/min 左右（图 24）。

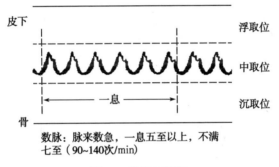

数脉：脉来数急，一息五至以上，不满七至（90~140次/min）

图 24　数脉示意图

现代医学以时间计脉动，这是最标准的方法。以呼吸计脉动，最大的弊端是人体在疾病状态下呼吸的频率同时也会改变。因此，以呼吸计脉动并不能真实反映心脏的频率。如果正常人每分钟呼吸以 18 次为准，则数脉的脉跳频率应当是 108 次/min，再加上呼吸加快的因素则数脉就是现代医学的心动过速。由于秒表计脉动与以呼吸计脉动间并不一一相应，故以时间计脉动则存在脉率标准化的问题。对数脉有认为是一息五至以上不满七至为数脉，有认为一息五至以上为数脉。如正常脉象一息四到五至，脉搏每分钟 72～90 次；一息六至以上为数脉，脉搏每分钟在 108 次以上。那么，如果脉搏为每分钟 90～108 次，脉率是否正常？

所以在以时间计脉动的时候，同时也要结合呼吸定至数。

另外，数脉如果仅从至数上定义，则寸口脉上绝不会出现寸脉数，关尺脉不数。关、尺脉数而寸脉不数。关数、寸、尺脉不数或尺脉数而寸、关脉不数的怪现象。因为脉动的动力是心脏，心动则脉动，心不动则脉亦不动。

数脉是心跳频率的加快。

在《脉经》以前，数脉另外的一层意思是脉来急迫的脉象。数脉在《黄帝内经》并没有从至数而言，而是说数脉之象"脉流薄疾"。薄者，迫也，疾者，迅也。即脉来去有流利急迫之象。故"寸口脉沉而迟，关上小紧数"者即是此意。

《脉经》之后的医家逐渐把数脉定义为以至数为唯一条件的脉象了。

三、脉理及主病

脉率的产生是与心气功能密切相关的。心气分为心阴与心阳两部分。心阴是心气中具有凉润、宁静、沉降等功能的部分；心阳是心气中具有推动、温煦、升发等功能的部分。心阴以其凉润、宁静之能制约心阳，防止心火过亢；心阳以其温煦和推动之功制约心阴，以防阴寒过盛。心阴与心阳，互根互用，协调平衡，则心气冲和畅达，心脏搏动有力，既不过速，也不过缓；脉管舒缩有度，既无拘急，也无弛纵，如此则血液通畅，脉来和缓有力。因此，脉来和缓，搏动有力，频率适中（60～100 次 /min），节律一致，是心气充沛，血液运行畅达的表现。脉数者，其产生的机理总在于心之阳气薄疾脉率加速。其因则有寒热虚实之分。

1. 邪热亢盛阳气薄疾　邪热亢盛而脉数者，可见于六气化火、五志化火，以及痰饮、湿浊、病血、食积等蕴而化火，致阳热亢盛。热盛，则搏击气血，气血行速而脉来疾迫致脉数。由于引起阳热亢盛的原因不同，所以数的兼脉也不同，气郁化火者，脉多沉数，或沉弦而躁数。外感六淫化热者，脉多洪数，或沉实而数。痰、食蕴久化热，脉多滑数。湿邪蕴而化热，脉多濡数。这类数脉，皆属实热，当数而有力。

2. 里虚阳亢、阳气薄疾：阴阳气血的虚衰，皆可致数

（1）阴虚致数：阴虚不能制阳，则阳相对亢盛，鼓荡气血，脉流薄疾而脉数。此数，多见细数。若阴虚不能内守而阳气浮越者，脉可浮数而大，但不任重按。

（2）阳虚、气虚、血虚者，脉皆可数：因正气虚衰，气血张慌，奋力鼓搏以自救，致脉来急迫，且愈虚愈数，愈数愈虚。此数也，或沉细而数，或浮大而数，或濡数，然必皆按之无力。

临床上数脉多见于实证、热证中。数脉为阳脉，多主热证，主腑病。主热为常，主寒、主虚为变。

虚损之证，阴阳气血俱不足，心气衰弱见数脉，不可以热论之。唯损最多，愈虚则愈数，愈数则愈危。阳虚而数者，脉必数而无力而兼弦涩细弱者，症见虚寒；阴虚之数者，脉必数而弦滑。脉数但兼弦涩细弱者，总皆虚数，非热数也，悉宜温补命门。心脏的阳气血液不足者，可兼见促脉、代脉。大出血引起的气随血脱或元气大伤，脉可见数大而虚或散。

此外，数脉也见于生理性的变化。如儿童、体力劳动后、进餐后、情绪激动时，均可出现脉数，属于正常现象，不可不知。

数脉以有力无力为辨，数而有力为实热，数而无力为虚热。脉见浮数，当发热而未发热，身有痛处，饮食正常，此欲发疮疡。凡寒邪外感，脉必暴见紧数。内热伏火等证，有时脉反不数，而唯洪滑有力。

阴盛阳衰，虚阳外浮，脉数大而无力，属阴证、虚证。脉见浮数大而无力，按之豁然而空，症见发热，面色戴阳，此阴寒盛迫阳外浮，是真寒假热，寒极似火。其属实者，必兼洪滑实数之脉。

曾治一患者，素多饮食无时，饥饱失常，罹患慢性肠胃疾患，最近偶受风寒兼食月饼数个而有腹泻之疾五六日矣，初起每日5～6次，后去村卫生所输液有所缓，然仍拉稀便，水样，无见脓血，胃纳差仅吃稀粥，面色萎黄，消瘦疲乏，腰酸，心略慌，小便清长，舌淡苔薄白中见腻，脉数而见弱象，脉率100次/min左右。其一派虚象，脉象数者，患者素较虚弱，今腹泻迁延，以致脾气已虚，兼及肾阳，治当温补脾肾，和胃止泻。处方：党参15g，干姜6g，附子9g，淮山药12g，半夏12g，白术12g，茯苓12g，灶中土30g（先煎代水），肉桂3g。七剂后复诊，便泻已止，偏于干结，余症亦明显减轻，舌淡而瘦薄白润。脉仍弱数，脉率越90次/min左右，上方去灶中土，加熟地黄12g，菟丝子12g。后调理月余，诸症较为起色，脉象和缓，面色红润。

总之，数脉主腑，主热证。为阳盛阴亏，热邪流传于经络之象。

四、症脉辨治案例

（一）发热

【案例1】通身蒸蒸烦热无已，时觉两胁下有一块，冲于心，切痛不能禁，辄晕投地，按其小腹则痛，面色黯黑，而口吻为最甚，脉数有力。（《问斋医案》治验）

辨析：大便甚黑，小便频数，面色如煤，是其血证之谛也。脉数有力为瘀热之征，宜桃核承气汤。此以症定病位兼病性，脉定病性。

【案例2】劳倦发热，反作外感治，狂言不识人，目赤上视，身热如火，六脉数疾七八至，右手部豁大无力，左略弦而芤。(《名医类案》卷二内伤之虞抟治案)

辨析：虚证无疑，中气不足也。脉数疾而芤虚是内虚发热，因与苦寒药太多，为阴盛隔阳之证。宜补中益气加熟附子、干姜。此以症定病位，脉定病性。

【案例3】不时发热，日饮冰水，热渴益甚，形体日瘦，尺脉洪大而数，时或无力。(《续名医类案》消渴之孙文垣治案)

辨析：热之不热，责其无火。寒之不寒，责其无水。倏热往来，是无火也。时作时止，是无水也。尺脉洪大而数本属阴虚，时或无力，证当确的。法当补肾，用加减八味丸。此以症定病位兼病性，脉定病性兼病位。

【案例4】每夜发热，天明方止，日轻夜重，恶心，不食肢倦，且云体肥，今渐消瘦，左脉微数，右脉弦数。(《续名医类案》卷十六痰之张三锡治案)

辨析：昔肥而今瘦者，痰也。症辨为阴病。脉弦数是血虚有痰也。宜四物汤加苍术、黄柏、木瓜、槟榔、木通、泽泻，空心服，以治下元。此以症定病位兼病性，脉定病性兼病位。

【案例5】夜热咳嗽，头晕眩口干，下元乏力，憎寒减食，面色萎悴，足心如烙，尺脉偏旺。(《类证治裁》咳嗽脉案)

辨析：尺脉主肾，偏旺是为阳亢。宜六味汤熟地炒用，加人参、五味子、贝母、莲子。此以症定病位兼病性，脉定病性兼病位。

【案例6】腰部疼痛，痛处有热感，或见小便短赤，脉弦数。(验案)

辨析：脉证相合辨为湿热腰痛。宜二炒散加味：苍术、黄柏、狗脊、防己、牛膝。此以症定病位兼病性，脉定病性。

(二)血证

【案例1】咳血之患，遇烦劳动气即发，发时五心烦热，头目眩晕，胸闷气喘，眠卧不能依左，脉见弦滑带数。(《临证指南医案》咳血治案)

辨析：脉证相合是肝阳勃升，木火灼金之候。宜黄连、吴茱萸、制白芍、沙参、麦冬、菊花炭、侧柏炭、阿胶、地榆、石斛、甘草。此以症定病位兼病性，脉定病性。

【案例2】心烦口渴，溺黄带血，舌赤，脉数。(验案)

辨析：脉症辨为心病。此肾水不足，心火偏旺，移热于小肠所致，应予凉血泻火，导赤散加减。此以症定病位兼病性，脉定病性。

【案例3】咳血，胸闷而痛，脉弦数。（验案）

辨析：症辨在肝肺。此肝不藏血，多由肝气失疏，郁而化火，迫血妄行而出血，侧柏叶、白芍。此以症定病位，脉定病性。

【案例4】久患胁痛，左半不能卧，食少不眠，忽吐血数瓯，右关弦略数，左右寸俱鼓指。（《续名医类案》卷十二吐血之魏玉横治验）

辨析：症辨在肝胃之病。凡吐血属痰者，多杂紫黑成块，今所去皆散漫不凝，盖由肝木失养，燥而生火。宜制肝和胃，生熟地、沙参、麦冬、山药、枸杞子、黄连。此以症定病位，脉定病性兼病位。

【案例5】患衄血，长流五昼夜，百药不止，脉洪数无力。（《续名医类案》卷十二衄血之龚子才治验）

辨析：脉洪数无力是虚热。此去血过多，虚损之极。宜八珍汤加熟附子、茜草，令捣蒜敷足心。此以症定病位，脉定病性。

【案例6】鼻衄，发热恶寒，消谷善饥，疲倦或自汗呕吐，脉细且数，约有六至。（《孙文垣医案》卷三治验）

辨析：数脉所主，其邪为热，其症为虚，脉证相合乃气虚有热。宜人参、黄芪、生甘草、陈皮、黄柏、白术、当归身、生地黄、山栀子、生白芍。此以症定病位兼病性，脉定病性。

【案例7】体厚色白，咳吐瘀紫，继见鲜色，喉中咸，少腹痛，小便短赤，左脉沉大有力，类紧不甚数。（《吴鞠通医案》卷三肝痛治验）

辨析：大凡吐血，左脉坚搏，治在下焦血分；右脉坚搏，治在上焦气分。此冲脉袭受寒邪，致经不得行，倒逆而吐耳。大忌柔润寒凉，宜温镇冲脉，行至阴之瘀浊，使经得行而血症愈矣。宜苦辛通法。宜川楝子、降香、两头尖、小茴香、桃仁、琥珀屑、紫石英、当归须、韭汁。此以症定病位兼病性，脉定病性兼病位。

【案例8】素有吐血病，过劳则发。每日上午四时钟时，即大吐血，咳嗽有痰，心烦口渴，欲饮冷水，自觉胸部烧热，心胸间喜以冷水浸手巾覆之，知饥能食，形容消瘦，舌苔薄腻微黄，两手脉数不大。（《丛桂草堂医案》治验）

辨析：脉数为热，此热伏于肺，胃热迫血而妄行。欲止其血，当先降其热，热降则血安于其位，不治而自止矣。宜玉女煎合清燥救肺汤为剂：生石膏、桑叶、干地黄、阿胶、贝母、沙参、麦冬、杏仁、枇杷叶。此以症定病位兼病性，脉定病性。

【案例9】大便下血，大便如常，右寸实数。(《续名医类案》下血之吴孚先治验)

辨析：大便如常，是病非在大肠在肺也。且右寸为数，是实热在肺，传于大肠。宜黄芩、天花粉、山栀子、麦冬、桔梗清其肺热。此以症定病位，脉定病性兼病位。

【案例10】嗽痰气逆，溺短赤，形瘦腰痛，脉弦数。(《王氏医案绎注》卷十治验)

辨析：此尿血也，脉证相合辨为肝肺之病，热也。宜肃肺祛痰，清肝凉血。苇茎汤合白头翁汤加枇杷叶、旋覆花、侧柏叶、藕节。此以症定病位兼病性，脉定病性。

【案例11】尿血月余，遍治罔效，脉左寸弦数。(《丁甘仁医案》治验)

辨析：左寸主心，此心与小肠之火销灼血分。宜水牛角、牡丹皮、大生地、赤芍、玄参、麦冬、竹叶心。此以症定病位，脉定病性兼病位。

【案例12】咳损日久，时发吐血，低热频起，神疲纳差，失眠，脉细微数。(《问斋医案》治验)

辨析：凡阴虚之损，皆因营气虚衰而起，渐至营行日迟，卫行日疾。而内热生焉。愈热则愈衰，因之脉象愈数。古人论虚证，每以脉数之进退，测病之轻重。宜吉林参、黄芪、甘草、生地黄、阿胶、酸枣仁、左牡蛎、麦冬、白芍、牡丹皮、川百合、薏苡仁、柏子仁。此以症定病位兼病性，脉定病性。

【案例13】经行偶逢大怒致经血停止，鼻孔流血，复加呃逆，肝脉沉滞且数。(《湖岳村叟医案》治验)

辨析：症辨为肝逆，脉沉数而滞是肝有瘀热也。此肝气郁结生热。肝热上冲呃逆者亦属火证，治先解肝郁，并凉肝血，使血下行。宜当归尾、生地、牡丹皮、红花、白芍、川芎、三棱、莪术、栀子、龙胆、茜草、生蒲黄、香附、牛膝。此以症定病位，脉定病性。

（三）伤寒

【案例1】伤寒发热恶风，自汗，发表退热而益剧，阴阳俱沉细且微数。(《古今医案按》卷一伤寒之罗谦甫治案)

辨析：脉沉，里病也；微数者，五性之火内煽也；气不属者，中气虚也，是名内伤，经云：劳者温之，损者益之。宜补中益气汤治之。此以症定病位，脉定病性。

【案例2】伤寒，夜叫呼不绝，全不得睡，又喜饮冰水，三日不得大便，脉沉数。（《名医类案》卷一伤寒之罗谦甫治案）

辨析：凡阳证者，身须大热而手足不厥，卧则坦然，起则有力，不恶寒，反恶热，不呕不泻，渴而饮水，烦躁不得眠，能食而多语，其脉浮大而数者，阳证也。凡阴证者，身不热而手足厥冷，恶寒蜷卧，面向壁卧，恶闻人声，或自引衣盖覆，不烦渴，不欲食，小便自利，大便反快，其脉沉细而微迟者，皆阴证也。盖阴证自利多也。症脉结合，阳证悉具，宜急下之。此以症定病位，脉定病性。

（四）痛证

【案例1】每天阴即遍身痛如芒刺，已经数年，左脉微数，右脉洪数。（《名医类案》身痛之龚子才治验）

辨析：症辨为阴病。脉数为热，乃血虚有湿热也。宜当归拈痛汤去人参加生地、白芍、黄柏。此以症定病位，脉定病性。

【案例2】心中猝痛，手不可按，脉沉数。（验案）

辨析：痛不可按为实，脉沉数为郁热，此火邪直犯心君也。宜黑栀子、白芍、甘草、高良姜、天花粉、苍术、贯众。此以症定病位，脉定病性。

【案例3】腹痛不能忍，按之愈痛，口渴饮冷水即止，大便结，脉数。（验案）

辨析：症脉辨为有热，此火结在胃肠。宜山栀子、甘草、云茯苓、白芍、苍术、大黄、厚朴。此以症定病位兼病性，脉定病性。

【案例4】病胸胁，少腹痛，一日发厥数次，卧床不起，昏昏闷闷。医以为虚，而用补。忽两目不见物，势愈沉重，六脉俱数，左关弦而搏指。（《问斋医案》治验）

辨析：脉弦数是肝热郁甚。此郁怒伤肝，肝气实也。目为肝窍，两胁、少腹皆足厥阴之络。今肝气横逆，而用参术补之。火热随之以炽。经云：木郁达之，当以泻为补也。宜生柴胡、生白芍、吴茱萸、炒川黄连、龙胆、当归、香附、川楝子、青皮。此以症定病位，脉定病性兼病位。

（五）消渴

【案例1】强中下消，饮一溲二，精滑不收，背曲肩随，腰胯酸软，足膝痿弱，寸步艰难，糜粥到口即厌，唯喜膏粱之物，其脉或数大少力，或弦细数疾。（《续名医类案》卷九张路玉治案）

辨析：症辨为消渴病，脉数大无力是虚火也。此阴阳离决，中空不能主持，而随虚火辄内辄外也。宜与八味肾气丸、保元汤、六味地黄丸。此以症定病位兼病性，脉定病性。

【案例2】两足无力，喜饮茶汤，尿上有浮脂，下有浑浊，其脉细而数，两尺尤甚。（《素圃医案》卷三男病治验）

辨析：渴为上消，小便变为下消，精随尿出。尺脉细数是伤精失血之脉。须清心寡欲，宜六味地黄汤去泽泻加人参、黄芪、菟丝子、麦冬、五味子为煎剂，早、晚服枸杞丸。此以症定病位兼病性，脉定病性兼病位。

（六）咳嗽

【案例1】咳嗽，口干咽燥，左尺洪数而中无力。（《续名医类案》薛己治验）

辨析：少阴之脉循喉咙，症辨在肺肾之病。尺脉洪数无力是阴虚有火，此肾经阴火，刑克肺金，当滋化源，宜六味丸料加麦冬、五味子、炒山栀子，以及补中益气汤。此以症定病位兼病性，脉定病性兼病位。

【案例2】每日午后，必发干咳数声，六部中唯左尺沉按则数。（《诊余举隅录》咳嗽内外因证治验）

辨析：午后而咳辨知阴分至深处有宿火内伏。故午后阴气用事时，上冲于肺而咳。丹溪所谓"火郁之干咳嗽"，尺脉沉数是阴分虚而有热，宜杞菊地黄丸加减。此以症定病位，脉定病性兼病位。

（七）眩晕

【案例】眩晕旋转，目瞑不能开，兀兀欲吐，稍食即呕，夹食，痰涎若水，脉俱浮大，独左关弦数。（《续名医类案》眩晕之李东垣治验）

辨析：症辨病在足厥阴肝经。脉浮为风，弦数者，火起于肝。《素问玄机原病式》曰：诸风掉眩，皆属于肝木。宜小柴胡去甘草加白芍、天麻、山栀子、藿香、石斛、白术。此以症定病位，脉定病性兼病位。

（八）便秘

【案例1】患口渴，茶饮不辍，而喜热恶凉，小便极多，夜尤甚，大便秘结，必用蜜导，日数次，下身软弱，食减肌削，脉之浮按数大而虚，沉按更无力。（《续名医类案》卷九陆养愚治验）

辨析：症辨为热，唯脉虚数无力，是此热为虚热。《内经》谓脉至而促，按之不鼓，诸阳皆然。今脉数大无力，正所谓促而不鼓，无阳脉也。口渴而喜热饮，便秘而热偏多，皆无阳证也。宜八味丸加益智、人参、黄芪。此以症定病位兼病性，脉定病性。

【案例2】腹痛气坠便闭，登厕里急，似痢又无红白，非痢也。夜半痛甚，昏不知人，牙关紧急，良久方苏，面唇色白，形体衰羸，脉沉数有力。（《名医类案》痢之薛己治验）

辨析：脉沉数有力是为郁热，症脉辨为积热闭痛之证，而面色㿠白，唇亦淡白，形体衰羸，此极热似寒。宜桃核承气汤加归须。此以症定病位兼病性，脉定病性。

（九）胀证

【案例1】胸胁痞满，脘腹胀，月经不调、痛经，心烦易怒，口苦吞酸，脉弦数。（验案）

辨析：脉证相合辨为肝郁气滞，郁滞化火之象。宜柴胡、甘草、香附、当归、黄芩、白术、人参、茯苓、陈皮。此以症定病位兼病性，脉定病性。

【案例2】胃脘右块撑作胀，气噎不降，头晕耳鸣口渴，舌中光红，脉象左弱细而数，右脉寸关浮搏。（《张聿青医案》治验）

辨析：脉象左弱细而数，阴虚而有内热也。右脉寸关浮搏，肺胃中有痰热也。脘右块撑作胀。此肝气化火，犯胃劫阴，致肺胃之气，不能清降。宜与疏利右降之气，佐以平木清阴。旋覆花、瓦楞子壳、麦冬肉、瓜蒌皮、枳壳、白薇、牡丹皮、广郁金、白芍、生地炭、刺蒺藜、九香虫、枇杷叶、檀香。此以症定病位兼病性，脉定病性兼病位。

（十）水肿

【案例1】肢体俱肿，少腹不急，喘满气促。医者用实脾导水之剂，兼旬无效。脉右寸数大，尺脉虚数。（《问斋医案》治验）

辨析：症辨非实水，脉虚数是阴虚有热，此阴虚劳损，火烁肺金，肺热则失其下降之令，以致水溢高原，淫于皮肤，而为水肿。宜麦门冬汤，后以金匮肾气汤调理。此以症定病位，脉定病性兼病位。

【案例2】面浮，咳喘，心悸，吐涎沫，苔白腻，脉滑数或沉滑。（验案）

辨析：脉证相合辨为水气凌心，宜苓桂术甘汤加附子。此以症定病位兼病性，脉定病性。

（十一）喉癣

【案例】喉癣疼痛，大便稀溏，退热清火之剂，然愈清火而喉愈痛，脉数而无力。（《续名医类案》卷十八咽喉之张景岳治验）

辨析：症辨非实火。脉数无力是为虚热。辨为阴盛格阳。宜大补元煎。

此以症定病位兼病性，脉定病性。

（十二）厥证

【案例】身凉，四肢厥逆，唇及齿龈，破裂无色，咽干声嘎，手中冷，大便闭，两手脉沉数。（《问斋医案》治验）

辨析：脉沉主气郁，脉数主热，身厥脉数乃热深厥亦深，大便闭，热结也，宜承气先下，后以黄连解毒汤、黄连犀角汤治之。此以症定病位兼病性，脉定病性。

（十三）虚劳

【案例】房劳感寒，遂发寒热，右胁痛连心胸，腹痞，自汗盗汗如雨，四肢厥冷，睡中惊悸，或觉上升如浮，或觉下陷如堕，遂致废寝，脉浮大洪数，按之微细。（《薛案辨疏》卷上肾虚火不归经发热之薛己治验）

辨析：症多热象，脉洪数为热，然浮大而细是血虚阳浮，此属无火虚热，宜十全大补加山药、山茱萸、牡丹皮、附子。此以症定病位兼病性，脉定病性。

（十四）口渴

【案例】素膏粱厚味，小便赤数，口干作渴，吐痰稠黏，右寸关数而有力。（《名医类案》便浊之薛己治验）

辨析：症辨有热，脉寸关数而有力是热也，此脾肺积热，遗于膀胱。宜黄芩清肺饮、滋肾丸、六味丸，滋肾理肺。此以症定病位兼病性，脉定病性兼病位。

（十五）呃逆

【案例】年壮气盛，面赤唇红，呃逆连声不辍，脉洪数。（《丁甘仁医案》治验）

辨析：脉证皆辨有热，病在胃。此由胃火上冲而呃，随口应声。宜黄连竹茹汤。此以症定病位兼病性，脉定病性。

（十六）痈疽

【案例】脚背发疽，脉数，按之则涩而无力。（《续名医类案》薛立斋治验）

辨析：症辨为血络病，脉数无力是虚热，火旺水涸之脉也。须服加减八味丸。此以症定病位，脉定病性。

（十七）吐酸

【案例】呕吐酸水，腹胁疼痛，左关弦急而数。（《续名医类案》卷二十四恶阻之陈三农治案）

辨析：症辨在肝胃之病。脉弦数是湿热郁于肠胃，肝木克制脾土，胃气虚则呕吐；肝火盛故吐酸水及痛连腹胁，是肝胆之火，而非虚寒也。宜用龙胆泻肝汤以清肝胆三焦之热。此以症定病位，脉定病性兼病位。

（十八）呕吐

【案例】食入即吐，口干而苦，齿龈肿痛，心烦不寐，大便不畅，小溲短赤，舌苔黄燥，脉弦数。（《丁甘仁医案》治验）

辨析：症辨在中焦，属热。脉弦数是为热郁。此热郁中焦，胃失降和。宜泄火降逆。姜汁炒川黄连、炒黄芩、制大黄、黑栀子、炒竹茹、橘皮、吴茱萸、姜半夏、枇杷叶、生姜、石斛。此以症定病位兼病性，脉定病性。

（十九）痞证

【案例】胸膈常塞，自左胁攻至鸠尾，其形如拳，寅刻则动。脐间按如弓弦，时而气郁如坐瓮中，六脉弦数。（《王旭高临证医案》治验）

辨析：脉弦数是为肝木热郁，症辨肝气逆而任脉急，皆痰饮伏于胸胁，水势涨天，阴霾蔽日之象。寅刻则动，木旺时也。宜平肝涤饮。苍术、香附、川芎、青皮、威灵仙、吴茱萸、半夏、黑山栀子。此以症定病位兼病性，脉定病性。

（二十）伤食

【案例】腹痛，痛在脐上，痛而且胀，拒按，恶食，得食更痛，微恶寒，微发热，头不痛，口不渴，六脉数。（《问斋医案》治验）

辨析：伤于食者必恶食，拒按亦属积滞，食滞中焦，其脉多有数者，证属食滞无疑。盖食饮停胃，乃是阴物，阴必贼阳，阳虚故恶寒，阴盛于中，必致格阳，故发热，此恶寒者，实因食塞胃中所致，非表邪也。陈皮、枳实、砂仁、山楂、麦芽、厚朴、泽泻。此以症定病位兼病性，脉定病性。

（二十一）遗尿

【案例】小便异常频数，稍立即遗，两尺脉无力，右脉微数。（《沈绍九医案》治验）

辨析：症辨在肾病，两尺脉无力，固然是下虚，但微数，则非肾阳衰惫，宜补肝肾，菟丝子、枸杞子、杜仲、首乌、沙参、蒺藜、豆蔻壳、谷芽、血余炭、泽泻、甘草。此以症定病位，脉定病性兼病位。

（二十二）尿浊

【案例】病浊三年，淡渗寒凉温补俱不效，脉俱微，唯左寸带数。（《续名医类案》卷二十淋浊之蒋仲芳治案）

辨析：症辨非虚寒，左寸数是心火，此因心火不降，致脾胃之气不升，浊物因而下渗，法当养心，升补若用。宜丹参、茯神、远志、酸枣仁、山茱萸、山药、黄芪、白术、升麻、柴胡、甘草、陈皮、生姜、大枣。此以症定病位，脉定病性兼病位。

（二十三）淋证

【案例1】患淋经年，痛如刀锥，脉之两尺数而无力。（《续名医类案》卷二十淋浊之李士材治案）

辨析：尺数无力是虚火也。宜八味地黄丸加车前子、沉香、人参。此以症定病位，脉定病性兼病位。

【案例2】夏月热淋，心烦不寐，唇赤齿燥，多汗喘促，不时引饮，脉左手虚数。（《续名医类案》卷二十淋浊之张路玉治案）

辨析：症辨为热，然脉虚而数是为热伤元气之候，宜生脉散频进代茶。此以症定病位兼病性，脉定病性兼病位。

（二十四）暑证

【案例】季夏时病胸项多汗，两足逆冷谵语，脉关前濡，关后数。（《续名医类案》卷四许叔微治案）

辨析：身热脉虚是为中暑。脉濡者属脾虚属湿，脉数为热。湿温之脉，阳濡而弱。阴小急。盖先受暑，后受湿，暑湿相搏，是名湿温。宜白虎加苍术汤。此以症定病位，脉定病性兼病位。

（二十五）癫痫

【案例】癫痫之发，口吐痰涎清沫，苔白腻，脉弦滑数。（验案）

辨析：癫痫之发，一在肝，二在心，肝经风痰上窜，阻心窍而发，宜豁痰开窍。胆南星30g，白矾15g，郁金45g，天竺黄30g，雄黄15g，蜈蚣15条，共研末。另用铁落汁500ml，米醋250ml，石菖蒲60g，共煎至100ml，加蜂蜜100g，再煎成膏，加药末，制成40粒，朱砂为衣，每日服一粒。此以症定病位兼病性，脉定病性。

（二十六）痤疮

【案例】青春年少易发痤疮（粉刺）、雀斑、他无不适，脉浮滑数。（验案）

辨析：脉浮为风，滑数为热，总属风热交阻于皮络。宜疏风凉血去滞。宜浮萍、红花、赤芍、牛膝、生地。此以症定病位，脉定病性。

（二十七）肝风

【案例】手足抽搐，高热神昏，舌质绛，苔干，脉弦数有力。（验案）

辨析：症辨在肝病。此热邪传入厥阴，阳热亢盛而动风，用羚羊钩藤汤：羚羊角6g（磨汁冲服或先煎）、钩藤、桑叶、川贝、竹茹、生地、菊花、白芍、茯神、甘草。羚羊角入肝而平肝，重证不可缺，但用必先煎1~2小时，否则药味不出。此以症定病位兼病性，脉定病性。

（二十八）胆石症

【案例】每当急性发作时，胁肋剧痛拒按、恶心呕吐，口渴喜饮，便秘，舌红，苔黄腻，脉弦数。（验案）

辨析：此胆石症，痰瘀夹热，脉弦主肝，脉数主热。宜金钱草、两面针、虎杖，水煎分三杯，送上药丸服下：郁金、鸡（鸭）内金、木香、枳壳、大黄共为末，制蜜丸，早、中、晚以汤药送服。此以症定病位兼病性，脉定病性。

（二十九）伤湿

【案例】身重，腹胀，胸腹痞满，大便溏而不爽，渴不欲饮，或饮也不多，自汗，头昏，两足不温，苔黄腻，舌质偏红，脉滑而数。（验案）

辨析：脉证相合辨为湿热蕴积中焦，方如甘露消毒饮、三仁汤、黄芩滑石汤等。宜白豆蔻、藿香、陈皮、木通、黄芩。此以症定病位兼病性，脉定病性。

（三十）口疮

【案例1】口疮初起，中有黄白脓汁，边缘红赤，甚痛，脉弦数。（《丁甘仁医案》治验）

辨析：脉证相合辨为火热壅毒。宜皂角刺、知母、天花粉、穿山甲、乳香、没药，水煎，先含后咽。如边缘肉色淡红，疼痛反减轻，脉虚数或细数，从虚证治。黄芪、天花粉、当归、天冬、麦冬、玄参，水煎，先含后咽。可用桃树枝煎浓汁常含。此以症定病位兼病性，脉定病性。

【案例2】口渴易饥嘈杂，小便短赤，大便秘结，口腔糜烂，牙龈肿痛，脉滑数。（验案）

辨析：脉症辨为胃热上攻。宜泻黄散加减。宜藿香、栀子、石膏、升麻、防风。此以症定病位兼病性，脉定病性。

（三十一）丹毒

【案例】皮肤忽然变赤，恶寒发热，局部红肿焮痛，发无定处，脉弦数，寸脉浮。（验案）

辨析：脉证辨为风火丹毒。宜黄连解毒汤合赤芍、牡丹皮主之。此以症定病位兼病性，脉定病性兼病位。

（三十二）痹证

【案例1】肢节肿痛，手足挛，肿痛犹甚，不能动止，喘咳气涌不能睡，脉之左浮数，中按弦，右滑数。（《孙文垣医案》新都治验）

辨析：凡肿处甚红热，先起于左手右足，五月后又传于左足右手，此行痹证也。脉浮为风，滑数为痰热，乃湿热风痰壅遏经络而然。宜苍术、姜黄、薏苡仁、威灵仙、秦艽、知母、桑白皮、黄柏、酒黄芩、麻黄、化痰丸。此以症定病位，脉定病性兼病位。

【案例2】遍身抽掣疼痛，足不能履地有年，身体羸瘦骨立，脉细数。（《续名医类案》卷十三痛痹之虞天民治验）

辨析：脉证相合辨为血虚有热。宜木通二两，长流水煎汁顿服。此以症定病位，脉定病性。

第十四节　疾脉

一、脉象辨识

"一息脉动七八至以上者，脉来急疾。"

二、脉象体悟

疾脉，是脉往来疾速，一息七八至。它的特点是细小而快，比一息六至的数脉还快（图25）。给人指下的感觉是无神，摇晃，不稳定等。是属于偏正气不足（虚证）的一种脉，但有时是虚中夹热，或虚中夹痰。所以古人说它是"阳极阴竭，元气将脱"。疾脉见于久病气血亏损的人，其脉虚软无力，按之若有若无，这确是元气将脱的危象；但见于新病，或是一般病的患者，

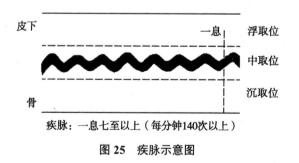

图25　疾脉示意图

182

按之或沉取比较有力，那就要细审病因，从本治疗，不可以认为是虚证或危象，有可能是郁热或精神一时紧张的结果。

疾脉属数脉类，但和数脉不同。《诊家正眼》说："疾为急疾，数之至极，七至八至，脉流薄疾。"《诊家枢要》说："快于数而疾，呼吸之间脉七至，热极之脉也。"《素问·大奇论》说："脉至如数，使人暴惊，三四日自已，脉至浮合，浮合如数，一息十至以上，是经气予不足也，微见九十日死。"此有言七至，有言十至。如以一息八九至计算，相当于每分钟脉搏在140次以上。由此可见，脉搏每分钟90～140次为数脉，140次以上则为疾脉。

一般说来，疾脉和数脉不同，它和发热没大关系。所以有人主张疾脉主热极是不对的。除少数病人是由于兴奋、激动、疲乏，饮食等因素诱起发作外，一般都是由各种原因的心脏病引起，常见的中医诊断有真心痛、支饮、热痹、心痹、眩晕、心悸等。西医诊断有冠心病、肺心病、高血压心脏病、风湿性心脏病、甲状腺功能亢进等。

过去认为疾脉见于危重证候，其实有时见疾脉者证候不见得危重。疾脉有时亦可以自行停止。如《素问·大奇论》说："脉至如数，使人暴惊，三四日自已……"从临床看不但三四日可自已或更短时间也可自已，所以看疾脉的预后如何，要以引起疾脉的原因而定。

三、脉理及主病

疾脉的发生机制和数脉不太一样。实者主阳邪盛。气有余便是火，邪火迫血急速运行形成疾脉，与数脉一理。多见于阳热盛极之证，小儿尤多见之。因小儿本来脉率偏快，若患大叶性肺炎、流行性脑脊髓膜炎、脓毒败血症等感染性或传染性疾病，发热在39℃或40℃时，其脉多疾而有力。虚者见之或因虚热证，见于阴虚火旺之甚者，由于虚火迫血运行加速所致。如肺结核病人多见。或是虚阳外驰，欲脱之证。此类证候多见于心力衰竭患者。或因元气欲脱，心气衰败而现疾脉。在临床上疾脉是由于心脏的异位搏动过速引起的。其主要为阵发性心动过速，心房扑动伴有室率过快。它们都是由于异位起搏点兴奋性增高引起，多半和发热本身以及心脏代偿性加速等因素无关。

疾脉为阳脉，主阳邪盛、热毒、疮疡、火结、气血热极。沉取带有弦滑之象，此为热郁内伏，仍应以开郁泄其标热为主，候热郁解后，再以养血和阴，折其虚热。如伤寒蓄热内盛，阳厥极深可见疾脉。温病大热燥渴，邪热耗伤真阴，血脉煎急，脉多躁急七八至以上。

疾脉又主心气衰败，是真阴竭于下，孤阳亢于上之象。李时珍说："疾脉是阳极阴竭，元气将脱。"说明疾脉属偏虚脉象。心血虚、心气不足之人，可见阵发性疾脉，乃虚损之证。

脉来凡属力弱、无神、摇晃不稳等，多是虚证。疾而有力者为郁热内伏。

脉疾兼虚按之微弱无力；疾兼虚沉取弦细力弱；疾兼细按之弦滑略有力；疾兼弦细而滑，按之略有力；疾兼滑两关独旺。

总之，疾脉为阳热盛极，真阴亏竭之候。

四、症脉辨治案例

（一）伤寒

【案例1】伤寒发热，目赤而烦渴，脉七八至而按之不鼓击。（《续名医类案》伤寒之李东垣治案）

辨析:《黄帝内经》所谓脉至而从，按之不鼓，诸阳皆然。此阴盛格阳于外，非热也。与姜附之剂，汁出而愈。此以症定病位兼病性，脉定病性。

【案例2】病伤寒，目赤而烦渴，脉七八至。（《古今医案按》卷一伤寒之李东垣治验）

辨析:《黄帝内经》有言：在脉诸数为热，诸迟为寒，今脉八九至，是热极也。病热而脉数，按之不动，乃寒盛格阳而致之，非热也，此传而为阴证矣，姜附热因寒用治法。此以症定病位兼病性，脉定病性。

（二）厥证

【案例】病身体困倦，头痛，四肢逆冷，呕吐而心下痞，时发烦躁而渴，小便淋赤、大便秘涩，循衣摸床，如发狂状，朝轻暮剧，脉七八至。（《名医类案》伤寒之罗谦甫治案）

辨析：知其热证也。热深厥亦深是也。其四肢逆冷，断不在臂膝。且以有头痛可辨。若厥阴头痛，当吐痰沫，不当呕吐，盖呕吐属半表半里者居多，或太阴少阴亦有，断无头疼之症。此以症定病位兼病性，脉定病性。

（三）发热

【案例】月事太多，色且晦暗，以后连朝发热，热势其炽，口燥舌干，气喘痰鸣，夜不成寐，脉数八九至。（《问斋医案》治验）

辨析：脉数八九至，真阴匮乏，孤阳飞腾，其象可畏。宜涵阳养阴。北沙参、枸杞子、霍石斛、青蒿、鳖甲、银柴胡、牡蛎、龙齿、乌药、陈皮、首乌藤、酸枣仁、代赭石。此以症定病位兼病性，脉定病性。

第十五节　缓脉

一、脉象辨识

"来去小快于迟，一息四至。应指和缓，往来甚匀。"

二、脉象体悟

缓脉是脉体张力或弹性低下的一种脉象，脉体"柔软、舒缓"或"缓纵"。缓脉与紧脉是相反的。缓脉特点是脉体和缓从容，一息四至，比迟脉稍快一点，每分钟脉跳 60 次左右（图 26）。

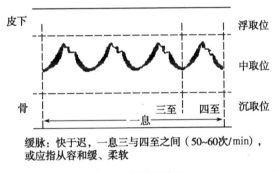

缓脉：快于迟，一息三与四至之间（50~60次/min），
或应指从容和缓、柔软

图 26　缓脉示意图

《黄帝内经》以缓脉相对急脉（紧脉）而言的，指脉体的舒缓的状态，并不在于至数，后世的脉数则多强调脉的至数。是脉的至数和脉势从容和缓相结合，缺一不可。在平脉，其脉之来，应不浮不沉，不迟不数，恰在中部，来去从容，一息四至，是为脾胃调和之脉。对于病脉，每有至数、大小等变化，当于兼脉之中重点求之脉势轻舒和缓，有从容之象，可辨为缓脉。如往来迟缓，柔软而慢，或缓而滑大，缓而迟细，乃为病脉。故缓脉是属于具有复合因素的脉象，它既有至数（一息四至）的条件，又有形象方面的条件（柔和）。

三、脉理及主病

缓脉是气血流动从容不迫，阴阳血气和平，无偏亢偏衰之象，故脉动从容和缓，不浮不沉，一息四至，所谓"往来调匀，从容不迫"，为平人无病。

在病脉，或因气虚或因湿滞，致气血运行和缓。

若因湿邪黏滞，阻滞脉道，则脉来虽缓，必见怠慢不振，脉道弛缓，有似困缚之象；若因气血不足，则脉道不充，必见缓弱少力之象。血少气多，流之不前，则缓而涩；痰滞于中，来回滚动，则缓而滑；热盛内外，则缓而大；寒盛内外，阳气缩不前，则缓而迟无力；水湿阴盛，阳气受困，则沉缓而弱。

缓脉可出现于正常人，又主湿及不足之证。

缓脉为阴脉。主病有虚有湿。李时珍说：缓为营衰卫有余，非风即湿或脾虚。伤寒中风，营弱卫强，其脉浮缓。湿盛阻滞气机，脾土受困，其脉亦缓，至于正常人之见缓脉，则必和缓均匀，从容有神，非病脉可比。

迟脉属脉缓类，其脉势有一种"往来难"的感觉，兼具涩象。

1. 平脉　正气充沛，气血调和畅达，脉即舒缓，此为有胃气、有神的表现，属于常脉。亦是脾之平脉。脾胃为后天之本，生化之源，脾胃气旺，气血充盛，故脉缓。

2. 病脉　缓脉只有有兼脉，才以病论。病脉中见缓脉，有和缓之象，为胃气尚存，虽重不惧，为向愈之征。浮缓兼主风湿；沉缓主湿痹；缓滑主热痰壅滞；缓涩主脾胃气虚；缓而无力主虚证。

（1）营虚卫强：太阳中风脉浮缓也。

（2）脾虚湿盛：缓脉为气血流动缓慢的表现，而湿性黏滞，湿盛可令经脉弛长纵缓，故脉缓。

湿有内外之分，然皆以脾胃为重心。湿邪外受，必有内湿相合。外湿内湿虽然有别，但又密切相关，均可致脉缓。湿盛者，湿困脾阳，脉缓且软；脾虚者，脉缓而无力。以脾虚生化不足，气血皆虚，其行徐缓，鼓搏不力，故脉缓。

（3）热盛脉缓：热盛则令经脉弛纵，致脉缓，热盛迫激血脉而脉大，故热盛者，脉可缓大。凡实热内郁，症见烦热口臭、腹满、疮疡等，多见缓大有力之脉。

（4）脾肾虚寒飧泻：阳虚不足，脾气衰败，见气怯，畏寒，腰冷，飧泻，多见沉缓而迟细之脉。

总之，缓为脾脉，主气弱。

四、症脉辨治案例

（一）血证

【案例1】便血三年，脾土极虚，面浮足肿，色黄，胃气索然，精神极

疲，稍服清剂则泻，稍服补剂则胀，稍服清利则口燥舌干，脉缓弱。(《三家医案合刻》吴金寿治案)

辨析：脉缓弱，为脾虚，脉证相合辨为脾虚便血。宜黄土汤，每日用黄土一斤，清河水五六碗，煎沸澄清，候冷去黄土，将此水煎茶煮粥。黄土味淡渗湿，湿去则脾健，脾健则清升。此以症定病位兼病性，脉定病性。

【案例2】患便血症。每日下血二十余次，血色或鲜或紫或淡，头晕心悸，精神疲惫，面色黄淡，脉息弦缓无力。(《丛桂草堂医案》治验)

辨析：此脾虚失于统摄失血。宜补养气血，止血敛血，潞党参、白术、当归、炒熟地炭、白芍、赤石脂、酸枣仁、续断，升麻煎服。此以症定病位兼病性，脉定病性。

【案例3】鼻衄如注，三日半不止，凡止衄方法并无一应。气息欲绝，面色萎黄，舌嫩黄而胖，四肢酸软，浑身倦怠，懒于语言，动辄嗜卧，脉虚大而缓。(《续名医类案》卷十二衄血之窦材治案)

辨析：脉之虚大而缓，此中气大亏，本不足以摄血，宜补中益气汤加炒黑干姜。此以症定病位兼病性，脉定病性。

（二）水肿

【案例1】面目肢体浮肿，大便溏多，腹胀肠鸣时痛，饮食减少，脉弦细而缓。(《续名医类案》肿胀之罗谦甫治验)

辨析：缓为脾弱有湿。胃气弱，不能布散水谷之气，荣养脏腑、经络、皮毛，故气行而涩，为浮肿。大便溏多而腹胀肠鸣，皆湿气胜也。平胃散加白术、茯苓、草豆蔻，数服诸症皆愈。此以症定病位兼病性，脉定病性。

【案例2】患水肿症，初起腹起，继则头面四肢皆肿，脉浮举缓大，沉按细弱。(《诊余举隅录》水肿治案)

辨析：缓为脾湿，细弱为虚，知是脾虚湿侵，用黄芪建中汤、理中汤、五皮饮、五苓散加减治之而愈。此以症定病位，脉定病性。

（三）痹证

【案例1】两腿作痛，时或走痛，气短自汗，尺脉弦缓。(《续名医类案》痛痹之薛立斋治案)

辨析：此寒湿流注于肾经也。以附子六物汤治之而愈。此以症定病位兼病性，脉定病性兼病位。

【案例2】左膝肿痛，渐次延至背痛，不能转侧，日轻夜重，嚏则如绳束缚腰胁，痛楚不堪，呵气亦应背痛，或时梦遗，脉皆缓弱无力，左脉缓而

略滑。(《名医类案》卷五便浊之汪石山治案)

辨析：此脾肾病也。夫缓，脾脉也，缓弱无力，脾虚可知，左脉滑者，血热也。人参、黄芪、茯苓、白术、当归身、麦冬、牛膝、神曲、陈皮、黄柏、甘草、五味子。此以症定病位，脉定病性兼病位。

(四)痛证

【案例1】每戌亥必腹痛，其痛始脐下，渐绕脐上，及两胁，以至于心，天晓则安然无恙，脉缓。(《评琴书屋医略》治案)

辨析：每戌亥必腹痛，戌亥为至阴之时，肝肾为至阴之脏，奇经八脉皆发源于肝肾故也。凡实热脉，重按仍有力，今重按则软，且唇白而困倦无神，岂有余症耶？少腹痛必心痛者，经云，阴维脉病苦心痛也。奇经八脉，皆发源于肝肾，原当治下。宜吴茱萸汤合附子粳米汤加减。此以症定病位，脉定病性。

【案例2】胁痛，牵引腰背，痛而微胀，手足微厥，食入减少，脉之弦缓。(《问斋医案》治验)

辨析：所谓肝脉不足，令人腰背引痛也。且胃气本弱，木动土虚，故四末不温，而不嗜食也。以当归、白芍养血，白术、茯苓益土，肉桂以温经制木，陈皮、炙甘草以调气和中，饮之良愈。此以症定病位兼病性，脉定病性。

【案例3】胃脘中久痛，纳食稍缓，得食能舒，左脉浮而弦，右弦缓。(《类证治裁》脾胃病脉案)

辨析：中虚也，乃饥伤脾络所致。经言脾欲缓，急食甘以缓之，勿用平肝，克伐生气。甘可缓痛，仿当归建中汤法。此以症定病位兼病性，脉定病性兼病位。

(五)遗尿

【案例】遗尿或尿失禁，他症皆无，舌苔薄白，脉缓稍弦。(验案)

辨析：脉缓者，或为气阴两虚，或脾虚，或为湿郁，或为营卫失调。合之其症，必营卫失调，膀胱不固也。桂枝加龙牡汤主之。此以症定病位，脉定病性兼病位。

(六)暑证

【案例】暑月过劳，饥饮烧酒，遂病热汗，昏愦语乱。脉皆浮小而缓，按之虚豁。(《名医类案》卷二汪石山治案)

辨析：脉而缓虚大，是暑易伤气，此暑伤心，劳伤脾也。盖心藏神，脾藏意，二脏被伤，宜有此症。法宜清暑以安心，益脾以宁志，用八物加麦冬、山栀子、陈皮。此以症定病位，脉定病性。

（七）中湿

【案例1】每逢阴雨，则腰膝沉重如带千钱，不能步履，人肥而脉沉缓。（《名医类案》卷二江应宿治案）

辨析：此肾着也。脉缓主湿病。此以症定病位兼病性，脉定病性。

【案例2】房劳后感湿，憎寒壮热，肢节烦疼，似疟非疟之状，似虚状。六脉皆洪缓，重按若牢，右手为甚。（《古今医案按》虞恒德治案）

辨析：脉缓为湿，脉牢为气郁。脉证皆系湿郁也，平胃散加防风、羌活、川芎、半夏、香附、茯苓、砂仁、木通等。此以症定病位兼病性，脉定病性兼病位。

（八）反胃

【案例】瘦长，面色青，性刚急，反胃，每食入良久复出，又嚼又咽，不吐耳，脉缓弱稍弦。（《名医类案》卷四噎膈之汪石山治案）

辨析：面青性急，肝木盛也，脉缓而弱，脾虚也。乃肝凌脾之病，四君子汤加陈皮、神曲、少佐姜炒黄连，以泄气逆。此以症定病位兼病性，脉定病性兼病位。

（九）胀证

【案例1】胀满之症，脉右关举按弦缓无力，余脉弦缓，按之大而无力。（《名医类案》卷四痞满之江汝洁治案）

辨析：缓而无力为气虚。大而无力为血虚。弦为木，缓为土，木来侵土，热胀无疑也。须大补脾土，兼滋肺金，更宜补中行湿，宜薏苡仁、莲肉、人参、茯苓、山药、赤小豆。此以症定病位，脉定病性兼病位。

【案例2】气从季胁横攻中上脘，呕沫失血食少神衰，冷涎上泛，两关虚缓。（《类证治裁》卷三肝气之肝风脉案）

辨析：症辨有瘀浊，脉虚缓为脾虚，此肝浊瘀滞，久则入络致满，宜辛温泄浊。吴茱萸、半夏、广陈皮、延胡索、厚朴、茯苓、降香末、当归须。此以症定病位兼病性，脉定病性兼病位。

（十）目病

【案例】忽早起视物不见，就睡片时略见而不明，食减倦甚，脉缓大，四至之上，重则散而无力。（《名医类案》卷十一丹溪治案）

辨析：脉缓为湿，重按无力是气虚也，意其受湿所致，果卧湿地半月。白术、黄芪、茯苓、陈皮、附子。此以症定病位，脉定病性。

189

（十一）厥证

【案例】面白身长，禀赋殊弱。平时手足寒冷，带下常多，八九月间便要烘火，身即衣绵，猝然晕倒，手足皆冷，自汗如珠，面色㿠白，六脉沉缓无力，不能应指。（《医学衷中参西录》治验）

辨析：此阳虚之极也。有谓此乃中痰之症，有谓此正饮食之时，忽然倒仆，当作食厥，而用盐汤探吐者。俱非其治也。此乃气虚猝倒。乃用人参、黄芪、甘草、熟附共煎，频频灌之，手足渐有回温之意。此以症定病位兼病性，脉定病性。

（十二）汗证

【案例】盗汗，色如栀染。服当归六黄，参芪四物皆无效。脉缓细，右关缓涩。（《问斋医案》治验）

辨析：脉缓为湿，涩为络阻，此脾湿而动，故出黄汗。宜白术、黄芪、石斛、牡蛎、小麦、茵陈。此以症定病位，脉定病性兼病位。

（十三）消渴

【案例】常患消渴，善饥脚弱，冬亦不寒，小便白浊浮于上者如油，脉细弱而缓，右脉尤弱。（《古今医案按》消渴之汪石山治案）

辨析：脉细弱而缓，脾虚也。此脾瘅也。宜用甘温助脾，甘寒润燥。方用人参、黄芪、麦冬、白术、白芍、天花粉、黄柏、知母。此以症定病位，脉定病性兼病位。

（十四）遗精

【案例】两足时冷，身多恶寒，食则易饥，日见消瘦，频频梦遗，筋骨疼痛，左脉浮虚而缓，右则浮弦而缓。（《名医类案》卷五虚损之汪石山治案）

辨析：此阳虚耳。古人谓脉数而无力者，阴虚也；脉缓而无力者，阳虚也。今脉浮虚弦缓，则为阳虚可知。阳气者，精则养神，柔则养筋。今阳既虚，则阳之精气不能养神，心神受扰，阳虚失守，故梦寐而遗。宜人参、黄芪、白术、甘草、枳实、香附、山楂、韭子。此以症定病位兼病性，脉定病性兼病位。

（十五）萎黄

【案例】面黄气弱，腹痛悠悠而无休歇，两手指尖俱冷，六脉弦缓无力。（《问斋医案》治验）

辨析：腹痛悠悠虚也，脉弦为肝，脉缓无力为脾虚。症辨为寒也。此肝寒犯脾。宜黑干姜、吴茱萸、苍术、白术、理中、青皮、陈皮。此以症定病位兼病性，脉定病性。

（十六）泄泻

【案例】泄泻经年，食少痰多，胸中胀满，四肢倦怠，右关缓弱。（《续名医类案》泄泻之孙文垣治验）

辨析：是脾胃虚寒，阳气不升。宜六君加炮姜、熟附、肉果、升麻。此以症定病位兼病性，脉定病性兼病位。

（十七）呃逆

【案例】呃逆连声，气从腹上冲，四肢微厥无热，舌淡红，脉迟缓。（《问斋医案》治验）

辨析：是虚寒气呃证也。宜旋覆代赭汤加丁香、沉香、吴茱萸，温中降气治之。连声呃者属中焦，声断续属下焦。呃逆也，中下判焉，中焦呃，其声短，浊饮蟠聚也；下焦呃，其声微，有属寒属热属虚之别。此以症定病位，脉定病性。

（十八）咳嗽

【案例1】夏患咳嗽，清痰续续不绝，时风热嗽甚多，脉非浮而沉缓。（《续名医类案》卷十五咳嗽之沈明生治验）

辨析：夫嗽属外因必肺气胀满，咳喘相属，或兼头疼鼻塞，涕唾稠浓，声壮气壅，脉浮数有力，或人迎脉大，此为外因。今脉不浮而沉，非风也；不数而缓非热也；按之不鼓，非有余也。嗽虽频而气短不续，痰虽多而清薄不浓，宜用补中益气与六君子参合服。此以症定病位，脉定病性。

【案例2】咳嗽痰多，并见筋骨酸痛，食少神疲，脉来缓弱。（《诊余举隅录》治验）

辨析：脉证相合辨为脾虚寒侵，用理中汤加味，温补而愈。此以症定病位兼病性，脉定病性。

【案例3】鼻痒喷嚏流涕反复发作，咽喉不利，咳嗽，脉沉缓。（《问斋医案》治验）

辨析：沉脉者，气郁也；缓者，痰湿郁滞也。宜理气化痰，除痰开肺。此以症定病位，脉定病性。

（十九）寒疝

【案例】阴囊肿痛，以热手熨之少缓，尺脉迟缓。（《续名医类案》疝之薛立斋治案）

辨析：此下虚寒邪所袭而然，名曰寒疝。症辨为寒，脉迟为寒。此以症定病位兼病性，脉定病性兼病位。

（二十）胸痹

【案例】胸闷，头晕，无力，脉缓而迟，舌胖淡紫。（验案）

辨析：脉证相合辨为胸痹，心阳虚、心脉瘀血。宜桂枝汤合麻黄附子细辛汤。此以症定病位兼病性，脉定病性。

（二十一）百合病

【案例】百合病，默默不欲食，行止坐卧皆不能安，无可奈何之状，心脉微细无神，余脉平缓。（《吴医汇讲》百合病治验）

辨析：据心脉而论，实属心神涣散，故心病而脉为之皆病也。宜用生脉散加百合、茯神、龙齿、生地汁、少兼黄连。此以症定病位，脉定病性兼病位。

（二十二）伤寒

【案例】发热头痛；恶寒无汗，呕吐泄泻，胸腹痛不可忍，舌苔白润，脉浮弦而缓。（《续名医类案》卷一伤寒之张隐庵治验）

辨析：脉浮为风，弦为寒，缓为湿，此内有寒湿，而外感风寒也。风寒非温散不解，其治在经；寒湿非温燥不化，其治在腑。乃参用麻桂平胃法。宜酒炒羌活、防风、荆芥、苏梗、焦茅术、川厚朴、赤茯苓、陈皮、甘草、生姜。此以症定病位兼病性，脉定病性兼病位。

（二十三）饮证

【案例】病久发不焦，毛不落，不食不饥，脉来沉缓。（《临证指南医案》痰饮治案）

辨析：乃痰饮为患。饮属阴类，故不渴饮，宜苓桂术甘汤。此以症定病位，脉定病性。

第十六节　动脉

一、脉象辨识

"指下脉跳数而短，应指跳突，无头无尾，如豆摇动，见于关上。"

二、脉象体悟

动脉如豆大，转转动摇，浮取似滑似数，沉取则短暂不稳，似有晃摇的征象（图27）。

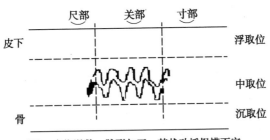

动脉：应指滑数，脉形如豆，其状动摇捉摸不定

图27 动脉示意图

动脉首见于《伤寒论》："若数脉见于关上，上下无头尾，如豆大，厥厥动摇者，名曰动也。"而《脉经》引之而去掉一若字，云"动脉见于关上。无头尾，大如豆，厥厥然动摇"，是动脉仅限于关部。后人言其非，谓动脉均可独见于寸部、关部、尺部。

动脉的一个特点是脉数，数表示脉率快，数见于关上，是说明关部指下脉跳的感觉速率很快，不断地冲击指腹，所以是应指跳突。由于指腹下脉跳感是个圆晕形，如豆，所以似滑脉冲击指腹的感觉，然其寸尺脉弱，所以感觉是脉短，无头无尾。

故动脉指下特征有二：一是脉形如豆；二是摇动不安。

这与现在的非窦性心律的脉跳动有些类似。两次正常跳动之间夹杂非窦性心律的脉跳动，在指下的感觉就会有"数"的指感。故云数见于关上，无头尾，大如豆，厥厥然动摇。这是与正常脉跳动的区别。动脉如豆厥厥动摇，脉数硬而滑，盛大有力，时而摇摇，有震荡之意。

三、脉理及主病

动脉是阴阳相搏的表现。阴阳相搏，升降失和，使其气血冲动，故脉道随冲动呈滑数有力的动脉，加之关部脉管较寸尺略高略粗，所以脉动关部明显。故《伤寒论》辨脉法说："阴阳相搏名曰动。"阴阳相搏有二：一是阴虚阳搏，一是阳亢搏阴，二者一虚一实。

（一）阴虚阳搏

由于阴虚不能制阳，阳动而搏击于脉，故脉凸起如豆，厥厥动摇。

（二）阳亢搏阴

阳热亢盛，搏于阴分，激荡气血外涌而脉动。仲景曰："阳动则汗出。"

此乃热盛，迫津外泄而为汗。

（三）惊则脉动

因惊恐者，惊则气乱，气血乃动，搏击血脉，脉亦动。指下之脉有纵行跳动之感，关前一下，关后一下，其脉呈晃动不安之状。

（四）瘀血痰饮致动

瘀血痰饮属于阴者，阴盛于阳，阴居阳位，而成阴阳相搏之势者，则寸脉动。瘀血出现寸动，尤多见于左寸。此动，当因瘀血所致。瘀血何以致动？因瘀血阻滞于血脉，气血流经之时，与瘀血搏击而为动。犹河中之石，水流经时，激起波澜。临床亦见痰浊壅肺之哮喘病人寸脉动者，此动当因痰饮所致。动在寸部，为心虚惊悸，肺虚自汗。

阳胜于阴，阳居阴位，阴阳相搏，则尺脉动。动在尺部，肾水亏，命火亢，故主遗精失血，龙火上炎。

若是中阳不足，痰浊蕴热阻于中焦，故关脉动。动在关部，肝虚拘挛，脾虚疼痛，肝不藏，脾不统，故崩带下血。

盖人身阴阳，相对平衡，则升降如常，六脉冲和。若因痛、因惊，致使阴阳失和，气血冲动则可见动脉。故惊恐、气郁、诸痛皆可见动脉。动脉兼弱者为惊悸及诸虚，动而兼涩有力者为肝郁气滞、血行不畅，动而数大突然发作者多为大惊之后。凡动而按之无力为虚，乃阳气浮越，根本动摇之象。动而按之有力者为实，为阳热亢盛或瘀血痰浊阻滞。

手少阴脉动甚者妊子。

主男子亡精，女子崩。

动脉见于寸部，主惊悸、自汗。

动脉见于关部，主拘挛、疼痛、崩带下血。

动脉见于尺部，遗精失血，虚火上炎。

动脉主疼痛，阻滞，乃阴阳相搏，气血不通之痛。常见于疼痛突发，痛则不通，当疼痛剧烈时，气血受阻，血运乖常，而出现一时性震荡不稳之脉象。如脉浮沉如平，中见乍大乍小，主腹痛症。

在惊恐时亦能见到，动而弦大为惊恐，动而郁涩为肝郁气滞，血行不畅。

气不上下，气喘不卧者阴阳相搏也可见两关脉动。

总之，动脉主痛和惊，为气血乖逆，阴阳相搏之象。

四、症脉辨治案例

（一）痞证

【案例】当心一块如盘，不肿不疼，但昼夜若火燎，形瘦色黄，左关脉如转豆。（《名医类案》消瘅之陈斗岩治案）

辨析：左关脉动，乃是肝火。经曰：阳动则病消瘅热中，以清灵丹治之。此以症定病位兼病性，脉定病性兼病位。

（二）喘证

【案例】孕时足肿，产后三日洗浴，即气喘，但坐不得卧者，恶寒，得暖稍宽，两关脉动，尺寸皆虚无。（《济阴纲目》产后门喘急治验）

辨析：脉动为孕。宜作污血感寒治之，宜牡丹皮、桃仁、桂枝、茯苓、干姜、枳实、厚朴、桑白皮、紫苏、五味子、瓜蒌实。此以症定病位兼病性，脉定病性兼病位。

（三）昏迷

【案例】惊闻雷声忽然神昏，周身脉络跳动，如中暑猝倒状。中暑，则无寒热之象，类中，则无痰声壅塞之候，风痉，则无筋骨牵强之状，厥症则无脉络跳动之征。（《问斋医案》治验）

辨析：此症由惊吓而风动，神散而昏迷，盖闻雷声一震，受惊而得之，雷气通于心。惊则神魂失守。心主脉，故周身跳动，此神魂失守之症也。宜龙齿、酸枣仁、远志、胆南星、辰茯神、麦冬、磁石。此以症定病位，脉定病性。

（四）痛证

【案例】腰痛续得寒热呕吐，汗出畏冷，胫寒至膝，寸关脉伏，两尺动数。（《类证治裁》呕吐脉案）

辨析：呕多胃气先伤，由腰痛续得寒热呕吐，汗出畏冷，寸关脉伏，两尺动数。寸关脉不见，阳气已虚，足必时厥，宜其汗出而畏冷也，乃用煨姜汁热服。呕定，即与粥汤，吴茱萸汤继之。此以症定病位兼病性，脉定病性兼病位。

第十七节　结脉

一、脉象辨识

"脉来迟缓，一息三四至。时有歇止，止无规律。"

二、脉象体悟

结者滞也，是形容脉搏的搏动有停歇、阻碍的情况。

结脉是心律失常的一种脉象。与促脉相对。促脉的特点是脉率快且节律不规则，时有脉搏休止，止无定数。结脉是脉率较缓慢的，时有休止，止无定数（图 28）。代脉是脉率可快可慢，止有定数。休止时间较长。

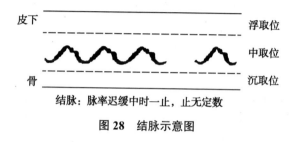

结脉：脉率迟缓中时一止，止无定数

图 28 结脉示意图

结脉在《难经》和《伤寒论》中都有明确的定义。《伤寒论》云："脉来缓，时一止复来者，名曰结。"后世基本承袭这一说法，没有太多的歧义。即在脉迟的基础上复合了脉有一止的节律失常的表现。结脉特点：①脉跳迟缓；②时有歇止。停歇有两种形态：在常态搏动之后，有一次显著的停歇，尔后照常跳动；在常态搏动之后，有比常态搏动较小而弱的搏动，尔后复动，也是停歇；③止无常数，停歇无定数，或三五至、或八九至、或十至有一次停歇。

结脉兼具涩脉"往来难"特点。

结脉多发生在中取偏下，心电图可查出期前收缩（早搏）。是心脏器质性病变所引起，如冠心病、风湿性心脏病、动脉硬化性心脏病等多见此证脉。

三、脉理及主病

结脉的形成，多由阴邪固结所致。造成歇止的原因，有虚实两类。所谓："结甚则积甚，结微则气微，浮结则外有痛积，伏结则内有积聚。"其形成的原因有：

1. 气血虚弱 元气衰弱，久病虚损，精力不继者。其缓也，因气血虚涩，运行缓慢而脉缓。缓中时一止，结脉乃成。此结当无力，属虚。是气血渐衰，精力不继。气血虚涩，流行困难，时见歇止，症见心动悸，或惊恐神怯，梦遗亡精者，脉多见结。如《伤寒论》说："伤寒脉结代，心动悸，炙甘草汤主之。"

2. 邪气阻遏　迟缓中有止是因气滞、痰结、蓄血等致使血行不得疏通，络血不得流行以致迟缓中而歇止。故结脉主气血凝滞，老痰内结，宿食停积，癥瘕积聚，疝痛痞块，七情气郁者，多见结而有力。亦可见于热盛者。

促与结，虽有缓数之异，然皆有歇止。造成歇止的原因，有虚实两类，机理是相同的，当全面分析，不可囿于促为阳、结为阴，而以偏概全。

结脉临床多见于气虚血瘀、痰食积聚、少腹蓄血等病症中。而且多与细脉、涩脉同时出现。

浮部见结脉，叫浮结，是表部有寒邪阻滞的现象。若沉部见结脉时，即属沉结或伏结，是属寒邪阻塞，气机不畅，属于内有寒邪积聚一类的疾病。一般诊脉多以在浮位能见者为病在肺卫，在表分，主表证。在沉位始见者，主肝肾有病，主里证。

亦有生理上之结脉者，必沉候有根，主无病。不可不知。

曾治一例女患者，55岁。患者幼年即有哮喘，年轻时发作较缓，近年有因气候劳累偶发。近来发生不明原因的心悸、气短、胸闷等症，在某医院住院治疗诊断为窦房结综合征。经常规治疗后有所好转，但心悸胸闷偶作。诊时见胸闷气短，纳食欠佳，面色㿠白，寐不酣，倦怠乏力。舌质淡、苔薄白，脉结代4~5次/min。心率42次/min。夫脉结代者，胸阳不振，气血不足也。治宜扶振胸阳，补益气血复心脉。炙甘草汤加减：炙甘草30g，党参、生地、阿胶、麦冬、五味子各9g，桂枝、当归各20g，细辛8g，附子15g（先煎），白芍10g，生姜5片，大枣12枚。每日1剂，水煎服。服7剂后，心悸胸闷气短稍有好转，制附子加至25g，干姜6g，续服15剂后诸症渐消，脉搏较前有力，心率渐起60次左右。上方调治数月，心悸渐复正常，哮喘亦较以前少发。

总之，结脉主气血阻滞不畅之象。或虚或实，随兼脉而见。

四、症脉辨治案例

（一）厥证

【案例1】四肢冷，时昏愦，心亦悸动，色变青黄，精神减少，目不欲开，蜷卧，恶人语。大便泻而目闭蜷卧，手足冷，脉动而中止，有时自还。

（《名医类案》卷一伤寒之李东垣治案）

辨析：其脉动而中止，有时自还，乃结脉也。心亦悸动，色变青黄，精神减少，目不欲开，蜷卧，恶人语，此少阴证。炙甘草汤主之。此以症定病位兼病性，脉定病性。

【案例2】病厥，三日不知人，右寸口之阳，弦而迟；左尺之脉紧而劲，不满四十动而止。（《名医类案》厥之吕元膺治案）

辨析：尺脉紧迟而结，此寒邪乘于肾肝所致，宜辛甘复其阳。此以症定病位，脉定病性兼病位。

（二）中风

【案例】临产发作时吃鸡汤泡饭一碗，约一时久，即眼斜口牵，手足掣掉，人事不省，面色惨淡，身有微汗，脉六七至而紧结。（《丁甘仁医案》治验）

辨析：脉六七至而紧结乃阳虚中寒，汤饭饱食，停滞胃脘。治宜消导，与二陈汤加厚朴、砂仁、山楂、麦芽、石菖蒲。此以症定病位，脉定病性。

（三）伤食

【案例1】饥食二鸡子、酒数杯，又当风沐浴，夜半身热寒战，腰背脊强，胸满腹痛。左手三部俱平和无恙，唯大肠与脾胃脉俱沉紧，按之则大，时一结，坚牢者力推之不动，按之不移。（《续名医类案》卷三温病之易思兰治案）

辨析：脉沉紧牢结，此气里食积也，下之则愈。此以症定病位兼病性，脉定病性。

【案例2】舌根垢腻，胸闷便闭，两手酸痛，脉见歇止。（《问斋医案》治验）

辨析：痰食中阻，以有形之物阻碍气化，故有时沉伏，宛如歇止。新会皮、半夏、枳壳、青皮、槟榔、莱菔子、全瓜蒌、玄明粉同打一剂而宿垢畅下。夫脉见歇止，尚非仅出于痰食病也。即妇人怀孕，亦间见斯脉，皆无妨碍。周慎齐脉法：凡杂病、伤寒、老人见歇止者，俱将愈之兆。唯吐而歇止者死。此以症定病位兼病性，脉定病性。

【案例3】口干作渴，留饮不消，胸胁微满，左关沉结滞，右部沉缓。（《问斋医案》治验）

辨析：脉沉是饮邪伏积于体内之候，沉而兼缓或滞，是邪阻气机血行不畅的表现。因留饮不消，水蓄中州，津液不能上承，故口干作渴，但必渴喜热饮，且饮而不多，故饮入则吐。饮邪塞阻，郁久化热，熏蒸津液，痰乃生焉。宜清肝导热化痰之法调理。宜川郁金、青皮、姜厚朴、杭芍、桑白皮、法半夏、橘红、莱菔子、煅礞石、川贝、黄芩、瓜蒌。此以症定病位兼病性，脉定病性兼病位。

（四）痰饮

【案例1】患痰饮宿疾，其证心下坚满、痛引胸胁，时复喘促咳则连声不已，时时吐浊痰，稠凝非常，剧则不得卧，脉沉结滞。（《经方实验录》皂荚丸治案）

辨析：《金匮要略》曰："咳逆上气，时时唾浊，但坐，不得眠，皂荚丸主之。"射干麻黄汤证但云咳而上气，是不咳之时，其气未必上冲也。若夫本证之咳逆上气，则喘息而不可止矣。此以症定病位兼病性，脉定病性。

【案例2】病者必背拥叠被六七层始能垂头稍稍得睡，倘叠被较少，则终夜呛咳，所吐之痰黄浊胶黏，脉弦结滞。（《经方实验录》皂荚丸治案）

辨析：脉证相合辨为上膈有湿痰，下之当愈，生川大黄后入、制甘遂先煎、玄明粉。夫甘遂之破水饮，葶苈子与皂荚之消胶痰，皂荚之攻消甚猛，全赖枣膏调剂。遂以皂荚炙末四两，以赤砂糖代枣和汤，与射干麻黄汤间服之。此以症定病位兼病性，脉定病性。

（五）咳嗽

【案例】咳嗽既久，两脉细数，右寸郁结，厥厥然如豆，按之梗指。（《续名医类案》卷十五咳嗽之吕东庄治案）

辨析：其病原属不起，今以右寸郁结，断为风邪闭塞。然必见鼻塞声重，或头痛痰浓，或咳嗽连续，方是其候。宜麻黄汤。此以症定病位，脉定病性。

（六）惊恐

【案例1】因惊恐即发热，神昏语言错妄，脉之右结涩，左浮弦。（《续名医类案》卷二十一惊悸之马元仪治案）

辨析：脉浮弦为风热，脉结涩是痰滞心包，宜舒通肺气以制肝生肾。宜瓜蒌仁、紫菀、枳壳、桔梗、杏仁、苏子、秦艽、胆南星。此以症定病位，脉定病性兼病位。

【案例2】精神恍惚若痴，自汗，惊悸心跳，自觉惭愧，畏怕见人，言语半吐即不能言，面红，不寐，饮食如常，舌苔黄腻，脉时歇止。（《问斋医案》治验）

辨析：脉歇止无定，多主郁痰为患，不得以结代目之。机枢窒碍，痰阻经隧为患。滚痰丸合高丽参煎水送，用《外台秘要》茯苓饮调理。此以症定病位兼病性，脉定病性。

（七）昏迷

【案例】病瞀昧，合眼昏愦如瞌睡状，少顷而苏，一日或发二三次，其脉结止、苏则脉如常，但浮虚耳。（《名医类案》汪石山治虚损瞀昧案）

辨析：此虚病也。盖病发而脉结者，血少气虚耳；苏则气血流通，心志皆得所养，故脉又如常也。遂以大补汤去桂，加麦冬、陈皮而安。此以症定病位，脉定病性。

（八）虫痛

【案例】胸腹作痛，陡然而来，截然而止，痛时口多清涎，脉细弦而结。（《丁甘仁医案》虫痛治验）

辨析：虫动则气滞脉结，此虫痛也。宜雷丸、使君子、鹤虱、南沙参、川石斛、广陈皮、花椒子。此以症定病位兼病性，脉定病性。

（九）痛证

【案例】小便自利，大便黑色，当脐腹痛十五年，渐发日甚，脉来沉而结涩。（《临证指南医案》卷八腹痛治案）

辨析：此郁勃伤及肝脾之络，致血败瘀留，劳役动怒，宿病乃发，今冬深闭藏，忌用攻下。宜辛通润血，所谓通则不痛。宜桃仁、桂木、穿山甲、薤白、当归送阿魏丸。此以症定病位，脉定病性。

（十）伤寒

【案例】耳聋、烦躁、身热谵语，无汗，脉带结而无力。（《名医类案》卷二内伤之江篁南治案）

辨析：耳聋、烦躁、身热谵语似伤寒少阳、阳明白虎汤证。然脉带结而无力也。此症身无汗，非风温，系气阴不足，少阳之气郁滞。宜生脉汤加陈皮、甘草、柴胡。此以症定病位，脉定病性。

（十一）喘证

【案例1】体肥色白，痰喘声如拽锯，夜不能卧，脉浮洪六七至，中或有一结。（《古今医案按》卷二喘之汪石山治案）

辨析：脉洪大而结是痰碍经隧耳。宜用生脉汤加竹沥服之。此以症定病位兼病性，脉定病性。

【案例2】郁怒之余，又当盛夏，小便不通，气高而喘，六脉见结。（《续名医类案》卷二十小便秘之李士材治案）

辨析：脉见结，此气滞也，宜枳壳、生姜，急火煎服。此以症定病位，脉定病性。

第十八节　代脉

一、脉象辨识

"脉来动中有歇止，止有定数，乍疏乍密，乍迟乍数，没有规律。"

二、脉象体悟

代脉为节律失常的脉象，但间歇时间比结、促脉相对长。止有定数，即三至一停，始终三至一停；如五至一停，始终五至一停。而促脉是数中一止，结脉是迟中一止，但至数多少不一。一般脉动感较弱，它绝不会出现短时间内连跳两下而停的感觉，而是连续脉动后无任何感应地停一下。再启动脉动相同次数后，又有规律性地停整一下。心电图可查出窦房结或房室传导阻滞等问题，预后多差。

代者，更代、替代之义。五脏应象中，脾脉代。脾脏与四季气候变更交替过程中，脾脉呈现和软稍弱之象，谓之代脉，是生理之脉。故代为脾之真脏脉显露，脉必无软弱之象，是无胃气之征兆，病情危重，故《素问·平人气象论》曰："但代无胃曰死。"

代脉在数、动、缓、迟病脉中出现，是脉动出现歇止，且每次歇止时间略长，并有一定规律，歇止后无补跳现象。

故病理性代脉有两种，一为脉来迟数动中有止，止有定数不能自还，良久复动为代脉；其二为脉律紊乱，出现歇止、乍疏乍数、乍强乍弱、乍大乍小交替出现的脉象，此即为代脉（图29）。即出现不同的脉象相互代替、更换，交错出现。其脉象为乍疏乍数，乍强乍弱，乍动乍止。如原

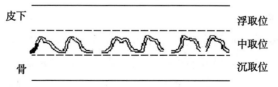

代脉：脉来动中有歇止，良久方至；或乍疏乍数，乍强乍弱，乍动乍止，乍大乍小

图29　代脉示意图

有是缓脉，其歇止后出现数脉代替，接着歇止后再出现缓脉，是谓乍疏乍数。

三、脉理及主病

代脉可分为生理之代、病理之代与脏气衰败之死代三种。

1. 生理之代　生理上的代脉一般指脉象的更替。

《素问·宣明五气》曰："五脏应象……脾脉代。"谓脏气随时而更，脉亦随时而更代。此四时之代也。因四季阴阳升降不同，主气不同，人与天应，故脉应时而更代。四时脉的更代规律是春弦、夏洪、秋浮、冬沉等。若更代不正常，则为主病的脉象。

"妊娠三月见代脉，是为常脉"亦属此意，女子妊娠三月，开始更代为妊娠脉，即脉显滑象，绝不是说妊娠三月出现"脉来一止""止有定数"或"良久复来"是正常的脉象。然亦有医家认为孕妇三月之后，气血精气下聚胎元，更兼恶阻呕吐严重，导致脏气一时不能接续，可出现代脉。此仍一时性的脉象，随着孕妇气血充足，妊娠恶阻现象逐渐消失，即可恢复正常。

2. 病理之代　脏气衰微，气血亏损，元气不足，以致脉气不能衔接，故见代脉。久病、重病气血衰惫，其脉代者，是危亡的征兆。

暴病之后，气血乍损，一时不能相继也可出现代脉，如霍乱吐泻而脉代。或因猝逢惊恐、跌仆损伤，影响脉气，以致脉气不能相接所致出现代脉。主病为实。

3. 脏气衰败之死代　多见于久病之人，元气衰败者，为心气衰败，脾气脱绝之候。临床上遇到代脉，首先辨别至数，次辨有无根底。以辨别脉象的匀静止数，有根无根。

故临床上代脉见于以下两类：

（1）主惊悸、疼痛：惊恐过极、跌打损伤，寒积冷痛，因一时气血受阻，亦可见代脉。

（2）脏气衰弱、元气衰败：老年人，及久病患者，出现代脉多因脏气衰微，元阳不足，心气衰竭不能维持自身阴阳之平衡，常属危证。

脉象不论结、促、代，只要重按至筋骨不绝，尺部匀静有力，便是有根有神，是有胃气。按之无力，则是无根无神。

总之代脉主脏气衰弱，脉气不相续接之象。

四、症脉辨治案例

（一）膈证

【案例】气逆膈胀，艰于平卧，六脉代而不利。（《医学衷中参西录》治验）

辨析：中焦寒痰所阻，气不归纳也。宜生黄芪、旋覆花、代赭石、炒紫苏子、法半夏、炮姜、厚朴、茯苓、橘白、沉香。此以症定病位，脉定病性。

（二）虫痛

【案例】患心腹痛，上下攻刺，呕吐涎沫，或吐清水，食后尤痛，时作时止，面色青黄，凡治气痛药皆不效，脉代而不利，至数不清。（《王旭高临证医案》治验）

辨析：此虫痛。乌梅花椒汤合化虫丸。于时作时止、面色青黄、呕吐涎沫辨是虫痛。此以症定病位兼病性，脉定病性。

（三）心悸

【案例】少气，眩晕，心悸动，少寐多梦，易惊恐，震颤麻痹，脐周悸动，脉结代。（《问斋医案》治验）

辨析：脉证相合辨为心之气阴两虚，宜炙甘草汤加龙骨、牡蛎。此以症定病位兼病性，脉定病性。

第十九节　促脉

一、脉象辨识

"脉来数而时一止，止无定数，止后复来。"

二、脉象体悟

促者，短而速之象。

促脉在《伤寒论》里有较明确的定义，故后世多遵从之，并无多大异议。唯在《黄帝内经》，脉促者乃脉急促之义，不可不知。如《素问·平人气象论》曰："寸口脉中手促上击者，曰肩背痛。"

促脉是与结脉刚好相对的一对脉象，只是脉率超过 100 次 /min。其特点是脉来数，时有歇止；止无常数（图 30）。可见于数、疾脉类诸心律失常基础上伴偶发期前收缩。

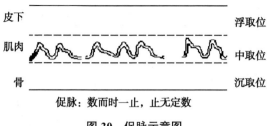

促脉：数而时一止，止无定数

图 30　促脉示意图

三、脉理及主病

促脉表现为脉搏流动较快，时常有歇止。促脉形成的机理有三：第一，为阳热亢极而见促脉，热迫血行而脉见急数，热灼阴涸，致急行之血不继而见歇止。第二，五郁之证，邪郁化热，热犯血脉其脉必促而有力。第三，脏气衰惫，阴阳两虚不相顺接，即阴血衰少而不继，真阳衰惫而不宁，其脉必促小而无力。其因有虚实两端。

促脉的节律是"数中一止"的节律异常，故有涩脉血瘀之象。

（一）气血虚衰

若数中一止而无力，多因真元衰惫，脏气乖违，阴血衰少，阴阳不相接续之故。

（二）邪气阻遏

阳盛实热，阴不和阳，特别是气、血、痰、食与热相搏结，均可见脉促而有力。临床上功能性（神经性）期前收缩的病人很多，其脉象可表现为结脉或促脉，多因情志因素引起。

凡气怒上逆，胸满烦躁；汗郁作喘，血瘀发斑、狂奔，以及痈肿实热诸疾，皆可见促脉。

（三）痰积喘咳

凡痰饮喘咳之疾，由于痰凝阻留其间，脉气不能相接而见促脉。如《濒湖脉学》载有："时时喘咳皆痰积。"每用滚痰丸消除痰涎则促脉可除。

（四）心损衰惫

凡心气虚损，真元衰惫，阴阳之气不相续接，症见心悸、气短、浮肿、喘咳之心脏疾患，常见促脉，必数中一止而无力。脏气乖违，脉动必歇止无力，如心脏疾患。治当以温。

除正气不足，痰食、积滞阻遏气机，阳气不通，表遏不宣，中气受戕等可出现促脉之外，若新感与旧疾结合起来，即本有正气不足，又着新感误下，一时循环受阻，也能发生促脉。见此脉必须参考舌象、色及临床症状细审互参。

促脉为阳盛，里不受邪，邪正相搏，而现促脉。但是亦有属阴寒之一面。如《伤寒论》说："伤寒脉促，手足厥逆，可灸之。"此属厥阴病所见之促脉，所以手足厥逆，非灸非温不可。

总之，促脉为阳热独盛而阴不能和的表现。主邪阻壅滞。

四、症脉辨治案例

（一）喘证

【案例1】喘而短气数月不止，难于平卧，昼夜不能着枕，畏寒肢冷，口干而不欲饮，舌淡苔白，脉沉细数促而无力。（《中医临证经验与方法》朱进忠治验）

辨析：沉细之脉多为气血、阴阳俱虚，数脉多或主热，然促数并见且无力，而胸满则为肾阳虚，即仲景所谓脉促胸满桂枝去芍药汤证意。综合脉证论之，乃心肾阳虚，水气上犯凌心肺之证。此以症定病位兼病性，脉定病性。

【案例2】气短，喘促，呼长吸短，动则气喘急，舌淡，脉虚浮而促。（验案）

辨析：此肾不纳气，肾阳虚衰，肾气不足，纳气失职。宜都气丸（六味地黄汤加五味子）送服：人参20g，蛤蚧一对，共为末，每次3g。此以症定病位兼病性，脉定病性。

（二）伤食

【案例1】啖马肉过多，腹胀，医以大黄，巴豆治之，增剧，寸口脉促而两尺将绝。（《续名医类案》卷二伤食之项彦章治验）

辨析：胸有新邪故脉促，宜引之上达，今反夺之，误矣。急饮以涌剂，大下之，病去。此以症定病位兼病性，脉定病性兼病位。

【案例2】大醉，尽吐所饮酒，熟睡达曙，遂病，目视物皆倒置，脉左关浮促，余部皆无恙。（《名医类案》吕沧洲治案）

辨析：脉浮促是气浮盛，当伤酒大吐时，上焦反复，致倒其胆府，故视物皆倒置，此不内外因而致内伤者也，法当复吐以正其胆府。藜芦、瓜蒂为粗末，水煎，平旦倾服涌之，涌毕，视物不倒置。此以症定病位兼病性，脉定病性兼病位。

（三）癥积

【案例】左右两胁俱有结块，大如覆杯，发则咳嗽喘逆，腹胁掣痛，六脉止促，按之少力。（《续名医类案》卷十六张路玉治案）

辨析：脉促有痰实，无力为虚，六君子汤加胆南星、枳实、香附、沉香。此以症定病位兼病性，脉定病性。

第二十节　细脉

一、脉象辨识

"脉来细小而直，去来分明，举按应指，软弱无力，状如丝线。"

二、脉象体悟

细者，小也。

细脉是以脉体大小而言，故又称小脉。《脉经》"细脉，小大于微，常有，但细耳"，《濒湖脉学》把它比喻为丝线，即"细直而软，若丝线之应指"。可见细脉是比微脉大且经常可有摸到，不似微脉按之可无，只是脉形体细小而已。所以细脉的主要特征就是脉体细。至于脉位、脉率、脉力，均无特异限定，但至少有一定的张力和弹性可以摸到。所以细脉特点是脉管缩小，应指极细，状如一线，有如丝线接触指头，而脉跳应指起落明显，来去分明。指下明显可见，决不模糊。

细脉的指下特征是：脉细如线，应指清晰，指下寻之而常有（图31）。

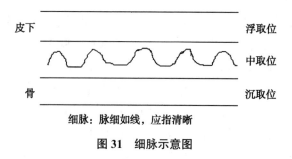

细脉：脉细如线，应指清晰

图31　细脉示意图

三、脉理及主病

细脉主气血不足。细脉的形成，是由于气血不能充盈鼓搏血脉，致脉细。然其因有虚实之分，以细而有力、无力别之。故李时珍说："细为血少气衰，有是证则顺，否则逆。"

因虚而致细者，包括阴、阳、气血的虚衰，当细而无力。气血应衰，无力充盈鼓搏。

因实而致细者，包括七情所伤，六淫所客。气血痰食壅塞，皆可郁滞气机，束缚气血，气血不能充盈鼓搏于脉，而致脉细。邪阻气滞而细者，有沉按之愈觉有力之感。

临床上细脉为血少气衰，多见于吐血、衄血、呕吐、腹泻。久病体虚，脉多细弱，如气虚、脾肾阳虚，每见弦细、沉细、细弱、微细等脉。而肝气郁滞，每见弦细有力；气郁血虚，脉多细涩。

细而兼数者为阴虚内热；细而兼迟者为阳气虚，为虚寒；细而兼缓者为湿痹；细而兼涩者，其有力为血虚，无力为气虚。

浮细而软为濡，主湿邪在表，又主气阴两虚；沉而细软为弱，主气血阴阳俱不足。诸般虚损，脉多见细。

曾治一患者。平素有胸闷之症，体检示有冠状动脉轻度供血不足。此次心悸胸闷亦起因于工作劳累，失眠多梦，兼有盗汗。余诊之时头晕、全身无力、口干、大便偏结，舌质淡，脉沉细。细者气血不足也。治以益气养血，宁神止汗，甘麦大枣汤和炙甘草汤加减。炙甘草 18g，党参、酸枣仁、山茱萸、煅牡蛎各 30g，麦冬、生地各 15g，火麻仁 12g，桂枝 10g，五味子 10g，小麦 30g，生姜 5 片，大枣 12 枚。每日 1 剂，水煎服。6 剂盗汗已止，睡眠好转。唯心悸胸闷未除，去龙牡加黄芪 12g，续服 7 剂，余症悉除。

总之，细为血虚气弱之象。主诸虚或寒湿之邪壅塞脉道。

四、症脉辨治案例

（一）厥证

【案例 1】带下不止，泄泻，四肢厥逆，脉细如丝。(《古今医案按》卷九程明佑带下治验)

辨析：脉细如丝为阳气虚。症状辨为虚寒，此阳气微不能营阴，法当温补，参附汤治之。此以症定病位兼病性，脉定病性。

【案例2】厥冷腹痛，甚则唇青囊缩者，脉沉细。(《诊余举隅录》治验)

辨析：症辨为下焦寒凝，脉沉主里，肝肾之病，细为阳气衰，急须生附以温散之。此以症定病位兼病性，脉定病性。

【案例3】禀质素弱，初起憎寒发热，继则昏冒闭厥，四肢逆冷，醒时嗳气胸满，心下作痛，呕吐痰水，脉沉细而弱。(《问斋医案》治验)

辨析：此非痰闭，乃寒邪直中三阴，为寒厥之证。手足胀寒者，阳微阴盛也，脉息欲绝者，元气内虚也。法当大补元阳，以祛阴寒。附子、黑炮姜、云茯苓、安肉桂、吴茱萸、陈皮、半夏、当归、甘草、白豆蔻。此以症定病位兼病性，脉定病性。

(二) 血证

【案例1】患吐血盈碗盈盆，呛咳内热，脉细弦而数。(《张聿青医案》卷六吐血治案)

辨析：脉细数，阴虚而热，缘水亏于下，火越于上，销泽营阴，络血上溢，阳乘阴者是也。壮水涵木，其火自平。宜生地、玄参、沙参、女贞子、天花粉、白芍、甘草、冬虫夏草、川贝母、石斛、侧柏叶。此以症定病位，脉定病性。

【案例2】吐血，夹痰，口干、息促而胸胁痞满，脉细欲绝。(《问斋医案》治验)

辨析：吐血之证，或因肺热叶焦，络损，二因高崖跌仆，有瘀血聚于胸膈，三因膺胸胁肋脉管破裂。且血既溢出，遂成痰血，又必以吐出为宜，倘不吐出，变成瘀块，停塞于胸胁之邪阻碍呼吸之路道，其已溢出成痰者，当顺其自治之本能，听其吐出，毋使留中为害。而收敛破裂之法，当生津液以滋干燥，补精汁以续脉管，盖脉管之所以破裂者，因燥极而脆折故也。息促而胸胁痞满，则瘀血充塞胸廓之故也。脉细欲绝，血虚之象。宜西洋参、生白芍、黄芩、黄连、生地黄、牡丹皮、蒲黄、生龙骨、阿胶、甘草，水煎去渣分三次，每次以鸡子一个去白用黄，以黄入汤药内，以匙搅匀服之。此以症定病位兼病性，脉定病性。

【案例3】溺血，溺孔不时酸疼，溺则周身麻木，头旋眼黑，而手足心经脉细急，酸麻尤甚，脉来弦细而数，两尺搏坚。(《续名医类案》卷十四溺血之张石顽治案)

辨析：溺则头晕是阴虚阳亢，脉弦细而数，虚热也。宜六味丸合生脉散、紫河车。此以症定病位兼病性，脉定病性兼病位。

【案例4】便血，血色晦暗不鲜，面色萎黄，四肢不温，喜暖畏寒，舌淡苔白，脉沉细无力。（验案）

辨析：脉证相合辨为脾虚不统血。治当温中摄血，黄土汤治之。宜生地、附子、阿胶。此以症定病位兼病性，脉定病性。

（三）汗证

【案例1】多汗亡阳，恶寒甚，肉瞤筋惕，脉细欲无。（《名医类案》恶寒之滑伯仁治验）

辨析：脉证相合辨为阳虚，宜真武汤。此以症定病位兼病性，脉定病性。

【案例2】每日则头额之汗浑浑淬而下，自觉热气升腾，脉弦细而滑。（《问斋医案》治验）

辨析：症状辨为阳气升，脉弦滑为湿热，脉细为阴虚。此阴不敛阳，阳越于上，胃中又有湿热故也。拟当归六黄汤。此以症定病位兼病性，脉定病性。

【案例3】形体羸瘦，饮食甚少，夜卧偏身出汗，迨旦，衾衣皆湿透，脉细弱。（《名医类案》虞恒德治验）

辨析：症辨为阴分病，脉细弱是为阴伤。盗汗也，宜桑叶，垂露采摘，烘焙干为末，空腹温米饮调。此以症定病位，脉定病性。

（四）痛证

【案例1】气攻肋胁左右，上入乳际，痛引胸背，子夜特甚，脉弦细。（《类证治裁》卷六胁痛脉案）

辨析：脉弦为木升，细为阴伤。人身气血，于子丑时注肝胆，子时注胆，丑时注肝。今肝阳上升，诸气皆逆，势必营卫失度，瘀浊不降，呕逆便艰，宜杏仁、当归须、青皮（醋炒）、延胡索、郁金、枳壳（炒）、瓜蒌、木香。此以症定病位兼病性，脉定病性。

【案例2】胁下作疼，迁延年余，疼剧之时，觉精神昏愦。其脉左部微细，按之即无，右脉似近和平。（《医学衷中参西录》张锡纯治验）

辨析：疼甚精神倦怠，脉微细是为气虚。宜生箭芪、生杭芍、玄参、乳香、明没药、生麦芽、当归、川芎、甘草。此以症定病位，脉定病性。

（五）昏迷

【案例1】炎蒸如夏，乍雨如霉，倏然昏倒，不知人事，痰响喉间，舌苔白滑，脉来沉细。（《时病论》临证治案）

辨析：症辨为心包，属痰湿，此中湿也。沉细之脉，少阴中寒也。虽脉沉细，舌苔白滑，但无吐泻、腹痛、肢冷等证，不可认为寒。宜藿香、神曲、川厚朴、杏仁、制半夏、陈皮、菖蒲、远志、竹沥、姜汁合苏合香丸。此以症定病位兼病性，脉定病性。

【案例2】昏愦妄语，气息奄奄，手足如冰汗出，面上黑气满布，口唇惨白，舌苔黑滑，脉如蛛丝不绝。(《遁园医案》厥证治案)

辨析：症脉相合均是一派虚寒之象。宜大剂通脉四逆。此以症定病位兼病性，脉定病性。

【案例3】发热十日，神昏谵语，唇焦口臭，烦躁呻吟，脉反沉细。(《友渔斋医话》热证治案)

辨析：症辨血分之病，有热。脉沉细是阴伤。此瘀热已入血分，宜桃仁承气下之。此以症定病位，脉定病性。

(六)咳嗽

【案例1】咳嗽月余，气喘汗多，不省人事，脉细如蛛丝。(《续名医类案》孙文垣治案)

辨析：此下元封藏不固，真阳从此上越，竟成脱象。宜人参、熟地、紫河车、杜仲、五味子、麦冬。此以症定病位，脉定病性。

【案例2】咳嗽症甚剧，终夜不得卧，六部细数，右关尺按尤有力。(《诊余举隅录》治验)

辨析：尺脉数有力是知下焦有郁热。大肠温邪，上乘于肺而咳，宜用芩知泻火汤加减。此以症定病位，脉定病性兼病位。

【案例3】咳吐稀涎味咸，脐上气冲即呛咳，时有喘伏，脉弦细如丝。(《医学衷中参西录》治验)

辨析：症辨为肾咳，脉细为阴虚。宜蛤蚧、女贞子、云茯苓、枸杞子、干地黄、杏仁、沉香、川贝母、补骨脂、胡桃肉。此以症定病位兼病性，脉定病性。

【案例4】咳嗽半年，所奇者每咳痰内必带毛如毫毛，脉右寸细如蛛丝。(《问斋医案》治验)

辨析：经谓肺合皮毛，右寸细者，肺气大虚，不能托毛外长，故毛倒生于里。宜潞党参、黄芪、白芍、粉甘草。此以症定病位兼病性，脉定病性兼病位。

【案例5】咳而无痰或痰少而黏，咽喉干痒，消瘦，舌质偏红，少津，脉细无力。(验案)

辨析：脉证相合辨为肺病，气阴两虚咳嗽。宜人参、天花粉、山药。若疲倦乏力，气短，加生脉散。此以症定病位兼病性，脉定病性。

【案例6】有病咳者，寐则咳，醒则已，脉沉细。(《问斋医案》治验)

辨析：脉沉细主阳气虚，盖寐则肺气藏于肾，肾寒使之咳耳。治以川椒通其阳，故愈。此以症定病位兼病性，脉定病性。

【案例7】咳而带痰，咽干体瘦，潮热，颧红，失眠，遗精，舌赤，脉细弦数。(验案)

辨析：此阴虚喘咳。宜熟地、生地、天冬、麦冬、阿胶、三七粉3(冲服)、橘红、平地木、胎盘一个(洗净)、胡椒，久炖。此以症定病位兼病性，脉定病性。

(七)咳血

【案例1】体瘦，咽喉干痒，痰少而黏或声嘶，或痰中带血，干渴，午后发热，盗汗，舌质红、脉细数。(验案)

辨析：脉证相合辨为肺病，阴虚火旺。宜白术、百合、生地、麦冬、牛膝。此以症定病位兼病性，脉定病性。

【案例2】咳呛日久，面赤颧红，骨削神消，饮食不进，气喘音微，痰吐粉红或黄块，舌质绛，脉细无力。(《王旭高临证医案》治验)

辨析：脉证辨为肺病，虚热也。此久咳肺伤，兼及于胃。浮游之火上泛。宜纳胃潜阳和胃生津。宜六味地黄法加款冬花、川贝、橘红、生牡蛎。此以症定病位兼病性，脉定病性。

【案例3】胸腹痛不可忍，内热口干，咳痰带血，饮食不进，脉左关沉弦，右关细弱。(《问斋医案》治验)

辨析：脉细为血虚。弦为木旺。此郁怒伤肝，阳升灼胃，气失降令。宜白芍、牡蛎、酒炒黄连、吴茱萸、北沙参、麦冬、石斛、甘草、广陈皮。此以症定病位，脉定病性兼病位。

(八)水肿

【案例1】面黄而浮青气，头脸肿满，胸膈胀硬，呼吸不利，下体、腰胁肿痛，按之如板，坐卧不能，喘呼欲绝，诸药不效，脉细无力。(《问斋医案》治验)

辨析：症状辨为风水。此风水相搏，一身尽肿之症。经曰："形寒饮冷主伤乎肺，肺伤则不能通调水道，下输膀胱。"所以内外合邪，上下并迫而见此危候也。脉细无力是下虚不足。宜先散肺邪以救急，后治脾肾。宜麻黄汤合五苓散。此以症定病位兼病性，脉定病性。

【案例2】由泄泻渐次足肿，入腹为胀，延及通腹坚满，面浮肢肿，水湿不运，溏泻未止，脉来沉小，两尺如丝。（《类证治裁》肿胀脉案）

辨析：脉证相合辨为脾肾俱衰，火土俱弱，致气钝湿壅，清浊混淆。宜温理脾肾，兼佐泄湿。宜炮姜、肉桂、神曲、益智仁、茯苓、牛膝、砂仁壳、大腹皮、车前子、橘白、冬瓜皮、籼稻草，煎汤代水。此以症定病位，脉定病性兼病位。

【案例3】身肿，纳差腹胀，神疲乏力，脉沉细。（验案）

辨析：脉证相合，辨为脾虚水泛。治当实脾以利水。宜白术（土炒）、泽泻。此以症定病位兼病性，脉定病性。

（九）喘证

【案例1】气短似喘，呼吸促急，提不能升，咽不能降，尺脉微细无神。（《续名医类案》卷十四吴孚先治验）

辨析：症辨在肺肾，尺脉微细无神，此肝肾亏虚、子午不交，气脱证也。宜人参、熟地、当归、甘草。此以症定病位，脉定病性兼病位。

【案例2】面红唇燥，发喘不止，足冷至膝，两脉鼓指，按之微细。（《续名医类案》卷十四喘之柴屿青治案）

辨析：症辨为热，脉微细，是为下虚。此戴阳证也，内真寒而外假实。宜人参、熟附子、肉桂、五味子。此以症定病位兼病性，脉定病性。

（十）虚劳

【案例】重症贫血，面色㿠白，头汗多，疲乏无力，脉细弱。（验案）

辨析：脉细者营血少，弱者阳气弱，脉证相合均辨为气血俱虚，此虚劳营卫亏虚，精气俱衰，宜龟鹿二仙胶加减。此以症定病位兼病性，脉定病性。

（十一）畏寒

【案例1】背独恶寒，汤熨不应，脉细如线。（《名医类案》卷一伤寒之滑寿治案）

辨析：脉细者阳气微，症辨为寒，附子理中之治。此以症定病位兼病性，脉定病性。

【案例2】年高体弱，病头面不耐寒，气弱不敢当风行，诸法不效，脉弦细而微。（《古今医统大全》罗谦甫治案）

辨析：头面不耐寒，此阳明之经本虚。脉微细是为阳虚，《脉经》云："气不足，则身以前皆寒栗。"由此胃气虚，经络之气亦虚，不能上达头面，故大恶风寒，宜温其中气，升麻汤加附子，行其经络。宜升麻、葛根、白芷、黄芪、炙甘草、草豆蔻、人参、黑附子、益智仁。此以症定病位兼病性，脉定病性。

（十二）身痒

【案例】上身至头面俱痒，刺痛起块，左手三部俱细，右手三部皆微实，大都六脉俱数。(《古今医案按》卷八身痒之江汝洁治案）

辨析：脉微者为虚，弱者为虚，细者气血俱虚。盖心主血，肝藏血，乃血虚无疑，肾藏精属水，其部见微，乃为水不足，水既不足，相火妄行无制，以致此疾。经曰：诸痛疮痒，皆属心火，右手寸脉实，实者阳也，诸阳为热，乃热在肺分。火克金也，且肺主皮毛，皮毛之疾，肺气主之，胸膈及皮毛之疾，为至高之疾也，右关微为实，乃火在土分，土得火则燥，肌肉之间，脾气主之，肌肉及皮毛痛痒，皆火热在上。右尺微实，火居火位，两火合明，阳多阴少，治宜补水以制火，养金以伐木。宜生地黄、白芍、人参、黄芪、连翘、牡丹皮、麦冬、柏皮、防风、甘草、五味子、黄连，水煎温服，渣内加苦参一两，再煎洗。此以症定病位兼病性，脉定病性兼病位。

（十三）不寐

【案例1】夜卧不寐，醒来口苦口干，而常白苔，或时喉中痛，或胸膈痛，或嗳气夜食难消，或手靠物，久则麻，常畏寒不怕热，前有疝，后有内痔，遇劳则发。初诊左脉沉弱而缓，右脉浮软无力，续后三五日诊，心肺二脉浮虚按不应指或时脾脉轻按格指重按不足，又时或快或缓，或浮或沉，或大或小，变动无常。(《名医类案》卷八血证之张路玉治案）

辨析：夫脉不常，血气虚也，脉变动无常为虚。虚属气虚为重也，盖劳则气耗而肺伤，肺伤则声哑。又劳则伤脾，脾伤则食易积。前疝后痔，遇劳而发者，皆因劳耗其气，气虚下陷，不能升降故也。人参、黄芪、麦冬、当归身、贝母、远志、酸枣仁、牡丹皮、茯神、石菖蒲、甘草。此以症定病位兼病性，脉定病性兼病位。

【案例2】形色清瘦，肌肤细白，眩晕、四肢倦怠、夜寐心悸、言乱，脉皆沉细不利，心部散涩。(《石山医案》治验）

辨析：症辨为心脾之病，脉细散涩，此阴脉也，脾与心必忧思所伤，宜仿归脾汤例，加以散郁行湿之药。此以症定病位，脉定病性兼病位。

（十四）郁证

【案例】胸脘常窒而时欲太息，甚则兼痛，泛呕纳少，脉来沉小。(《问

213

斋医案》治验）

辨析：症辨在肝胃。郁不离肝，痛不离肝。治郁之法以逍遥散为主方，然此方只可施于肝阴充旺之体，脉来六部细弱，其阴之不足可知，纳少咽疼，耳鸣汗泄，系属阴弱阳浮，兼夹肝郁之候。宜平肝舒郁合理气疏中。川石斛、炒白芍、广郁金、川楝子、炒枳壳、合欢皮、台乌药、川贝母、橘络、绿萼梅。此以症定病位，脉定病性。

（十五）脱证

【案例】自觉气从少腹上冲至咽，即心烦心眩，小溲频数，汗出如雨，肢冷如冰，颧红气促，顷刻有欲脱之象，脉细如蛛丝。（《丁甘仁医案》治验）

辨析：症辨阳脱之象，脉细为阴虚。此阴虚于下，阳越于上，阴阳枢纽，势欲脱离。治必填补真阴，从阴引阳，则真阳方可下潜。宜熟地、杜仲、紫河车、肉桂、吉林参、大麦冬、天冬、白芍、牡蛎、龙骨、广陈皮、川贝母、制半夏、猪尿泡。此以症定病位兼病性，脉定病性。

（十六）心悸

【案例】因事惊恐，遂心慌不能自持，头晕眼花，汗多作呕，自觉欲脱，脉沉细而弦。（《问斋医案》治验）

辨析：此惊恐动肝，阳升灼阴，津液外泄，气无所依，欲脱之象已著，脉沉细为阴虚，弦为肝气浮。宜人参、麦冬、五味子、炒枣仁、炙生地、甘草、阿胶。此以症定病位，脉定病性。

（十七）戴阳

【案例1】面色如土，而上两颧稍带赤色，食饮即吐，六脉细数。（《旧德堂医案》治案）

辨析：脉证相合均为虚热。无阴则吐耳，况诸呕吐皆属于火，而季胁又属肝肾之乡。宜六味地黄汤加石斛、沉香。此以症定病位兼病性，脉定病性。

【案例2】气热面红，状如戴阳，目不交睫，目合则泪流不止，苔色呆白，渴欲饮水，咽中刺痛。脉两尺浮数，寸关俱细而软弱。（《问斋医案》治验）

辨析：症辨为热，寸关细弱是为血虚，两尺浮数是为阳浮，此是心肾交亏，水火不济，色欲过度所致。宜交通心肾。制附块、川黄连、五味子、制熟地、生酸枣仁、桑螵蛸、山茱萸、菟丝子、白芍、生术、炙甘草、煅龙齿、煅牡蛎。此以症定病位兼病性，脉定病性兼病位。

（十八）呕吐

【案例】饭后即呕吐饮食涎沫，其味酸苦，嘈杂心烦，夹有手足发厥，

上热下寒，渴不欲饮，苔薄白，食少肌瘦，大便稀溏，午后身热面赤，脉弦细。(《临证指南医案》呕厥治验)

辨析：症属肝胃之病，肝逆犯胃所致。用乌梅丸转枢厥阴。宜乌梅、党参、干姜、黄连、黄柏、细辛、当归、桂枝、花椒、附片、法半夏。此以症定病位兼病性，脉定病性。

（十九）便秘

【案例】数日不大便，饮食不思，睡床呻吟，六脉沉细兼迟。(《四明医案》治验)

辨析：症辨胃肠便秘，沉细迟是气虚而寒，乃寒闭，宜麻黄附子细辛汤、外加干姜以温之。此以症定病位，脉定病性。

（二十）转筋

【案例】手足转筋，日间颇轻，夜间难抵，无他病，饮食亦强，举动轻捷，脉细小。(《问斋医案》治验)

辨析：转筋日间颇轻，夜间难抵，此必血虚有火。夜间阳伏内，火得助故转筋更甚。举动轻快亦阳壮之象，脉之细小必是常脉，宜舍脉从证，宜滋阴清火之法，与四物汤加知母、黄柏、玄参。此以症定病位兼病性，脉定病性。

（二十一）伤寒

【案例1】伤寒发热，下体如冰，饮沸汤犹不知热，阴寒脉证悉具，舌色如朱，脉息沉细。(《程杏轩医案》伤寒治验)

辨析：症辨寒热间杂，脉沉细数里虚，是阳虚浮越，阴寒格拒。宜六味回阳饮。此以症定病位兼病性，脉定病性。

【案例2】身虽热，而微觉恶寒，神识不清，小便滴沥，舌苔黄白，脉虽细数，而浮部有力。(《程杏轩医案》伤寒治验)

辨析：脉浮恶寒，表未解也，表未解而口渴，小便滴沥，是邪陷膀胱，经府同病。宜人参败毒散提陷邪从表分而出。此以症定病位兼病性，脉定病性兼病位。

（二十二）寒疝

【案例】猝然腹痛，阴囊挛缩，指甲青紫，脉弦细或沉细欲绝。(验案)

辨析：脉证相合辨为外邪直中，寒邪伤肝。重用辛温散寒。宜吴茱萸、附子、细辛、沉香。此以症定病位兼病性，脉定病性。

（二十三）脾病

【案例】饥不欲食，肌肉消削、体倦乏力、牙龈苍白且不饱满，脉细弱。

（验案）

辨析：症辨为脾胃之病。此脾胃阴虚，脾不散精。宜健脾养胃。山药、北五味子、石斛、乌鸡肉。此以症定病位兼病性，脉定病性。

（二十四）胆怯

【案例】不耐劳作，胆怯，肢末不温，筋挛急且痛，脉弦紧而细。（验案）

辨析：此肝经虚寒证，由肝阳虚而起。吴茱萸汤、当归四逆汤主之。宜当归、黄芪、细辛、白芍、吴茱萸。此以症定病位兼病性，脉定病性。

（二十五）癥积

【案例1】肝硬化，面色灰暗无华，精神不振，纳差，时或呕恶，右胁时痛，口干不欲饮，腹上青筋暴露或血丝缕缕，膨胀，低烧，肢体削瘦，脉细弦涩。（验案）

辨析：症辨为癥积，肝虚血滞。宜蜈蚣2~4条，鸡蛋2个。蜈蚣研末，入蛋中调匀，纸包煨熟服。另用人参3g，三七3g，冲服，紫河车3g，郁金6g，姜黄6g，当归10g，水煎服。此以症定病位兼病性，脉定病性。

【案例2】有积块在心下，腹大如瓮，烦躁不寐，少腹痛，饮食不进，怔忡恐惧，脉沉细而迟。（《问斋医案》治验）

辨析：气血两虚之症也；两尺带涩，少腹定有瘀血。经曰：阳气者，精则养神，柔则养筋。又曰：阴气者静则神藏，躁则消亡。又曰：阳虚生外寒，阴虚生内热。今烦躁不寐，阳气不留于阴，阴虚也；洒淅恶寒，无风而栗，阳虚也；少腹痛，蓄血也；饮食不进，胃阳衰也；中焦胀闷，脾阳虚不能运也；怔忡恐惧，神不内守，血不外荣也。脉证相合辨为气血两虚之症。宜重用理中汤，加桂枝、附子、当归、芍药、龟甲、鳖甲、牛膝、枳壳、橘络。此以症定病位兼病性，脉定病性。

（二十六）发热

【案例】至午，背即拘急发冷，渐冷得不可受，面上如火烘即热。渐热至满腹不可受，脉沉细而紧。（《问斋医案》治验）

辨析：系少阴病，心主阳衰、太阳寒盛之证，唯《伤寒论》"少阴病，得之一二日，口中和，其背恶寒者，当灸之，附子汤主之"。又"少阴病，身体痛，手足寒，骨节痛，脉沉者，附子汤主之"。宜附子汤主之。此以症定病位兼病性，脉定病性。

（二十七）厌食

【案例】不纳不饥，舌红苔黄，微带灰霉。谷食不进，气冲哕恶，六脉

细弦，均有数意。(《张聿青医案》卷四内伤劳倦治案)

辨析：若以痰浊上泛，则脉象应当滑大，今细弦而数，其为土虚木乘无疑。降胃，先平肝。宜人参、黄连、淡黄芩、竹茹、杭白芍、橘白、佩兰叶、淡干姜、炒麦芽、泽泻、制半夏、茯苓。此以症定病位兼病性，脉定病性。

第二十一节　洪脉

一、脉象辨识

"举按有力，来势充盛，浮大满指，去势衰减而缓平。"

二、脉象体悟

洪者，洪水也，如洪水宽大汹涌之势。

洪脉是脉体宽大的一种脉象。故洪脉虽大但来势强，是独特于它脉的地方。

洪脉在《黄帝内经》中称之为"钩脉"，谓"累累如连珠，如循琅玕"，如"钩"。且夏脉如钩，是为心脉。对于"钩"之解释，日·丹波元简认为"钩以来去而言"。洪脉"来盛去衰"之形态似"钩"。

对于洪脉之"来盛去衰"。来盛，指脉来搏起之时，其血流势如洪波涌起，满指滔滔，浮大有力。去衰者，当脉回落之时，脉势皆衰(图32)。

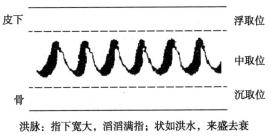

洪脉：指下宽大，滔滔满指；状如洪水，来盛去衰

图 32　洪脉示意图

然脉搏的盛衰乃是常理，心搏收缩之时，血液被排出，血流满脉而冲击脉管，产生一个较大的主波，心搏舒张时，则血液回流，其脉波下降，是去衰之义。故去衰亦并非洪脉独有之特征。故《脉诀刊误》认为"极大在指下，来大去长而满指"，李时珍《濒湖脉学》也说："指下极大、来盛去衰，

217

来大去长。""来大去长"即去时虽可能快速衰减，但衰减的幅度较小和平坦，指下感觉脉体满大鼓指，衰减似是长时间慢慢消退，故曰去势衰减而缓平。

洪脉脉率较快，故其脉势状如滑脉和数脉，三者常互兼。

三、脉理及主病

洪脉主阳盛。有力为实，无力为虚。若因阳盛有余，气血沸腾，致使脉道扩张，血气沸腾，有如波涛，乃致脉形阔大，大起大落。

若热邪伤津，阴亏于内，阳无所依，偏亢外越，脉气充盛，津血不足，虽见洪脉，必见无力无神之象。

临床上洪脉主要见于：

1. 常脉　夏季与心之常脉应洪。夏季阳气旺盛，气血涌盛于外，鼓荡充盈于血脉，致脉洪。心主火，与夏相应，故心脉为洪。

2. 病脉

（1）邪热盛：外邪入里化热，或五志化火，或痰、湿、食积、瘀血蕴而化热。热盛蒸迫气血，脉流迫疾，鼓击血脉而脉洪。症见壮热、烦渴、大汗，或出血、疮疡等。在外感病现洪脉，多为热邪炽盛，深入阳明之候。伤寒阳明经证及温病气分阶段，多能见到洪脉，故凡见洪脉之出现，其病多上阳盛火热，其脉多右大于左。在治疗上应当清凉泻热，重用清热解毒之剂，以白虎汤清解气分之热毒，重用石膏。

（2）阴津大伤：阴虚不能内守，阳气浮于外而脉洪。或附竭于下，阳越于上，阳脉洪大，阴脉沉细。阴虚阳浮者，舌当光绛无苔。洪大无力，此系不及，多因心气虚泛，或为阴虚所致。久病虚弱如见洪脉当防病情突变。

此外，因为洪与大常相兼，以"洪大"之名出现，故一些大脉病理也常用洪脉解释。

总之，若洪大有力，此为太过，多由营络大热，血气燔灼，心气有余，必见壮热、烦躁、口渴、吐血、疮疡，以及暑热汗泄诸疾。

浮洪有力为表热实证，浮洪无力为虚火，沉洪有力为实火，洪大为气盛火亢，浮洪而长为风眩癫狂，为痈疽或肺热喘急。

曾治一患者，因亲戚婚宴劳乏兼嗜喝酒食引发双侧牙龈肿痛2天，吞咽咀嚼牵涉疼痛，咽红，微发热（37.9℃），求余诊治，诊察之舌质红，口干，尿赤便干，六脉洪大。夫龈属阳明，当系阳明胃火上攻，治则清胃泻火，白虎汤加减：生石膏 60g，知母 18g，赤芍 12g，土牛膝 12g，粳米 12g，甘草 6g，水煎服。患者服两剂后肿消。凡杂病而见洪脉者多系火热为治。

总之，洪脉为气血壅盛的表现。主热及虫积腹痛。

四、症脉辨治案例

（一）血证

【案例1】目赤唇裂，喉痛舌刺，吐血盈碗，脉浮举似洪，沉按则细。（《诊余举隅录》阳症辨诬证）

辨析：脉洪而细知是命火外炎，无所归宿所致。人知数为热，而不知沉细中见数为寒甚。真阴寒症，脉常有七八至者，但按之无力而数耳。是寒热真假之辨也。且内伤与外感，治法亦异，外感宜散，可用姜附汤；内伤宜补，须用桂附八味法。宜桂附八味丸加人参、牛膝。此以症定病位兼病性，脉定病性。

【案例2】下血不止，屡次昏晕，右寸独得洪数。（《续名医类案》卷十二吐血之蒋仲芳治验）

辨析：右寸洪数是必实热在肺，传于大肠也。宜用麦冬、天花粉、桔梗、玄参、黄芩、山栀子、五味子、沙参。此以症定病位，脉定病性兼病位。

【案例3】吐血之后，大渴不止，两寸脉洪，关尺甚弱。（《续名医类案》卷十二吐血之冯楚瞻治验）

辨析：寸洪是上有火，关尺弱下阴虚。此阴血暴亡，脏腑失养，津液槁燥，阴火上炎，名为血竭也。以熟地三两、麦冬五钱、五味子一钱、附子二钱，浓煎二碗，代茶饮之。此以症定病位兼病性，脉定病性兼病位。

【案例4】齿根出血盈盆，脉皆洪大有力。（《续名医类案》卷十二衄血验案）

辨析：脉证相合辨为阳明胃火亢盛。宜清泄阳明之火下行，制大黄、枳壳，少加童便调下。此疾多阳明热甚所致，缘冲任二脉皆附阳明，而阳明一经气血俱多，故一发如潮涌。急则治其标也，投以釜底抽薪之法，应手而愈。此以症定病位，脉定病性。

【案例5】患衄血，及便血不已，面赤烦躁，口渴发热，心悸恍惚，两脉浮大而数，重按无神。（《续名医类案》卷十二衄血之龚子才治案）

辨析：脉证相合辨为虚寒。此忧思抑郁，致伤阳气。阳气既伤，阴血无主，上逆则衄下夺则便，当作中虚夹寒治。用附子理中汤内重用人参。此以症定病位兼病性，脉定病性兼病位。

（二）头痛

【案例1】脑中疼如刀刺，须臾难忍，心中甚热，脉左部弦长，右洪长，皆重按有力。（《重印全国名医验案类编》张锡纯医案）

辨析：脉证相合是阴虚阳亢，虚热内扰。宜怀牛膝、生龙骨、生牡蛎、川楝子、生杭芍、生石膏、代赭石、玄参、龙胆、生甘草。此以症定病位兼病性，脉定病性兼病位。

【案例2】壮年妇女，每患头痛、腹痛、十指酸痛，心志纷纭，鼻息粗甚，其脉甚洪大。（《古今医案按》火证之王仲阳治案）

辨析：盖欲近男子不可得也，脉洪大，三焦之火也。男子火旺遗精即同此，宜凉膈散、三黄丸泻之。此以症定病位，脉定病性。

（三）呕吐

【案例1】呕吐气逆，心烦躁乱，舌燥口渴，脉洪大有力。（《丁甘仁医案》治验）

辨析：此邪在阳明胃火上冲，肺受火克，表里俱热所致。宜白虎汤加竹叶、麦冬、山栀子。此以症定病位兼病性，脉定病性。

【案例2】呕吐之症，屡用清降，其吐愈甚，以致饮食不下，两寸微洪，两关沉迟。（《问斋医案》治验）

辨析：系上热下寒之象，乃肝阳不足，阴气上逆，须用温肝降逆之剂吴茱萸汤以温之。此以症定病位兼病性，脉定病性兼病位。

【案例3】呕吐，其有声势涌猛，烦热躁扰，脉洪数。（《问斋医案》治验）

辨析：此邪在阳明胃火上冲，宜竹茹汤。此以症定病位兼病性，脉定病性。

【案例4】每日饭后不一时许，呕吐不停，所食之饭，尽净吐出，脉洪数有力。（《湖岳村叟医案》妇科治验）

辨析：食入即吐，大黄甘草汤主之。此是大肠有结粪，停滞不行，下窍不通，必反于上，脉之洪数，实由此也。胃为仓廪之官，大肠不通，胃中之水，不能由小肠传入大肠，胃有入无出，所以尽净吐出也。宜大黄、芒硝、桃仁、川牛膝、蜂蜜。此以症定病位，脉定病性。

（四）消渴

【案例1】大热，口干，自汗，右足不得伸屈，口虽渴，终日不欲饮水，胸部如塞，按之似痛，不胀不硬，大便五日未通，脉洪大。（《经方实验录》大陷胸汤证验案）

辨析：病属阳明，口虽渴，终日不欲饮水，胸部如塞，按之似痛，不胀不硬，又类悬饮内痛。大便五日未通。上湿下燥，于此可见。且太阳之湿内入胸膈，与阳明内热同病。大陷胸汤与之。宜制甘遂、大黄、芒硝。此以症定病位兼病性，脉定病性。

【案例2】口渴善饥，食已又饥，尿黄浊如膏，便尿时尿桶堆泡一二寸，燥腥不堪闻，四肢疲软，头低少神，脉洪大。（《问斋医案》治验）

辨析：此实火病也，病名三消，上消消渴，中消消谷，下消消肾。脉洪者，火盛之脉也；舌灰黑者，火盛成炭之象也，四肢疲软及头低者，火盛则筋软也；少神者，热盛神昏也。急宜泻南补北，或可挽回，乃用麦冬、石膏、石斛、生地、玄参之类。服三剂，尿略清，腥臊减，待舌亦略转红润，方才见效。此以症定病位兼病性，脉定病性。

（五）齿痛

【案例】齿痛而长，房劳则发，热汤冷水俱不得入，脉二尺洪数有力，愈按愈坚。（《续名医类案》卷十七齿部之易思兰治案）

辨析：尺洪数有力知其肾中火邪所致。宜滋阴散火。此以症定病位兼病性，脉定病性兼病位。

（六）痿证

【案例】小儿右手足瘫软不举，手不能握，足不能立，脉洪大，久按无力。（《续名医类案》卷二十九小儿科之窦材治案）

辨析：脉洪大无力为虚，此先天脾肾不足，气血不充。此以症定病位兼病性，脉定病性。

（七）二便不通

【案例1】小便不通，两寸脉洪数。（《丁甘仁医案》治验）

辨析：两寸脉洪数为心火刑金，故气化不及州都也。补肺气、泻心火而安。宜黄连、茯神、牛膝、人参、麦冬、五味子。此以症定病位，脉定病性兼病位。

【案例2】素有风热，饮食如常，大便十七日不通肚腹不胀，两尺脉洪大而虚。（《名医类案》卷八秘结之薛己验案）

辨析：两尺脉洪大而虚，此阴火内烁津液。宜用六味丸。此以症定病位兼病性，脉定病性兼病位。

【案例3】大小便亦闭，口渴咽干，烦满不睡，两寸沉伏有力，两关洪缓无力，两尺不见。（《续名医类案》卷二十二便不通之易思兰治验）

辨析：关尺无尽，病在膈上。此思虑劳神，气秘病也。宜越鞠汤。此以症定病位兼病性，脉定病性兼病位。

（八）伤寒

【案例】伤寒，心烦喜呕，往来寒热，脉洪大。（《名医类案》卷一伤寒之许叔微治验）

辨析：脉洪大非小柴胡可知，而实热结在里，仲景云：伤寒十余日，热结在里，复往来寒热者，与大柴胡汤，三服而病除。大黄荡涤蕴热，伤寒中要药，须是酒洗生用为有力。此以症定病位，脉定病性。

（九）发热

【案例1】病发热，汗多足冷，六脉皆洪大搏指。（《伤寒名案选新注》）

辨析：症似湿温，但脉不同，身热不壮不同。湿温脉，关前濡，关后急，身微热也。此内伤外感也，宜人参、黄芪、当归、白术、防风、羌活、山楂主之。此以症定病位兼病性，脉定病性。

【案例2】头汗淋漓，心烦闷热，脉右关独数而洪。（《齐氏医案》卷四治验）

辨析：脉来右关独数，可见病在阳明，此由胃热内蕴，湿浊化火，挟心气而上逆，宜用苍术白虎加味。此以症定病位兼病性，脉定病性兼病位。

（十）喘证

【案例】素有嗽病，忽一日大喘，痰出如泉，身汗如油，脉浮而洪，全似命绝之状。（《古今医案按》卷五喘之汪石山治验）

辨析：脉证相合辨为气阴欲脱。宜麦冬四钱，人参二钱，五味钱半，喘定汗止。此以症定病位兼病性，脉定病性。

（十一）流注

【案例】患流注，发热作渴，头痛自汗，脉洪数，按之无力。（《续名医类案》卷三十四外科之薛立斋治验）

辨析：脉证相合辨为气血虚也，宜用十全大补加麦冬、五味子。此以症定病位兼病性，脉定病性。

（十二）遗尿

【案例】小便不禁，脉之右寸洪而有力，左寸虚，右尺沉微。（《续名医类案》卷二孙文垣治验）

辨析：脉证辨之心肾水火不交也。宜当归、远志。此以症定病位，脉定病性。

（十三）淋证

【案例】小便血淋，口渴，脉洪数。（验案）

辨析：脉证辨之为胃火伤津液，用白虎汤加麦冬。此以症定病位兼病性，脉定病性。

（十四）惊悸

【案例】怔忡惊悸病。自觉心中惕惕，少闻物鸣之声，即时惊恐汗出，渐至面黄肌瘦，饮食减少。肾脉极细弱，心脉洪数无力。（《湖岳村叟医案》卷十六怔忡治验）

辨析：肾脉极细弱，心脉洪数无力。水亏不能济火之故。宜六味汤加远志、菖蒲、玄参。此以症定病位兼病性，脉定病性兼病位。

（十五）不寐

【案例】终夜不寐者六年，上身怕热，足反畏冷，寸关洪浮有力若坚实之筋，唯两尺脉大。（《续名医类案》卷二十一失眠之钱国宾治案）

辨析：体厚刚健，肥人当沉，今六脉洪浮有力。且夜属阴主静，日属阳主动。六年不睡，乃阳亢症也。当大泄其阳，使阴气渐复则寐。宜大承气汤主之。此以症定病位兼病性，脉定病性兼病位。

（十六）眩晕

【案例1】患头目眩晕，耳鸣眼黑如在风云中，目中溜火，六脉洪数。（《续名医类案》眩晕之龚子才治案）

辨析：脉证相合辨为痰火眩晕。此火动生痰，以酒蒸大黄三钱为末，茶下一服而愈。盖火降则痰自清矣。此以症定病位兼病性，脉定病性。

【案例2】体貌丰伟，吐痰甚多，殊不耐劳，遇风头晕欲仆，脉洪有力。（《续名医类案》卷三痰之薛己治案）

辨析：脉症似实火，但不耐劳，为虚证。又遇风则晕仆，若果实热：断无此症，口舌破裂或至赤烂，误食姜蒜少许，口疮益甚，此阴不敛阳，真阳浮越游走之症。宜服八味丸，及补中益气汤加附子、生脉散。此以症定病位兼病性，脉定病性。

（十七）癫狂

【案例】登高而歌，弃衣而走，骂言不避亲疏，两手脉皆洪大。（《续名医类案》卷二十一癫狂之张子和治案）

辨析：阳明胃实之病，宜调胃承气汤。此以症定病位兼病性，脉定病性。

（十八）舌肿

【案例】猝发舌肿，尖边红赤者，脉洪数。（验案）

辨析：脉证相合证属心火上炎。蒲黄、小蓟浓煎，搽舌面，其津咽下。若舌质淡白，虚也，更有青蓝之象者，寒也，可用蒲黄、干姜等量研末频搽。若舌面出血，小蓟 40g，紫珠 20g，水煎服三七 3g，令自研槐花末，外敷，用指加压。此以症定病位兼病性，脉定病性。

（十九）胀证

【案例】两胁气攻，胸中饱闷，不能卧，欲成胀满症。两手关前皆浮洪而弦涩，两关后脉皆沉伏。（《医学正传》卷三痞满治案）

辨析：此膈上有稠痰，脾土之气敦阜，肝木郁而不伸，当用吐法，木郁达之之理也。此以症定病位兼病性，脉定病性兼病位。

（二十）厌食

【案例】不思食，头眩，二寸浮洪，二尺小，右关弦。（《慎柔五书》卷五治案）

辨析：二寸浮洪，病主头眩，亦主上膈不清，此阳气虚而越上，不能归根复元，不能养温脾胃，是以右关脉弦，饮食不消而不飧也。理宜敛阳气归于下焦丹田之内，下焦温暖，脾胃自健，水谷自化矣。宜桂枝、白芍、五味子、白茯苓、黑炮姜、人参、杜仲、补骨脂、炙甘草、半夏、煨姜。此以症定病位，脉定病性兼病位。

第二十二节　大脉

一、脉象辨识

"脉来应指满大。"

二、脉象体悟

大脉是指脉体的大小而言，与小脉相对（细脉）。大即粗也，其形状脉幅粗大，倍于常脉，以致脉来应指满大（图33）。一般是见于浮中沉三候。

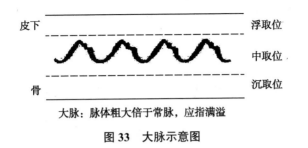

大脉：脉体粗大倍于常脉，应指满溢

图33　大脉示意图

有人认为大脉按之脉形阔大且粗实，应指有力，重按似力减。这是把大与洪脉相混淆了。大仅是言其脉体粗大而言，而洪脉除了脉体大之外，主要言其来去盛衰的洪水气势。这是历代医家自《脉经》以来经常搞错的地方。如丹溪说："大，洪之别名，病内伤者，阴症为阳所乘，故脉大，当作虚治。"当作虚治，是大而无力之脉，与洪脉完全不相同，与大而有力之脉，也不相同，何能与洪脉等量齐观耶。但临床上洪大之脉常混称。

大脉体状粗大，大于常脉一倍，应指满溢。

三、脉理及主病

《素问·脉要精微论》说："大则病进。"多由阳热、邪盛，致使血盛气充，血管扩张乃致脉来大而粗壮，应指有力；若大而无力，内部相应空虚，故重按似力减。则多系虚劳日久，血虚不能敛气，久病逢此，总为阴阳离绝亡血气衰竭危候。

临床上大脉可见于平脉和病脉之中。

1. 平脉　大脉常人有之，多脉来宽大，但往来上下自如，不疾不徐，三部皆大，此系体魄素健之生理正常脉象。

2. 病脉　大脉主病进，主邪盛之病。吐血患者若出现浮大的脉，那么，血不能止；如果这时血是止了，而脉仍洪大，可以断定血仍未止，还是要出血的。

应分阴阳虚实之异。如大而有力是邪盛，主阳热邪盛有余之疾；若大而无力，常由虚劳亡血所致。

高血压的脉象大多见寸脉浮大。特别是多见于右寸。上实下虚也。

脉浮大而数，并且数不清，这种脉象，大多是脑出血。

故若诊得脉大，必脉证相应，方云无碍。如症见喘鸣息肩，为热邪暴逆，脉益实大而缓，方为脉证相符，若实大急强，为邪胜正衰，病属危重。

伤寒热病，谵语烦渴，脉来实大，虽剧可治；若汗后热不退，脉反实大燥急者危，虽静必死。其他如久虚得大脉，利后得大脉，喘止得大脉，产后得大脉，皆为危证难治。

如雀盲者入夜则两目无所见，脉左关大，左尺微，此肝肾阴虚。如目珠红赤，左手浮空，右关尺脉重按无力，此肝肾阴虚于下，肝阳亢于上所致。两目赤痛，或作或止，两尺洪大，按之微弱或脉大而虚。是真阴不足所致。

头痛眼痛，脉右弦大，气血俱虚也。

曾治一患者。多年来为便秘所苦，盖因工作生活压力紧张所致，情绪较为抑郁。心烦失眠较甚。便秘只要食辣椒之类燥物即加重，大便燥结如羊屎，2~3天排便1次，服用西医泻剂虽暂通而又复作。余视之患者体力不支，言谈之间呵欠连天，似气有不足之象。其睡梦中每有噩梦缠身，胸闷中常欲大声喊叫而醒，纳食不佳。脉弦大而虚，舌暗红，苔薄略黄。夫脉弦大而虚者，心脾气血不足、肝阴两虚也。治宜养血宁肝润燥，补益心脾，安神宁心。方用甘麦大枣汤加减。方药：小麦30g，大枣10枚，白芍12g，柴胡10g，甘草20g，黄芪12g，党参10g，五味子10g，麦冬10g，炒酸枣仁15g。每日1剂，水煎服。服上方3剂后诸症皆明显减轻，后又连服9剂，其多年便秘所苦已然缓解。嘱服逍遥散和麦味地黄丸以善后。

总之，大脉气血充张之象。主阳气浮盛或热盛或血虚气浮。

四、症脉辨治案例

（一）发热

【案例1】中饥而胃寒作劳，遂发热，头痛，与小柴胡汤自汗神昏，视听不能，脉大如指。(《名医类案》卷二内伤之丹溪治验)

辨析：夫脉大为虚，发热汗出，表虚也。宜人参、白术、黄芪、熟附子、炙甘草。此以症定病位兼病性，脉定病性。

【案例2】因饮食劳倦而发寒热，右手麻木，面色萎黄，肢体倦怠，脉浮大，按之如无。(《续名医类案》中风之李东垣治验)

辨析：脉证相合均辨为脾胃气虚也。宜当归补血汤合补中益气汤。此以症定病位兼病性，脉定病性。

【案例3】臂痛漫肿，形体倦怠，内热盗汗，脉浮大，按之微细。(《薛案辨疏》卷上脾胃虚寒阳气脱陷治验)

辨析：症辨为热、为虚，脉浮大而细是阳气虚寒。宜补中益气汤加附子、人参。此以症定病位兼病性，脉定病性。

【案例4】形体丰厚，劳神善怒，面带阳色，口渴吐痰，或头目眩晕，或热从腹起，俱似火症，左三部脉大而有力，右三部脉大而无力。(《名医类案》卷三痰之薛己治案)

辨析：大者为虚，此足三阴亏损，宜补中益气加麦冬、五味子、八味丸。此以症定病位，脉定病性兼病位。

【案例5】面赤吐脓，发热作渴，烦躁引饮，脉洪大数而无伦次。(《景岳全书》卷四十七外科钤治验)

辨析：脉洪数而大无伦，是虚热。此肾火伤肝，宜八味丸加麦冬。人参、麦冬、五味子，水煎代茶饮。此以症定病位兼病性，脉定病性。

【案例6】素唾痰，吐痰甚多，或头晕，或热从胁起，左脉洪大有力，右脉浮大而无力。(《续名医类案》薛己治案)

辨析：脉数为热，浮大无力是为阴亏。此三阴亏损，火不能归原，宜补中益气加麦冬、五味子，及加减八味丸。此以症定病位兼病性，脉定病性兼病位。

【案例7】头痛发热，时作时止，脉缓大无力。(《续名医类案》卷十六张三锡治验)

辨析：此内伤不足之证，而非外感也。宜服补中益气汤加熟附子。此以症定病位兼病性，脉定病性。

【案例8】夜凉昼热，热在上午，脉大无力。(《王旭高临证医案》卷二虚劳治案)

辨析：此东垣所谓劳倦伤脾也。上午热属气虚，大脉属虚，宜用补中益气汤补气升阳。此以症定病位兼病性，脉定病性。

(二)咳血

【案例1】咳嗽吐血，痰喘气急，昼夜不能卧。坐则咳血无多，卧则出血如瓶泄水，且喉间因痒而咳，因咳而吐，脉数大而滑。(《丛桂草堂医案》卷一治验)

辨析：脉滑数是痰热，脉大为虚。此真阴肾水亏损，肺受热邪，气得热而变为火。故肺燥喉痒而咳。火盛而阴血不静，从火上升，故迫血上行也。宜泻白散加黄芩、茯苓、桔梗、瓜蒌仁、麦冬、枇杷叶。此以症定病位兼病性，脉定病性。

【案例2】久患咳血，纳补渐减，右脉空大无神。(《评琴书屋医略》治验)

辨析：男子脉大为劳，谓阳气虚未能收敛也。咳频则汗泄，显是气失统摄，络血上泛之征。宜黄芪、人参、麦冬、白芍、五味子、炙甘草、枸杞子、南枣肉。此以症定病位兼病性，脉定病性兼病位。

【案例3】痰多咳呛，血现痰中，胸中懊侬莫可名状，舌苔白腻，舌质淡红，脉象右关独大。（《问斋医案》咳血治验）

辨析：多思伤脾，脾土湿郁，湿郁则木郁。肝木性不受郁，郁而怒发，怒发则生风火，风火冲突，犯及络中之血，故血见于痰中，火发于上而刑肺金，甲木不降而克胃则胸脘失其冲和，而胸中懊侬，右关之脉独大。宜黄芩、白术、杏仁、陈皮、茯苓、前胡燥脾、和胃、降肺。此以症定病位兼病性，脉定病性兼病位。

【案例4】腹背腰脐下迄两股，时时窜疼，或鼓结一处。勉强左侧，亦苦增嗽，唯仰卧差可。大便日二三次，恒苦不快，便后必嗽而吐血，或欲大便时，便未下而血已先动，小便甚短少也。脉左关独大，右尺独弦，上冲及关，两寸尤为平静。（《问斋医案》治验）

辨析：此内风证也，失血自是正病。然血于何动，实由内风之鼓荡，内风不宁，血必不止。向来治血而不祛风，失病本矣。左关独大，肝风动矣。右尺见弦，上冲及关，肝家之邪，下乘肾脏，复传而侮脾土，非风势昌炽不及此。宜白芍、龟甲、阿胶、明天麻、僵蚕、茯苓。此以症定病位兼病性，脉定病性兼病位。

（三）咳嗽

【案例1】病伤风咳嗽，连服麻黄药四剂，遂而躁急欲死，头面赤红，脉豁大而空。（《续名医类案》卷四伤风之喻嘉言治验）

辨析：病因误治，症辨数热，脉大而空是阳浮。此平素下虚，过汗是以真阳易于上越而成戴阳证。宜人参、附子、肉桂、五味子、山茱萸。此以症定病位兼病性，脉定病性。

【案例2】咳嗽，面白，脉数而洪。（《王旭高临证医案》卷四咳嗽治案）

辨析：咳嗽面白为金伤，脉数而洪属虚火，宜生脉散合六君子汤加紫菀。此以症定病位兼病性，脉定病性。

【案例3】咳嗽痰盛，胸腹不利，饮食少思，肢体倦怠，服二陈汤、枳壳等药愈盛，脉浮大，按之微弱。（《续名医类案》卷十五咳嗽之薛立斋治案）

辨析：脉证相合，此脾肺肾虚也，宜补中益气汤合六味丸。此以症定病位兼病性，脉定病性。

【案例4】咳嗽火上逆，头面皆赤，咳嗽益甚，间有白血，头面汗多，脉大而数，重取全无神力。(《素圃医案》男病治验)

辨析：症辨为热。脉数而大无力是气中虚火，宜人参、黄芪、甘草以退之。此以症定病位兼病性，脉定病性。

【案例5】坐起咳甚，劳则彰，多汗面赤，脉大无力。(《素圃医案》男病治验)

辨析：坐起咳甚，肺虚也；脉大无力，所谓劳则彰，亦气虚也；多汗面赤，乃虚阳上泛，非阴虚之火。宜黄芪、人参、当归、白芍、麦冬、五味子、甘草。此以症定病位兼病性，脉定病性。

【案例6】胸胀喘促，咳嗽吐红，脉大而数。(《友渔斋医案》治验)

辨析：古称脉大为劳，数为虚。证由劳伤脾元，土不生金，肺失清降，治当滋其化源。党参、黄芪、白术、当归、橘皮、麦冬、薏苡仁、五味子、炙甘草。此以症定病位兼病性，脉定病性。

【案例7】冬季干咳，夜半特甚，脉两尺洪而大。(《类证治裁》卷二治验)

辨析：症辨为阴分病，尺脉洪大，是此阳失潜藏，金畏火炎象也。宜六味汤去吴茱萸、牡丹皮，加五味子、百合、白芍。此以症定病位兼病性，脉定病性兼病位。

【案例8】干咳无痰，卧觉气自丹田冲逆面上，则连咳不已，必起坐稍定，脉右尺偏大。(《孙文垣医案》治验)

辨析：连咳不已，必起坐稍定，是气海失纳。右尺偏大是阴虚阳浮，肾阳易旺，寐后肺气不敢下交于肾，延久即喘之萌，速固其根蒂为要。宜三才固本丸。此以症定病位，脉定病性兼病位。

（四）喘证

【案例1】喘急多痰，可以坐不可以卧，可以俯不可以仰，两尺独大而软。(《续名医类案》卷十四李士材治验)

辨析：脉证相合为上盛下虚，宜六味地黄丸，用桔梗、枳壳、甘草、半夏，煎汤送下。此以症定病位兼病性，脉定病性兼病位。

【案例2】早间吐痰甚多，夜间喘急不寐，脉大而无力。(《内科摘要》薛己治验)

辨析：夫早间多痰，乃脾虚饮食所化，夜间喘急，乃肺虚阴火上冲。脉大无力是微虚，宜补中益气加麦冬、五味子。此以症定病位，脉定病性。

【案例3】喘盛，咳正甚时，忽然小便不通，右寸数大。(《续名医类案》卷二十小便秘之李士材治验)

辨析：数为热，大为虚，是金燥不能生水之故，遂用紫菀、麦冬、五味子、人参。此以症定病位兼病性，脉定病性兼病位。

（五）汗证

【案例1】体羸瘦，大汗如雨不止，脉虚大。(验案)

辨析：脉证相合属血气衰弱。宜以十全大补汤倍加人参、黄芪，以童便制附子。此以症定病位兼病性，脉定病性。

【案例2】头晕，通身汗出不止，脉大而虚。(《续名医类案》卷二十五产后之薛立斋治验)

辨析：此真是气血两虚之证，宜黄芪、当归身、炒酸枣仁、炒白芍、炒甘草、炙小麦、龙眼肉、南枣肉。此以症定病位兼病性，脉定病性。

（六）尿频

【案例】小便数而多，且有时不禁，色白体羸，脉大无神。(《名医类案》薛立斋治验)

辨析：脉大无神，即为无力。阳虚也，宜补火，六味地黄汤去泽泻，加桂、附。此以症定病位兼病性，脉定病性。

（七）鼻病

【案例】鼻塞不利，口干而咳，两寸脉虚而数。(《问斋医案》治验)

辨析：两寸为心肺之主，脉虚而数是为阴虚。皆由思虑耗伤心血，肺中津液不足。年老血衰，心火乘肺，则肺脘燥涩而干咳也。心肺有病，而鼻为之不利。宜泻白散加桔梗、知母、麦冬、茯苓、枇杷叶、当归、贝母、熟地。此以症定病位兼病性，脉定病性兼病位。

（八）遗尿

【案例】患气短痰晕，痰盛遗尿，两尺浮大，按之如无。(《内科摘要》卷下薛己治案)

辨析：脉浮大无力乃肾虚不能纳气归原，香燥致甚耳，宜八味丸。此以症定病位兼病性，脉定病性兼病位。

（九）口疮

【案例1】口舌生疮，泄泻，脉尺弱而无力，寸关豁大。(《续名医类案》柴屿青治案)

辨析：尺脉弱为下虚，寸关大空是知其阴盛于下，迫阳于上。宜温中散寒，引火归原。此以症定病位兼病性，脉定病性兼病位。

【案例2】冬月口舌生疮作渴，心脉大而实，尺脉大而虚。(《立斋外科发挥》卷五疮疡作渴治案)

辨析：此下消症也，尺脉大而虚，患在肾，阴伤。须加减八味丸补之。此以症定病位兼病性，脉定病性兼病位。

（十）暑病

【案例】夏发大热，大汗，恶寒战栗，不自禁持，且烦渴，脉虚微细弱而数。(《名医类案》卷二朱丹溪治案)

辨析：脉虚身热是暑病也。症辨有表热，脉细数是热伤津也。宜解暑清热救津。宜人参竹叶汤治之。此以症定病位兼病性，脉定病性。

（十一）胃痛

【案例】胃脘痛，两手大而无力，皆六至。(《孙文垣医案》治验)

辨析：脉大无力是为虚，脉数者虚热也。肝脾相胜之症。宜白芍、甘草、山楂、黑山栀子、五灵脂。此以症定病位，脉定病性。

（十二）厌食

【案例】不食症，精神馁败，胸膈满闷，右关独大，余俱平平。(《醉花窗医案》治验)

辨析：右关独大，是谓阳热浮，症辨为食、阳也。知为食积，宜保和丸。此以症定病位兼病性，脉定病性兼病位。

（十三）重听

【案例】畏明重听，脉大无力。(《名医类案》卷七薛己治案)

辨析：症辨肾病，脉大为虚。此因劳心过度，饮食失节，以补中益气加茯神、酸枣仁、山药、山茱萸、五味子，顿愈。此以症定病位兼病性，脉定病性。

（十四）瘰疬

【案例1】瘰溃后，身作痒。脉大，按而虚。(《证治准绳》卷三痈疽治案)

辨析：诸痒为虚，脉大亦虚，大凡溃后，午前痒作气虚，午后痒作血虚。宜十全大补加香附。此以症定病位兼病性，脉定病性。

【案例2】瘰溃后，发热，烦躁作渴，脉大而虚。(《外科枢要》卷一治验)

辨析：症辨属热、脉大属虚，宜当归补血汤。此以症定病位兼病性，脉定病性。

（十五）眩晕

【案例】禀赋甚弱，偶因小感发表过汗，大汗神昏，精神甚觉恍惚，头目眩晕，脉浮大空虚。(《问斋医案》治验)

辨析：脉证相合辨为阳虚欲脱之象。宜芪附理中汤。此以症定病位兼病性，脉定病性。

（十六）脱证

【案例】人事不省，痰响如拽锯。睛露口张，壮热，微汗涔涔，面赤若妆，微喘状，甚烦难；脉寸关洪大，重按无力，尺脉全无。(《问斋医案》治验)

辨析：非中风，此脱候也，脉证相合是阴虚阳浮。宜固阳填镇息风。宜炮附子、干姜、炙黄芪、炙僵蚕、钩藤、防风、磁石、酒炒白芍、炙甘草。此以症定病位，脉定病性兼病位。

（十七）伤寒

【案例】病起伤寒身热喉痛，诸药杂治，遂起呃逆气冲，口不能言，面赤上浮油光，肌热足冷，口角糜烂，喉红疼痛，咳痰稠白如水，头汗淋漓，渴欲引饮，入口即吐，胃机不振，大便微溏，小溲色赤，将尿倾地，干后凝成白精一片，其厚如溲器之底，亦结白精盈寸。舌红光绛，鲜泽无苔。寸关脉洪大无伦，两尺空大虚迟，尺泽脉细如丝。(《问斋医案》治验)

辨析：病名伤寒戴阳证，系大虚似实，假热真寒，势将暴脱。面赤上浮油光，名曰戴阳；自汗淋漓为亡阳气脱；口糜喉痛，乃少阴孤阳外越，即冲气上逆；尿中漏精，是真阴下泄。证由内外俱伤，龙雷不潜，阴竭阳浮，身虽热而足冷，喉虽痛而便溏，脉象寸关大而尺细，下虚上脱，阴阳枢纽分离，危殆立至，势难救治。高丽参三钱煎汤，吞局方黑锡丹三钱。后以理中生脉，龙牡救逆纳气敛汗，引火归原。宜附子、龙骨、生牡蛎、瑶桂、高丽参、鲜五味子、大生地、紫石英、炮姜炭、淮山药、炙甘草。此以症定病位兼病性，脉定病性兼病位。

（十八）消渴

【案例】下消之症，一日夜小便二十余度，清白而长，味且甜，少顷凝结如脂，色有油光，热渴益甚，形体日瘦，尺脉洪大而数，时或无力。(《名医类案》薛己治案)

辨析：热之不热，责其无火。又云：倏热往来，是无火也。时作时止，是无水也。病由下元不足，无气升腾于上，故渴而多饮，以饮多小便亦多。法当补肾，宜加减八味丸。此以症定病位兼病性，脉定病性兼病位。

（十九）呕吐

【案例1】呕逆不食，而痞胀异常，脉虚大而数。（《续名医类案》痞满之张石顽治案）

辨析：仲景脉法云：大则为虚。此胃中阳气大虚，而浊阴填塞于膈上也。宜连理汤。此以症定病位，脉定病性。

【案例2】呕吐，所吐清冷而酸，脉两寸迟弱，两关底脉细软，两尺豁大空虚。（《问斋医案》治验）

辨析：呕家虽有火证，然必面赤唇红，大热烦躁，口气蒸手，五心壮热，脉息洪数者，乃可授以清凉。今数者俱无，何所见而为火也？《难经》云，脉弦者，有风、有痰，未闻脉弦有热也，况脉本不弦乎？宜理中汤加附子以补火培土，砂仁以温中散逆，吴茱萸以达下止吐。此以症定病位，脉定病性兼病位。

【案例3】呕恶不止，腹内胀满，不得饮食，少顷即吐，脉右关寸浮大，左关寸沉弦。（《问斋医案》治验）

辨析：此肝木侮脾及胃，宜半夏泻心汤加茯苓、乌梅。此以症定病位兼病性，脉定病性兼病位。

【案例4】呕逆不食，痞胀异常，脉虚大而数。（《续名医类案》卷六呕吐之张路玉治验）

辨析：脉大则为虚。胃中阳气大虚，而浊阴填塞于膈上也。宜连理汤。此以症定病位，脉定病性。

（二十）泄泻

【案例1】病泄久，脉大而空，浮取甚劲，可六至。（《孔氏医案》治验）

辨析：脉大为虚，此症虚寒，非温不可。泄泻一症，本属湿热，故多发于夏秋之间。夫泄泻利小便，为暴病者言耳；且为小便不利者言耳。今小便本利，原非举州都之气化，尽归传导一途。夫肾，胃之关也，久泻伤阴，肾已损矣。数与紧不以至数分，而以形象辨，故数脉六至，紧脉亦可以六至。数脉或大或小，必近于滑疾；紧脉或长或短，必兼乎弦劲。当急理脾胃之阳，兼补肝肾之阴。此以症定病位兼病性，脉定病性。

【案例2】病泻困倦，胸满胀，六脉浮大而右关尤甚。（《名医类案》卷三江篁南治案）

辨析：脉大为虚，此寒凉伤脾胃也，以四君子汤加陈皮、香附、山楂、枳实、生姜、大枣、莲实。此以症定病位兼病性，脉定病性兼病位。

（二十一）嗳气

【案例】患嗳，声闻于邻，自觉气自少腹上冲，尺中虚大。（《回春录》治验）

辨析：尺中虚大是下元阴虚阳浮，此病在下焦。宜胡桃肉、补骨脂、韭子、菟丝子、小茴香、鹿角霜、枸杞子、当归、茯苓、覆盆子、龙齿、牡蛎。此以症定病位兼病性，脉定病性兼病位。

（二十二）淋证

【案例1】患淋证，小溲短数而涩，大便亦如之，肛坠里急，虚坐努责，状如气痢，但下气而无粪。两关两尺，豁大而空。（《问斋医案》治验）

辨析：症辨属气陷，尺大而空是阴伤。此气陷阴伤所致，宜补中益气汤送吞六味地黄丸。此以症定病位兼病性，脉定病性兼病位。

【案例2】色欲过度，烦热作渴，饮水不绝，小便淋沥，大便秘结，唾痰如涌，面目俱赤，满舌生刺，两唇燥裂，遍身发热，或时身如芒刺而无定处，两足心如火烙，以冰折之作痛，脉洪大而无伦。（《名医类案》卷二薛己治案）

辨析：脉洪大无论阴虚阳浮，此肾阴虚，阳无所附而发于外，虚阳游离，非真热。果真火证，焉能作痛，盖大热而甚，寒之不寒，是无水也，当峻补其阴，宜加减八味丸。此以症定病位兼病性，脉定病性。

（二十三）白浊

【案例】患白浊，茎痛。右眼红赤作痛，舌绛心烦，胸腹膨胀，兼之又发疮痰。左寸细数，右寸独大，右尺坚而搏指。（《问斋医案》治验）

辨析：以脉而论，其为君相二火俱起显然。盖君火一动，相火随之，加以湿热内蕴。宜西洋参、麦冬、石莲子、杏仁、贝母、黄芩、甘草。此以症定病位兼病性，脉定病性兼病位。

（二十四）惊狂

【案例】因惊而起，妄言神鬼战栗而作，身倦气怯，面色时青时白，食减多汗，唾中带血，平日胆怯，恬静成性。脉乍大乍小、模糊不清。（《问斋医案》治验）

辨析：脉乍大乍小、模糊不清，是为气虚而乱，此心神先虚，神气乃乱。羚羊角、龙齿、鹿角霜、牡蛎粉、高丽参、黄芪、白芍、茯神、川贝母上药共为末，以羊肉煎取浓汁数杯，分四次，调其末。此以症定病位兼病性，脉定病性。

（二十五）眩晕

【案例】眩晕痞闷，疲倦，饮食日减，下元乏力。气口独滞不调，时大时小，两尺俱濡大少力。（《续名医类案》卷六头晕之张路玉治案）

辨析：此素多痰湿，渐渍于水土二经，宜六君子汤，加当归调营血。此以症定病位兼病性，脉定病性兼病位。

（二十六）中风

【案例】右手足不用，口眼㖞斜，舌强面赤，脉虚大而参伍不调，两寸脉十数至一歇，但止数不齐耳。每心一掣跳，则脉必歇。（《素圃医案》卷三中风治案）

辨析：心掣为肾病，脉虚大而歇止是心肾气虚。宜温经大补，人参、黄芪、白术、桂枝、芍药、附子、天麻、当归。此以症定病位兼病性，脉定病性。

（二十七）血证

【案例】患便血四年，两手浮大无力。（《旧德堂医案》内伤治验）

辨析：脉浮大无力是肾虚火动之候。盖血乃精化，精充而血始盛。阴随阳动，阳秘而阴乃固。房劳太过则真水亏，而虚火独发。元气不足则闭藏，弛而阴不固也。宜熟地、山茱萸、山药、石斛、当归身、白芍、阿胶。此以症定病位，脉定病性。

第二十三节　散脉

一、脉象辨识

"脉来至数不匀，去来无常。举之浮大，涣散不收，按之则无，漫无根蒂。"

二、脉象体悟

散者，不聚为散。

散脉是言其脉体散漫。散的特征就是个"散"字，《脉经》"散脉大而散"之说，可谓要言不烦。因为散，所以脉体大是前提，因为散，所以脉体过度宽泛、脉体与周围组织界限不清，很难分辨脉体与周围组织的界限。"形体宽泛而两边不清"，这种脉按起来，有时这边有，有时那边没有，有时中间有，散脉的体象是无拘束的，"散漫然"的。

此外，《濒湖脉学》说："散脉大而散，有表无理。涣漫不收。无统纪、无拘束，至数不齐，或来多去少，或去多来少。"因此，散脉是浮而虚大，按之脉体软弱飘散无根，摸不到脉动，飘忽不定。其脉浮、中、沉三候大小、强弱极不一致、节律极不规整而浮弱无力，而仅在于浮取多有之。脉率快慢也极不一致。但从脉力上讲，散应当是最无力的脉。

散脉的特点和心房颤动的脉搏特点基本相同。正如《诊家正眼》所云：散有二义。自有渐无之象，亦散乱不整之象也（节律绝对不规则，即至数不齐，或来多去少，或去多来少）。当浮候之，俨然大而成其为脉也（强弱不等、大小不一，即渐重渐无，渐轻渐有。其强的脉搏应指明显，可谓浮大，渐重渐有）；及中候之，顿觉无力而减其十之七八矣（其弱的脉搏，似短而不到位，渐轻渐无。强弱之间显得散乱不整齐，脉率无法数，即至数不清，散乱无序，如杨花散漫无定踪。稍用指力，顿觉无力）；至沉候之，杳然不可得而见矣。渐重渐无。渐轻渐有。明乎此八字，而散字之义得。散脉之形确著矣。李中梓言浮、中、沉三候，可谓散脉传神，这种脉搏散乱不规则的现象由于神气散乱不收引起。

散脉脉形有两个特征：一是浮取有，重按无。二是至数不齐，所谓"来多去少，去多来少"（图34）。

散脉属于单因素的脉象。它主要表现为脉体散漫，由于散漫的关系亦具有变大的情况，但不是绝对的。譬如本来脉体细，现在出现了散象也表现不出比正常脉大来，因此对散脉的大应当具体分析，对于脉学书提出的散有大的这个条件，不可以辞害义。质言之，散脉不是散漫和大的综合体，而是由于散漫在很多情况下表现出脉体较正常为大，如此而已。

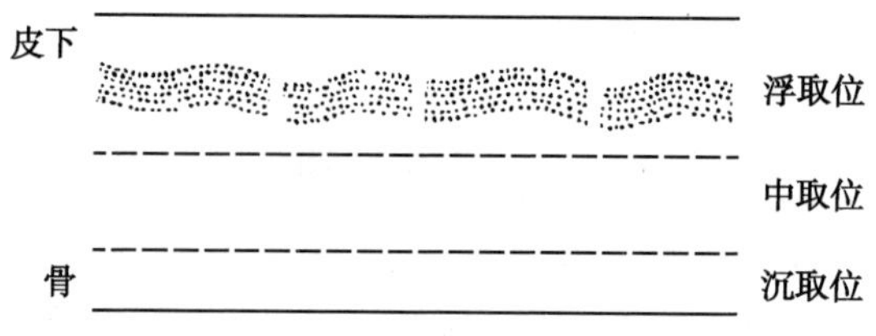

散脉：脉体宽大，浮取来急去散，从有到无，忽现忽隐，至数散乱不整

图34 散脉示意图

三、脉理及主病

散脉浮散无根，至数不齐，多为元气离散，脏气衰竭所致。心力衰竭，阳气散离，阴阳不敛，气虚血耗，无力鼓动于脉，以致浮散无根、不齐，状似扬花，至数不清。

1. 常脉　《黄帝内经》云"心脉浮大而散""肺脉短涩而散"，此散乃常脉，当为脉来舒缓不拘之意，为有胃气、有神的表现，与病脉之散不同。若果为散漫无根的散脉，不为死脉，起码也是危重的病脉，根本不是常脉。

临产之际，百脉开，血大下，气浮而散，此为离经之脉，属生理现象。

2. 病脉　散脉的形成，是因气血耗散，浮散于外，故涣散不敛，浮而无根，正气虚极，故极无力，按之则无，摄无根蒂，形成散脉。

久病，正气渐被耗竭，致真气极虚浮游于外，已属临终状态，势难挽回。久病脉散为死脉。凡元气离散，气虚血耗，心悸浮肿，咳逆上气，坠胎将产者，可见散脉。心肾之脉本沉，而脉举之反见浮散，是先天之根本已绝，故多主死。

新病，津气为暑热耗散而见散脉，或急剧吐泻、大汗、失血，气骤失依附而浮越，出现散脉，尚可救疗，当急予收敛浮散之元气。

临床上散脉是一种久病危重的脉象，出现散脉的疾病预后均较差。

散脉主要是由于心房颤动引起，其中医诊断可见心痹、真心痛、心悸、水肿、积聚、喘证、饮证、臌胀等证。多系久病危重，气血极虚之时出现，心神亏乏，神气散脱。又是元气离散之象，肾绝之应。得此脉者多主死，治之颇难。此时散脉至数不齐，兼有涩脉"往来难"之象。

将产妇人，出现散脉，是胎儿即将娩出，则须防产后虚脱。若未足月而有散脉，则为流产之故。

寸口脉有时某一部单独出现散脉，即"渐重渐无，渐轻渐有"就可直接知道它所属的脏腑发生病变。左寸独一部出现散脉见于各种瘀气病（民间俗称瘀归心）；左关独一部出现散脉见于各种肝病；左尺独一部出现散脉见于各型泌尿系统疾病；右寸独一部出现散脉见于肺结核；右关独一部出现散脉见于各型胃病、湿温（脾恶湿），右尺见散脉见于肾病日久已出现肾阳虚的证候。

总之，散脉为气血虚衰，阳气浮散之候。主元气离散，气虚血耗。

四、症脉辨治案例

（一）暑证

【案例】暑月身冷，自汗，口干，烦躁，欲卧泥水中，脉浮而数，沉之豁然虚散。（《名医类案》卷一伤寒之滑伯仁治案）

辨析：身冷脉当沉微，今浮而数，沉取散，当温救，所谓舍时从症也，真武汤冷饮之。此以症定病位兼病性，脉定病性。

（二）目赤

【案例】面赤目赤，烦渴引饮，脉来七八至，按之即散。（《诊余举隅录》治验）

辨析：脉散疾是阳气浮越，阴盛格阳也，用干姜附子汤加人参。此以症定病位兼病性，脉定病性。

（三）血证

【案例】头汗冷黏，四肢厥逆，身倦乏力，微咳气喘，每日便血三四次，舌光滑苔淡白，脉散大。（《问斋医案》治验）

辨析：阴寒阳伤，阳微欲脱之候也。用附子理中汤加桂枝，温煦太阴少阴两经。宜五味子、黄芪，补肺益气，陷者举之之义。此以症定病位兼病性，脉定病性。

（四）发热

【案例】病久失调，延成虚损，怔忡汗出，手足心热，坐起眩晕，善饥无寐。左寸虚散，右寸关虚弦，两尺稍大。（《类证治裁》怔忡惊恐脉案）

辨析：此阴亏火炎之渐，营虚生内热。宜白芍、牡丹皮、熟地、甘菊花、人参、山药、柏子仁、白术。此以症定病位，脉定病性兼病位。

（五）心悸

【案例】病由惊恐而致，猝然神昏，目呆，心悸而跃，两寸摇摇似散，关尺沉微附骨。（《问斋医案》治验）

辨析：是心血与中气皆亏。经言惊则气散神伤，急以补益元气，安神镇摄为治。宜人参、熟附子、当归、酸枣仁、远志、茯神、龙齿、琥珀、炙甘草、龙眼。此以症定病位兼病性，脉定病性兼病位。

（六）不寐

【案例】心忽然如散而沉下，便不得睡，独左关弱不能应指。（《续名医类案》卷二十一失眠之卢不远治案）

辨析：肝不足则恐，恐则气下。左关弱为肝虚，须补其母。宜熟地、茯苓、酸枣仁、当归、人参、防风、远志。此以症定病位，脉定病性兼病位。

（七）昏迷

【案例】忽然言语不明，徐即歪斜倒地，人事昏惑，鼾声如雷，六脉沉濡，时形散乱。（《医学衷中参西录》张锡纯治验）

辨析：此元阳欲脱，乃与大补元阳。中风之脉，有大、浮、数、滑，与沉、涩、弱、微之分，大抵大浮数滑为充血，沉涩弱微为气虚。此症六脉沉濡，时形散乱，皆气虚症也。然亦有浮大弦硬之极，甚至四倍以上者，乃阳亢无根，阴气垂绝之候也。宜生黄芪、山茱萸、炒白术、熟地、熟附片、云茯神、酸枣仁、远志、生龙骨、生牡蛎、石菖蒲、炙甘草。此以症定病位，脉定病性。

第二十四节 弦脉

一、脉象辨识

"脉来绷直以长，直上下行，按之不移，挺于指下，如按琴弦。"

二、脉象体悟

弦者，弓弦之端直也。

弦脉是脉体张力增强的一种脉象。在《黄帝内经》早已对其有明确的论述，云其为"端直而长"，《伤寒论·平脉法》载有："弦者状如弓弦，按之不移也。"因此，后世对其描述基本趋于一致。

不少医家把弦脉看成有紧的脉素，论其为有"左右弹的感觉"，这是不妥的。一般脉来都是软的，用力压脉管会随之而下。而弦脉因为脉体绷直，硬而极不柔软，所以按之不移，挺于指下，但并无弹指感。

弦脉对脉位、至数没有特定要求。脉位可浮可沉，至数可快可慢。亦可以分别表现在浮、中、沉任一候中。

典型的弦脉，脉力当满张有力，但亦可出现弦而无力之脉。脉体可细、可不细，或大，但一定要长，满于本部。正常脉动来是一个圆晕点，两边的脉力比较弱。如果按之至指腹正中刚好无脉感时，手指左右两侧或者单侧出现的脉仍感觉到挺于指下，即称之为"弦"（图35）。

一手脉弦为单弦，两手脉弦为双弦，亦有一手两条脉者亦为双弦。

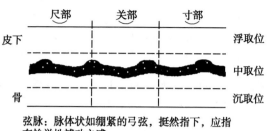

图 35　弦脉示意图

　　老年高血压患者桡动脉硬化即多出现弦脉样的脉象。有些医家称之为"硬脉"以区别弦脉。通过寸关尺不同的指力按压可判断高血压的高低。具体方法是诊脉时，当医生的示指、中指、无名指触知病人寸口寸、关、尺三部的脉搏跳动以后，放在病人尺部的无名指就逐渐用力向下加压，力量按病人的皮毛、血脉、肌肉、筋、骨五层次逐渐增加。同时放在病人寸、关部位的示指和中指也随着无名指下移，但力道则宜不轻不重委曲寻求，以能清晰地触知脉搏跳动为度。若医生无名指按压病人寸口尺部的力量达到筋以上的位置（包括皮、脉、肉等位置），病人寸、关的脉动就消失了，这不是高血压脉（高血压阴性脉）。若医生无名指按压病人寸口尺部的力量达到骨的位置，病人寸、关的脉动才消失。按压尺部的力量稍为减轻一些，病人寸、关的脉动又出现了，这是高血压脉（高血压阳性脉）。

三、脉理及主病

　　弦脉又称肝脉，体现了其与肝胆的密切关系。故春季在时应弦，春气通肝也。弦而无胃的纯弦脉是肝的真脏脉，其如"刀刃""新张弓弦"的弦的程度毫无胃神根之象，故"纯弦脉者死"。

　　弦脉是经脉拘急的表现。经脉之柔和调达，赖阳气之温煦，阴血之濡养。肝主筋脉，肝胆又主疏泄，行营卫于脉内外，阴阳协调，则经脉柔和。当阳气或阴血不足时，脉失温煦濡养而拘急，则为弦。或因受邪气阻隔，气血受困，不得畅达，亦可使脉失阳气之温煦，阴血之濡养，拘急而弦。

　　临床上弦脉可见于许多种病证中：

　　1. 平脉　肝应春，在脏属肝，所以春日健康人常见弦而柔和者为常脉。春令，阴寒乍退，阳气升发之时。此时，阳气始萌而未盛，温煦之力未充，《黄帝内经》称之谓"其气来软弱"，故脉尚有拘急之盛而为弦。常脉之弦，当弦长和缓。

2. 病脉　若弦劲有力，如按琴弦之太过有余则为病脉。故《脉诀刊误》指出："弦而软，其病轻。弦而硬，其病重。"

（1）弦主肝郁：临床常见肝炎病人，关脉见弦，若弦见于右关，则知是肝气犯胃，兼症则见纳少、乏力等；若兼数象，必见口苦胁痛，则知是肝有郁火。胃溃疡右关多见弦大。浮中沉三部，随着这种脉形的出现，可以定其上中下胃脘的病变。胃溃疡的脉，常兼有芤和弦象。寸弦主头痛，关弦主胃寒，尺中弦主阴病。右关沉弦而数主肝病。

（2）弦主肝旺：凡肝阳亢逆，症见头痛目赤，眩晕仆倒，手足拘急者，多见弦长而硬的脉象。

高血压及中风病人早期病机在于肝火，所以脉来多见弦如琴弦，或见弦长之象；若弦而有力是火邪甚，兼见滑象是痰邪，可大胆应用清肝、凉肝、泻肝之品。如脉来多见浮大，尤以右寸为甚，尺脉小弱，这是"上实下虚"的反应。

小儿若见弦直的脉，多半会抽搐。弦的程度与风动的程度有关，脉弦硬（兼数），则多发硬直性的抽搐。

（3）弦主虚寒：寒性凝滞，凡脾胃虚弱，寒凝气结，或肝气犯胃，症见反胃、呕吐、脘痛、腹痛，脉多弦长端直，按之则减。如《金匮要略》载有："脉弦者，虚也，胃气无余，朝食暮吐，变为胃反。寒在于上，医反下之，令脉反弦，故名曰虚。"

弦濡只见于关部，而且寸尺无异状，关独濡而无力，常为胃病，胃纳差。

（4）弦主诸痛：痛者，气血不和，经脉拘急。

（5）弦主痰饮：凡水饮，痰邪内停，积瘀不散，脾胃阳虚，症见喘满、胁痛、短气、咳逆、心悸者，多见弦脉。临床常见肺气肿、支气管喘息，多见弦数之脉。另有停食，癥瘕积聚，脉亦多弦。

一般属邪盛脉弦者，十常二三，脉多见弦大兼滑，比较有力。正虚脉弦者，十常六七，多见弦细小数，或细弦且紧，按之多无力。于其他脉中兼见弦象者，尤为不少。如弦细脉、弦数脉、弦涩脉等。临床上以高血压、神经衰弱、肝病为多见。

是故李时珍在《濒湖脉学》中说："浮弦支饮外溢。沉弦悬饮内痛。疟脉自弦。弦数多热。弦迟多寒。弦大主虚。弦细拘急。阳弦头痛。阴弦腹痛。单弦饮癖。双弦寒痼。"

临床上还可见于少女思春，所谓思男子不得，其脉亦弦，直贯寸尺两部，在左关部最为明显，每带虚涩，宜滋水平肝。

曾治廖某，女，经期常延期，长者延期10天左右才至。主诉两侧少腹隐痛两个多月，行经前加剧，带下量多色白，然无腥臭味。月经前后不定期，量少色暗质薄。面色淡黄，纳食一般，口淡，平素腰酸，情绪较急躁。舌淡红两边有齿痕，苔白。左手关脉细而兼弦有力，右关脉细弱。思脉细乃气血不足之征，左关显弦主肝，右关细弱主脾。季节近冬，南方冬暖不似北方寒冷应季，然阳气亦已下沉，是脉以沉为平。弦为春脉，细弱为脾脉皆不应季是为病。患者平素肝气不舒，是肝气横逆，肝强脾弱。经期愆而少腹痛，且痛随经来缓，是肝气郁结也。脾虚生湿是为带下量多，腰酸乃带脉不固。脉证相合，属腹痛（肝郁脾虚），逍遥散合完带汤加减。北柴胡10g，白芍、白术各12g，香附10g，茯苓15g，陈皮6g，当归12g，苍术12g，薄荷8g，薏苡仁12g，炙甘草10g，川续断10g。水煎，早晚服。3剂即痛见减，续服6剂，诸症皆除。为调经嘱服逍遥丸和六君子丸2个月，宜顺心气，放心怀。

总之，弦脉为肝脉，肝气拘急的表现。主肝郁、痰饮、疼痛等症。

四、症脉辨治案例

（一）泄泻

【案例1】腹痛肠鸣，时复胃脘当心而痛，手足稍冷，面色青黄而不泽，情思不乐，食少，微饱则心下痞闷，呕吐酸水，发作疼痛。冷汗时出，气促闷乱不安，脉弦细而微。（《卫生宝鉴》胃脘当心而痛治验）

辨析：脉弦主痛，微细则为虚寒。中气不足，溲为之变，肠为之苦鸣，下气不足，则为痿厥。宜扶阳助胃。炮干姜、人参、豆蔻仁、炙甘草、官桂、白芍、陈皮、白术、吴茱萸、黑附子、益智仁。此以症定病位兼病性，脉定病性。

【案例2】下利完谷不化，日服四逆理中辈反剧。目外眦如草兹。两尺寸俱弦大，右关浮于左关一倍。（《古今医案按》卷二泄泻之朱丹溪治验）

辨析：症辨非虚寒，目外眦如草兹辨为肝气盛，脉弦大而浮是肝风也，辨为肝风传脾而成飧泄，非脏寒所致。此以症定病位兼病性，脉定病性。

【案例3】脾泄，诸治不瘥，脉弦虚。（《历代无名医家验案》治案）

辨析：症辨在脾，脉弦主肝，虚者不足，是脾虚肝风动甚。宜疏风健脾止泻。宜炙肝散治之。白芷、白术、白芍、桔梗。此以症定病位，脉定病性。

【案例4】停食腹痛，泄黄吐痰，服二陈、山栀子、黄连、枳实之类，其症益甚。左关弦紧，右关弦长。（《名医类案》薛立斋治案）

辨析：症辨非痰、食之类。诸紧为寒，诸弦为风。脉证相合，乃肝木克脾土，用六君加木香治之而愈。若食已消而泄未已，宜异功散以补脾胃。如不应，用补中益气升发阳气。凡泄利色黄，脾土亏损，真气下陷，必用前汤加木香、肉豆蔻温补，如不应，当补其母。宜八味丸。此以症定病位兼病性，脉定病性兼病位。

【案例5】腹胀满，脾泄腿肿，食减，两关弦洪，右关弦软。（《续名医类案》卷十三肿胀之柴屿青治验）

辨析：脉证辨在肝脾之证，此肝木乘脾之象。宜逍遥散加川黄连、吴茱萸。此以症定病位兼病性，脉定病性兼病位。

【案例6】五更腹痛而泄泻，小便短赤而热，面色红中带黄，右脉弦大，按之却又沉滞。（《问斋医案》治验）

辨析：五更泄泻，昔人责之肾虚，今痛而泻，泻则痛止，正《黄帝内经》所谓痛随利减，为积滞也。且小便短赤而热，面色红中带黄，脉弦而滞，其为湿热久积无疑。宜制苍术、茯苓、猪苓、桂枝、泽泻、白芍、炙甘草、飞滑石、厚朴、姜汁炒生薏苡仁。此以症定病位兼病性，脉定病性。

【案例7】久泻，弦象独见于右关，按之极弱。（《回春录》泄泻治案）

辨析：症辨为脾病，右关独弦为木旺，弱为脾虚，乃上虚木贼。宜异功散加山药、扁豆、莲子、乌梅、木瓜、芍药、刺蒺藜、赤石脂、禹余粮。此以症定病位，脉定病性兼病位。

（二）痛证

【案例1】胃脘胀满作痛，嗳气呃逆，呕吐，甚至不思饮食，脉弦。（验案）

辨析：症辨在胃，脉弦主肝郁气滞，此胃气停滞，理气和胃，宜枳壳、木香。此以症定病位兼病性，脉定病性。

【案例2】肢体痹痛，身热，苔白，六脉弦。（《王旭高临证医案》治验）

辨析：脉弦为肝郁，故肢亦作痛。宜柴胡、川楝子、牡丹皮、黑栀子、郁金、白芍、钩藤、白蒺藜、玄胡、木蝴蝶、香附、苏梗。此以症定病位兼病性，脉定病性。

【案例3】颠痛，满口痰涎，唾未已，旋复生。幻见猴物，脉缓左关寸有弦象。（《问斋医案》治验）

辨析：胆怯心虚，幻见猴物。足脏肝木也，风气主之，风木震动，故气撞头摇，夹胃上逆，故痰涌颠痛。扶正疏风，主以六君子汤合桂枝汤加黄芪、防风、吴茱萸、明天麻。此以症定病位兼病性，脉定病性兼病位。

【案例4】胁下作疼，兼胃口疼痛。脉左部沉弦微硬，右部则弦而无力，一息近五至。（《医学衷中参西录》胁下疼兼胃口疼门治案）

辨析：其左脉弦硬而沉者，肝经血虚火盛而肝气又郁结也。其右脉弦而无力者，土为木伤，脾胃失其蠕动健运也。怀山药、枸杞子、玄参、麦冬、白术、生杭芍、生麦芽、桂枝尖、生鸡内金、厚朴、甘草。此以症定病位兼病性，脉定病性兼病位。

【案例5】病初右胁刺痛，皮肤如烙，渐致大便闭结，坐卧不安，每便努争，痛剧难耐。脉弦急欠柔。（《程杏轩医案》初集胁痛治案）

辨析：肺苦燥，其脉行于右，与大肠相表里。方书论胁痛，以左属肝，右属肺，今痛在右胁，而便闭结，肺病显然。但肝虽位于左而其脉萦于两胁，《黄帝内经》言："邪在肝则两胁中痛。"今痛虽在右胁，不得谓其专属肺病已也。夫金制木，忧伤肺，金失其刚，转而为柔，致令木失其柔，转而为刚，辛香益助其刚，苦寒愈资其燥，润肠养血，缓不济急。宜瓜蒌、甘草、红花。此以症定病位兼病性，脉定病性。

【案例6】右肋引痛，气逆痰稠，脉右弦，左小弦数。（《凌临灵方》痰阻气络治验）

辨析：胁痛左属蓄血，右属痰饮。脉证相合辨为痰阻其气，络不主宣使然。治宜泄木和中。旋覆花、全瓜蒌、半夏、赤茯苓、茜草、川郁金、炒白蒺藜、玫瑰花、青葱管、陈皮、橘络、丝瓜络、姜汁炒竹茹。此以症定病位兼病性，脉定病性兼病位。

【案例7】腰痛剧时不能动转，轻时则似痛非痛，绵绵不已，心中非常发闷，其脉左部沉弦，右部沉牢。（《医学衷中参西录》张锡纯治验）

辨析：通则不痛，此证乃痛则不通也。肝肾果系虚弱，其脉必细数，今左部沉弦，右部沉牢，其为腰际关节经络有瘀而不通气无疑。宜生怀山药、枸杞子、当归、丹参、乳香、没药、生五灵脂、桃仁、红花、土鳖虫、三七、续断、生杭芍。此以症定病位兼病性，脉定病性兼病位。

【案例8】素有肝胃气痛，兼夹寒积。腹胀满，痛及于腰，咳不可忍，舌苔白腻，渴不欲饮，大便似利不利，脉沉弦而紧。（《王旭高医案》积聚门治验）

辨析：弦主肝病，紧主寒，是肝寒盛也。非温不能通其得，非下不能破其阳，仿许学士温脾法。宜制附子、干姜、肉桂、川厚朴、生大黄、枳实。此以症定病位兼病性，脉定病性。

【案例9】面青，善恐转筋，爪甲痛，精神不守，眩晕，胁痛口苦，不能久立，六脉弦而大，左手为尤甚。(《王旭高医案》治验)

辨析：症脉相合辨为肝病，大脉为虚，弦为肝病，此肝伤筋极之候也。宜六味丸加枸杞子、五加皮。此以症定病位兼病性，脉定病性兼病位。

【案例10】胃脘腹痛多年，食减便溏，肌肉瘦削，恶寒，腹痛不堪，口不能言，手不停摩，卧则四肢拘急，脉左关短涩，右关沉弦。(《问斋医案》治验)

辨析：症辨在肝胃之病，脉短涩为气滞血少，沉弦为肝气盛。显然肝经气血郁滞不行，木凌土位。宜缓肝舒筋，补土御木。宜当归、酒白芍、白术、冬桑叶、牡丹皮、木瓜、柴胡、生姜、大枣煎好，冲猪胆汁一枚。此以症定病位兼病性，脉定病性兼病位。

【案例11】腹右积滞，蕴结板痛，舌光烁，寒热，大便通而痛胀不减，脉弦。(《张聿青医案》治验)

辨析：症脉相合为肝病，蕴结板痛乃瘀血之症。宜制大黄、桃仁、炒枳实、赤芍、川楝子、延胡索、瓜蒌、山楂炭、钩藤。此以症定病位兼病性，脉定病性。

【案例12】患少腹偏右痛，日久不愈，面色焦黑，寒热如潮，不能食，精神颓顿，脉沉弦，参伍不调。(《问斋医案》治验)

辨析：脉沉弦主肝病，参伍不调是脉络涩滞，症辨在肝脾之病。此气化痹阻兼经隧损害。宜当归四逆汤。此以症定病位兼病性，脉定病性。

【案例13】肩背与膝相引而痛，寸脉弦。(《续名医类案》张三锡治案)

辨析：疼痛相引，是为络滞，弦脉为痰，寸主上，是知膈上有痰饮为患也。此以症定病位兼病性，脉定病性。

【案例14】脐以上连胃脘胀痛，苔白，脉弦迟。(《问斋医案》治验)

辨析：《脉经》云：迟则为寒。仲景云：口不渴而脉双弦者，饮也。此有寒饮。宜香砂六君汤去草，加炮姜、熟附子、干姜。此以症定病位兼病性，脉定病性。

【案例15】寒热如疟，便血，左胁有块，攻逆作楚，神气昏愦，脉弦数兼涩。(《续名医类案》郁证之马元仪治案)

辨析：脉弦则为风，数则为热，涩则气结。此肝脾之气，悒郁不宣，胸中阳气郁而成火，故神明不清；肝之应为风，肝气动则风从之，故表见寒热也，人身左半肝肾主之，肝气逆，故左胁攻楚有块也。肝为藏血之地，肝伤则血不守，风热益胜，为亡血之由。宜生首乌、黄连、柴胡、黄芩、知母、枳实、厚朴。此以症定病位兼病性，脉定病性。

【案例16】胃痛、胁痛，午后更甚，脉双弦。（《吴鞠通医案》卷五治验）

辨析：胁痛，午后更甚，是阴邪自旺于阴分。脉弦为饮，病在肝。是肝寒犯胃，宜吴茱萸汤和香附丸。此以症定病位兼病性，脉定病性。

【案例17】少腹攻痛，溲淋而赤，苔白而腻，脉弦而滞。（《丁甘仁医案》治验）

辨析：肝气横逆则痛，症辨为肝病，为热。脉弦滞是为气郁，脉证相合辨为肝火郁陷于下，而气聚湿阻。宜柴胡、白芍、山栀子仁、牡丹皮、川楝子、玄胡、老苏梗、半夏、赤茯苓、白茯苓、川厚朴、香附、两头尖、路路通。此以症定病位兼病性，脉定病性。

【案例18】患发热，头疼腹痛，咳逆无痰，十指皆紫黑而痛，脉来弦数而细，左大于右。（《续名医类案》张路玉治江礼科次媳案）

辨析：此怀抱不舒，肝火郁于脾土而发热，热蒸于肺故咳，因肺本燥，故无痰，脾受木克，故腹痛；阳气不得发越故头痛；四肢为诸阳之本，阳气不行，气凝血滞，故十指瘀紫；脉弦者肝也，数者火也，细者火郁于血分也。宜加味逍遥散加桂枝土中达木。此以症定病位兼病性，脉定病性兼病位。

【案例19】心脾痛时发，则连日呻吟，减食，六脉弦数。（《名医类案》卷六心脾痛之江应宿治案）

辨析：脉弦数，火郁也。宜姜汁炒黄连、山栀子、川芎、香附、陈皮、枳壳、炮姜。此以症定病位，脉定病性。

【案例20】胸腹作痛，面色黄中见青。左关弦长，右关弦紧。（《薛己医案》治唐仪部案）

辨析：症辨为脾病见肝气，脉弦为肝病，紧则为寒，此脾虚肝邪所乘，补中益气汤加半夏、木香。此以症定病位兼病性，脉定病性兼病位。

【案例21】胃脘痛，右关寸俱弦而滑。（《续名医类案》卷十八心胃痛之张三锡治验）

辨析：症辨在胃，脉弦滑是为痰食，乃饮食不节所致。宜滚痰丸。此以症定病位，脉定病性兼病位。

【案例22】胃痛，诸辛药历试无验，其痛一来即不可当，少许稍定，口干面时赤，左关弦急而右寸更甚。(《续名医类案》卷十八心胃痛之张三锡治案）

辨析：症辨非气滞之痛，口干面赤是为有热。脉弦急是知肝气有余成火也。越鞠丸加吴茱萸、炒黄连、姜汁、栀子。此以症定病位兼病性，脉定病性兼病位。

【案例23】中脘大痛，脉弦而滑，右为甚。(《续名医类案》卷十八心胃痛之张三锡治案）

辨析：脉弦滑乃食郁也。宜二陈汤、平胃散加山楂、草豆蔻、木香、砂仁。此以症定病位，脉定病性兼病位。

【案例24】发热，苦满腹冷痛，呻吟之声，撼屋振床，吐清汁如鸡蛋清，脉甚弦数。(《名医类案》卷三王中阳治案）

辨析：症辨有痰，脉弦为痰，数为郁热。此痰盛也，宜滚痰丸、豁痰丸治之。此以症定病位兼病性，脉定病性。

（三）血证

【案例1】崩漏下血，左手三部举之略弦，按之略大而无力，右手三部举按俱大而无力。(《古今医案按》卷九崩漏之江汝洁治案）

辨析：血虚脉大如葱管；大而无力为血虚。诸弦为饮；弦又为劳。脉证相合辨为气血俱虚所致，脾虚则血不归经而妄下。宜归脾汤合荆芥、防风治之。此以症定病位，脉定病性兼病位。

【案例2】小便下血，面色青黄，胁胀少食，或胸胁胀痛，或小腹痞闷，脉弦。(《名医类案》下血之薛立斋治案）

辨析：症脉辨为肝脾之症，脾虚木旺，此肝乘脾土之症。用六君子加柴胡、山栀子。此以症定病位兼病性，脉定病性。

【案例3】咳血数年未愈，其平日好胜，脉左关独弦。(《问斋医案》治验）

辨析：症辨在肝肺，脉弦为肝旺，是肝气横肺，以小柴胡加白芍愈之。此以症定病位，脉定病性兼病位。

（四）奔豚

【案例1】形色苍白性急，言语不合则叫号气喊，过劳恼怒，腹中觉有秽气冲上，即嗽极吐，亦或干咳无痰，甚则呕血，时发如疟，脉浮细，略弦而快。(《名医类案》血证之汪石山治案）

辨析：症辨在肝脾也。脉弦为木旺，细为气血虚，脉数为热。此土虚木旺也，性急多怒，肝火时动，凌脾而逆上也。宜山栀子、青皮、白芍、黄芪、麦冬、当归身、阿胶、五味子、白术、人参。此以症定病位，脉定病性。

【案例2】自觉有气从脐下直冲于心，则心痛欲裂，手冷汗出，不能支持，精神疲倦，饮食大减，舌中有白苔，两脉弦小。（《丛桂草堂医案》卷三治验）

辨析：症辨为奔豚病也。脉弦小辨为肾气素虚复受寒客，身中阳气不能胜寒气之侵，则上冲而作痛。即古人所谓"肾气凌心"者是也。与桂枝加桂汤，加熟地、鹿角胶、小茴香。此以症定病位兼病性，脉定病性。

【案例3】心悸不安，脘腹悸动，逆气上冲，寒战抽搐，一日数发，脉弦紧。（《朱进忠医案》治验）

辨析：症辨为气逆和寒，脉弦者肝脉不利，紧者寒也。脉证相合辨为少阳枢机不利，寒饮内郁也。宜和解少阳，化饮息风降逆。此以症定病位兼病性，脉定病性。

（五）便秘

【案例1】四肢热如火，左胁疼痛五日不更衣，小溲赤涩。左脉弦数，重按无力，右脉弦滑。（《名医类案》卷二内伤之江南仲治案）

辨析：症辨有热，为肝病。脉弦数主肝，脉滑有热，脉数重按无力是为虚。此非伤寒症，乃内伤，必醉饱强力，气竭肝伤病也。经云：损其肝者缓其中。宜人参、黄芪、芍药、枸杞子。此以症定病位兼病性，脉定病性兼病位。

【案例2】素有肝疾，至夜忽腰大痛，不可转侧，二便俱秘，面暗囊缩，日夜不得眠，脉之弦硬，参伍不调。（《续名医类案》魏玉横治验）

辨析：脉之弦硬，参伍不调此肝肾大伤，疏泄已废。症辨有湿热血瘀。宜养青汤加白芍、甘草，外以田螺，独蒜捣烂敷脐下。此以症定病位兼病性，脉定病性。

【案例3】大便秘结，面赤不思饮食，头时眩晕，右关尺滑大有力。（《续名医类案》卷二十二便不通之孙文垣治案）

辨析：症脉辨为肝脾之症，此痰火症也。宜用瓜蒌、滑石、枳实、半夏、莱菔子、姜黄。此以症定病位兼病性，脉定病性兼病位。

（六）咳嗽

【案例1】久咳不已，每咳一声则尾闾及腰相引而痛，右胁及肩背亦痛，痰吐青黄，脉来弦滑。（《问斋医案》治验）

辨析：咳则引痛是气络阻滞，脉弦滑是为痰热。症辨病在肝肺。此肝火上逆，犯肺，煎熬其痰所致。宜清肺胃之痰热，而兼镇肝理气为要。宜牛蒡子、桑白皮、天花粉、冬瓜子、炒薏苡仁、旋覆花、紫菀、防风、丝瓜络、代赭石、生海浮石、生蛤壳。此以症定病位兼病性，脉定病性。

【案例2】形寒，咳嗽吐红，两脉弦软。（《友渔斋医话》吐血治案）

辨析：症辨在肺脾之病，脉弦虚是为劳倦伤脾，积寒伤肺。治当温补手足太阴肺脾，略佐疏理客邪。宜党参、白术、茯苓、橘皮、前胡、当归身、薏苡仁、桂枝木、紫苏、炙甘草、煨姜、大枣。此以症定病位，脉定病性兼病位。

【案例3】单咳连绵，口苦溲黄，脉左关弦数。（《问斋医案》治验）

辨析：症辨在肝肺之病。左关弦数辨为木火刑金。宜制肝清肺。柴胡、黑山栀子、牡丹皮、白芍、川楝子、旋覆花、代赭石、莪术、夏枯草、乌梅、左金丸。此以症定病位兼病性，脉定病性兼病位。

【案例4】咳嗽不已，喘病亦发，夜不能卧，脉左部弦细硬，右部濡兼沉，至数如常。（《张锡纯医案》虚劳喘嗽门治案）

辨析：此乃气血两亏，并有停饮之证，是以其左脉弦细者，气虚也。弦细兼硬者，肝血虚津液短也。其右脉濡者，湿痰留饮也。濡而兼沉者，中焦气化亦有所不足也。其所以喘而且嗽者，亦痰饮上溢之所迫致也。宜小青龙汤加天冬麦冬。此以症定病位兼病性，脉定病性兼病位。

（七）不寐

【案例1】体素厚，偶因郁结，遂干咳无痰，不饥不食，大便不通，终夜不寐，常绕内宅而走，如此数昼夜，人亦不倦，左脉弦大，右脉数大。（《问斋医案》治验）

辨析：症辨在心神之病。脉弦数是肝热，大脉为虚，乃阳亢阴盛，燥火内扰，与《金匮》酸枣仁汤，加当归、白芍、麦冬、麻仁、小麦。此以症定病位兼病性，脉定病性兼病位。

【案例2】虚烦不得眠，大便坚如弹丸，数日一解，腹内一道热气自脐下冲上，随即昏乱欲绝，六脉弦劲。（《名医类案》张子和治验）

辨析：症辨在肝胆之病，为痰为热，脉弦主肝胆。此胆虚痰热内扰，宜竹茹温胆汤加桑叶、牡丹皮。此以症定病位，脉定病性。

（八）痰证

【案例1】久患冷气，满腹上攻下注，大痛不堪任，即吐冷涎半升而止，每日一作，饮食不进，发作有时，六脉弦长劲急，两畔别有细脉，沸然而

作，状如烂绵。(《名医类案》卷三王中阳治案)

辨析：症辨现痰证。脉弦长劲急，则示有胸膈臭痰在内也，滚痰丸吐之，黑绿冷涎败水无数，宜四君子汤调理。此以症定病位兼病性，脉定病性。

【案例2】上壅痰盛，胸闭胁痛。头不能举，口苦舌干，精神烦乱，梦寐恍惚，两颌结核，饮食不美，六脉弦数劲急，上大下小。(《名医类案》卷三王中阳治案)

辨析：症辨为痰病。脉弦主痰，数主热。此痰热壅盛，宜滚痰丸涌之。此以症定病位兼病性，脉定病性。

（九）喘证

【案例】病虚弱气喘，左身半自头面以下至足，发热自汗，单衣被不能耐，右身半自头面以下至足，厚衣被不能温，六脉举之俱微而略弦，按之略洪而无力，二关脉略胜于二寸。(《名医类案》喘门江汝洁治案)

辨析：脉微则为虚。诸弦为饮。洪虽为阳为热，然无力为虚。此风邪入脾，表风邪入脾，表里阴阳气血俱虚之候。石膏、款冬花、官桂、甘草，研为细末，以管吸入喉中，浓茶送下三四分，嗽喘即止。次用滋补之剂：白术、人参、香附、黄芪、陈皮、甘草治之。此以症定病位兼病性，脉定病性兼病位。

（十）痢疾

【案例】患痢，腹痛作呕，不食，热渴引汤，手按腹，痛稍止，脉鼓指而有力。(《名医类案》卷三薛立斋治案)

辨析：症似有热，然痛按可止，是为虚。脉鼓指已属虚，真气虚而邪气实也。宜人参、白术、茯苓、陈皮、升麻、附子、炙甘草。此以症定病位兼病性，脉定病性。

（十一）臌胀

【案例】腹痛，胀如鼓，四体骨立，六脉弦滑而且数。(《名医类案》肿胀之项彦章治案)

辨析：脉弦为气结，滑为血聚，实邪也，气薄血室者。故气行而大下之。气血同出而异名，故治血必先顺气。经隧得通，而后血可行。宜芒硝、大黄、甘草。此以症定病位，脉定病性。

（十二）吐酸

【案例1】避暑受凉，即恶寒呕吐，嗣则时吐酸水不已，且粥汤诸药入口即吐，左关弦急，右关数大。(《问斋医案》治验)

辨析：症辨在胃病。脉左关弦急，肝气上逆，右关数大，大者虚也，胃津耗竭。甘蔗汁、姜汁和匀，陆续与服。后以枇杷叶、姜汁、石斛、人参、麦冬、茯苓、半夏治之。此以症定病位兼病性，脉定病性兼病位。

【案例2】呕吐酸水，腹胁疼痛，左关弦急而数。（《问斋医案》治验）

辨析：症辨在胃，吐酸为肝，脉弦数是有湿热。此湿热郁于肠胃，肝木克制脾土，胃气虚则呕吐；肝火盛故吐酸水及痛连腹胁，是肝胆之火，而非虚寒也。宜龙胆泻肝汤以清肝胆三焦之热，自可渐痊。此以症定病位兼病性，脉定病性兼病位。

（十三）呕吐

【案例1】素畏药，虽极淡之品，服之即吐，渐至餐减经少，肌削神疲。晡寒夜热，寝汗咽干，咳嗽胁痛，左手弦而数，右部涩且弱。（王孟英《回春录》诸虚治案）

辨析：平素多郁，又善思虑，所谓病发心脾是也。病在肝脾，脉弦且弱是脾虚肝旺。平昔畏药，不可强药再戕其胃。甘草、小麦、红枣、藕白，煮汤频饮勿辍。此方本仲景治脏躁之妙剂，合以红枣易大枣，取其色赤补心，气香悦胃，加藕肉以舒郁怡情，合之甘、麦，并能益气养血，润燥缓急。此以症定病位兼病性，脉定病性兼病位。

【案例2】呕吐痰涎，胸腹胀肿，饮食少思，左关脉弦长，按之微弱。（《续名医类案》痰证薛立斋治案）

辨析：症辨在肝脾，脉弦长为木旺，脉微弱是为气虚，此木克土，宜六君子加柴胡、山栀子、木香。此以症定病位，脉定病性兼病位。

（十四）厥证

【案例1】怒动肝火，陡然昏厥，闭目昏昏，呼之不应，喉间痰涎阻塞，气息微通，脉左右皆弦硬而长，重按有力。（《医学衷中参西录》卷下脑充血兼痰厥治案）

辨析：脉证相合辨为痰厥。肝气逆则痰火相并易于上干，此所以因饱食动怒而陡成痰涎也。治痰厥之手术，当以手指点其天突穴处，近八分钟许，即咳嗽呕吐。吐出痰涎饮食三碗许，豁然顿醒，用建瓴汤。天花粉、生麦芽、生赭石、怀牛膝、生杭芍、生龙骨、茵陈、甘草、生怀地黄、生牡蛎。此以症定病位兼病性，脉定病性。

【案例2】因动怒，猝然晕倒，腹部胀痛，信事不行，身热不从汗解，苔糙、脉弦。（《杂病纲要》治验）

辨析：脉证辨为肝病。《黄帝内经》论厥，不离乎气并、血并两因，气又为血之主，气行则血行，气滞则血滞。中宫虽有暑湿，而肝气郁结，肝血复瘀，营卫互相乘侮。宜疏气逐瘀主治。宜柴胡、当归尾、川芎、香附、川楝子、赤芍、桃仁、红花、泽泻、佛手片、玫瑰花、青皮。此以症定病位兼病性，脉定病性兼病位。

【案例3】猝然昏倒，脉左弦疾急，右手冰冷，三部全伏，神昏面赤。方才左手冷无脉，右手脉极快，此时面红，方才面白，唯神昏先后如是，素嗜食生姜。（《清代名医医案精华》治验）

辨析：症脉相合辨为虫病，此虫厥症也。用生姜半斤，捣汁和入药汤灌服，腹中大动，少顷，大呕，吐出虫。厥甚则昏，乌梅安蛔丸方煎汤。此以症定病位兼病性，脉定病性。

（十五）水肿

【案例1】腹中膨满，渐成胀满，面白皮薄，两手瘦削，两足皆有浮气，按之悄然不起，湿也，行动气促，形神俱弱，小水清长，脉之沉弦有力。（《续名医类案》卷十三肿胀之孙文垣治验）

辨析：肿胀，形神俱弱，小水清长似虚。脉沉弦有力是为实证，非气虚中满候。以琥珀调中丸进之。此以症定病位兼病性，脉定病性。

【案例2】水肿，喘急难卧，日渐肿胀，饮食少进，进则气急欲死，诸治无效。六脉弦大而急，按之益劲而空。（《续名医类案》卷十三肿胀之胡念庵治验）

辨析：六脉弦大，按之空，是为阴虚阳浮，阳已无根，无根即脱矣。此三焦火气虚惫，不能归根而浮于外，水随气奔，致充廓而滋皮腠。宜重温以化，肉桂、附子、干姜、吴茱萸、人参、茯苓、小茴香。此以症定病位，脉定病性。

【案例3】妇人病肿甚异，寅后午前上半身肿，午后丑前下半身肿，上下尽消，唯阴户肿小便难，脉沉弦。（《续名医类案》卷十三肿胀之叶天士治验）

辨析：脉弦在饮，沉为在里，为肝病。《经》云：身半以上，天之阳也，宜发其汗，使清阳出上窍也；身半以下，地之阴也，宜利小便，使浊阴出下窍也。正上下分消以去湿之法，唯夜半阴户肿，不得小便，此又当从肝经求之。盖厥阴肝经之脉，丑时起于足上，环阴器，又肝病者，则大小便难。宜用胃苓五皮汤，发汗利小便。此以症定病位兼病性，脉定病性。

【案例4】头面周身皆肿，以手按其肿处成阴，移时始能复原，日晡潮热，心中亦恒觉发热。小便赤涩，脉左部弦细，右部弦而微硬，其数六至。(《医学衷中参西录》肠胃门治验）

辨析：症辨为热、为虚，水肿在脾肾。脉弦在肝，细数主阴虚，此因阴分虚损，肾脏为虚热所伤。宜生怀山药、枸杞子、沙参、生怀地黄、生杭芍、玄参、滑石。此以症定病位兼病性，脉定病性兼病位。

【案例5】腹中胀甚，头面周身皆肿，两目之肿不能开视。心中发热，周身汗闭不出，大便干燥，小便短赤。两腕肿甚不能诊脉，按之移时，水气四开，始能见脉。其左部弦而兼硬，右部滑而颇实，一息近五至。(《医学衷中参西录》肠胃门治验）

辨析：《金匮》辨水证之脉，谓风水脉浮，此证脉之部位肿甚，原无从辨其脉之浮沉，初起缘于有汗受风之后，其为风水无疑也。左脉弦硬者，肝胆有郁热也，右脉滑而实者，外为风束胃中亦浸生热也。大便干燥，小便短赤，皆肝胃有热之所致也。宜《金匮》越婢汤加减治之。宜生石膏、滑石、生杭芍、麻黄、甘草、大枣、生姜。此以症定病位兼病性，脉定病性兼病位。

（十六）饮证

【案例1】喘息不安，夜重于昼，脉象弦滑。(《王旭高临证医案》痰饮治验）

辨析：夜重于昼是为阴病，脉滑主痰饮，痰饮属阴，故病甚于夜也。中气不中，湿化为痰，气逆不降。宜降气化痰，兼扶中气。宜六君合二陈、前胡、旋覆花。此以症定病位兼病性，脉定病性。

【案例2】胸中有留饮，背寒冷如掌大，脉弦紧。(《王旭高临证医案》痰饮治验）

辨析：风舍于肺，其人则咳。脉弦为痰，紧则为寒，宜小青龙汤主之。此以症定病位兼病性，脉定病性。

【案例3】腹满，口舌干燥，渴欲饮水，水入即吐，名曰水逆，脉沉弦。(《王旭高临证医案》痰饮治验）

辨析：仲景云：肠间必有水气。脉弦为饮，寒饮水气伏留于肠胃也。宜防己黄芪汤合苓桂术甘汤主之。此以症定病位兼病性，脉定病性兼病位。

【案例4】病胸腹贲响作胀，呕吐清水痰涎，饮食少进，脉沉弦。(《张聿青医案》痰饮治验）

辨析：症脉相合有痰饮，此中阳不振，湿饮停聚，胃失降令。宜胃苓汤合肉桂、干姜。此以症定病位兼病性，脉定病性兼病位。

【案例5】咳嗽气急，吐痰浓薄不定，足肿面浮，脉微弦。（《丁甘仁医案》治验）

辨析：脉弦为饮，此属支饮。由脾经化湿生痰，上输于肺所致，防喘满并增。宜苓桂术甘汤加减。此以症定病位兼病性，脉定病性兼病位。

（十七）呃逆

【案例】呃逆，终日连声不绝，肝脉弦数，脾脉虚弱。（《湖岳村叟医案》呃逆门治验）

辨析：脉证相合辨为肝郁生热、火性炎上之故，木旺土衰。宜疏解肝郁。宜柴胡、清半夏、郁金、龙胆、胡黄连、广木香、栀子、香附、青皮。此以症定病位，脉定病性兼病位。

（十八）尿浊

【案例】尿道中恒发刺痒，每小便完时有类精髓流出数滴。精神短少，其脉左部弦硬，右部微浮重按无力。（《医学衷中参西录》张锡纯治验）

辨析：症辨为小便白浊证。其左脉弦硬者，肝脉夹风之象，其右脉浮而无力者，因病久而气血虚弱也。其尿道恒发刺痒者，尤显为风袭之明征也。宜散其肝风，固其肾气，而更辅以培补气血之品。生箭芪、净山茱萸、生怀山药、生龙骨、生牡蛎、生杭芍、桂枝尖、生地黄、甘草。此以症定病位兼病性，脉定病性兼病位。

（十九）中风

【案例1】忽患口眼㖞斜，右目及耳根俱痛，右颊浮肿，六脉弦数。（《续名医类案》中风之李季虬治案）

辨析：症辨为肝风，脉弦数为木旺，此系阴分有亏，内热生风及痰涎为患也。治痰先清火，清火先养阴，最忌风药燥剂。宜广陈皮、苏子、天冬、甘菊、白芍、连翘、贝母、天花粉、鲜沙参、天麻、甘草，冲服姜汁、竹沥、童便。此以症定病位兼病性，脉定病性。

【案例2】口眼㖞斜，半身不遂，昏瞀不知人，痰声辘辘，脉弦数劲急。（《清代名医医案》叶天士治验）

辨析：脉证相合为气升痰升火升，一派风火激荡，实证景象。宜鲜生地汁、大黄（泡汁）、白薇、百合、怀牛膝、石决明、水牛角、鲜石菖蒲、天竺黄、竹沥。此以症定病位兼病性，脉定病性。

（二十）反胃

【案例】食入随吐有年、食物杂黏涎而出，月事先期，腹痛，少腹胀，脘痛，形羸瘦，呕吐吞酸，脉弦急。(《王九峰医案》反胃治验）

辨析：朝食暮吐，责之无火；随食随吐，责之有火。脉证相合辨为胃有宿痰，肝气横逆，荣卫失和而来。左金丸、枳实、厚朴、乌药、沉香、赭石、郁金、代代花。此以症定病位兼病性，脉定病性。

（二十一）麻木

【案例】闭目则浑身麻木，昼减夜甚，觉而目开，则麻木渐退，久则止，惧而不睡，身体重，时有痰嗽，觉胸中常是有痰而不利，时烦躁，气短促而喘，肌肤充盛，饮食、大小便如常。六脉中俱得弦洪缓相合，按之无力。(《古今医案按》麻木之李东垣治案）

辨析：脉弦在其上，是风热下陷入阴中，阳道不行。其证经曰：阳病瞋目而动轻，阴病闭目而静重。卫气主麻痹，当升阳助气益血，微泻阴火去湿，通行经脉；调其阴阳则已。非脏腑之本有邪也。宜补气升阳和中汤主之，黄芪、人参、炙甘草、陈皮、当归身、生草根、佛耳草、白芍、草豆蔻、黄柏、白术、苍术、白茯苓、泽泻、升麻、柴胡。此以症定病位兼病性，脉定病性。

（二十二）胀满

【案例】脘腹胀满，食虽下而运不化，食欲差，咽喉痰阻，脉虚弦。（验案）

辨析：病位在脾，脉弦主气郁滞，此脾虚气滞，理气健脾。宜白术、茯苓、桔梗、枳壳。此以症定病位兼病性，脉定病性。

（二十三）眩晕

【案例】头晕目眩，精神不安，肢体麻木或震颤头摇，甚或口眼㖞斜，舌红，脉弦。（验案）

辨析：症辨为肝风，脉弦为肝气横，此阴虚风动，肝阴虚，肝阳上亢。需养阴息风。宜豨莶草、白芍、龟甲、牛膝。此以症定病位，脉定病性。

第二十五节　紧脉

一、脉象辨识

"脉来往来劲急，状如转索。按之左右脉搏鼓指弹人指。"

二、脉象体悟

紧是紧束，紧急之意。紧脉是脉管紧张度增加及脉气绷急的一种脉象。

《伤寒论·辨脉法》："脉紧者，如转索无常也。"《濒湖脉学》云紧脉："来往有力，左右弹人手，如转索无常，数如切绳，如纫箪线。"描述的是血管紧张、绷急、张力高的一种状态，有似于弦，然紧脉之脉体较弦粗大且左右弹指有绷急动感，而弦脉则只是一种绷直的紧张状态。

紧脉之绷急，脉势较急有如数脉，然紧不必有至数之要求。正如《医宗必读》所说："数与紧皆急也，脉数以六至得名，而紧则不必六至，唯弦急而左右弹状如切紧绳也。"此数者急也之义，并非要达到脉数的地步。

紧脉之绷急感特征是"左右弹人手""如切绳状"。其脉管是绷紧有如拉紧的绳索。盖脉体紧张，来去左右脉搏弹性很大有如转动的绳索。故切脉时，当用适当力按至指腹中脉动减弱时，手指两侧或者单侧出现不同程度的脉动弹击感，此即左右弹人手之义（图 36）。

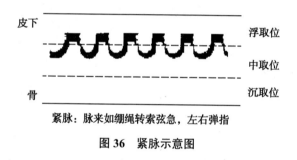

图 36　紧脉示意图

紧脉脉位不定，可见于浮位，亦可见于沉位。可见于寸关尺任何一部。至数，或迟或数。其象如切绳，故脉多长而不短绌。脉力可强可弱，因成实不同而异。

三、脉理及主病

紧脉为拘急敛束之象。紧主寒主痛。脉的调和畅达、正常搏动，取决于气血的和调、畅达。寒性凝滞，当气血为寒束或邪阻，不能调和畅达，则脉失阳气的温煦鼓荡，脉即拘急敛束，而呈现紧象。若阳气不足，阴寒内生，无力温润，脉亦可拘急而紧。二者一虚一实，当以沉取有力无力加以区分。

1. 实证　若因邪实、寒盛者，脉紧而挺劲、有力、弦强。

（1）紧脉生寒：紧为诸寒收引之象。寒性凝涩收引，气血不通，脉细急而紧，不通则痛。在表则头身痛，在里则脏痛、腹痛。多见于阴寒实证，如恶寒畏寒，身冷肢凉，面色苍白，脘腹冷痛，口不渴或渴喜热饮，便溏尿清，舌淡苔白滑。

（2）紧主邪阻：气血为邪气所阻，脉失阳气之温煦鼓荡，亦可拘急而为紧。阳不达于四末而手足厥冷。

1）宿食阻遏：《金匮要略》曰："脉紧如转索无常者，有宿食也。"又曰，"脉紧，头痛风寒，腹中有宿食不化。"此即宿食困阻气机，经脉失于阳气之温煦鼓荡，拘急而紧。阻滞重者，则经脉失于阳气温煦，脉拘急为紧。若阻滞再重，则脉可涩、可伏，甚至可厥。

2）寒饮闭阻：寒饮阻滞阳气，经脉失于阳气之温煦鼓荡，故脉紧。如膈间有支饮，其人喘满，心下痞坚，面色黧黑，其脉沉紧。

3）热结阻滞：阳明热结之象，脉反紧，此即热结阻隔气机，气血被缚而不肯宁静，左冲右突，形成左右弹指之紧脉。故《伤寒论》曰："结胸热实，脉沉而紧。"

2. 紧脉主虚　若因用虚而阴盛、正气虚衰乃至亡阳者，脉当紧而无力。

（1）阳虚：阳虚阴寒内盛，经脉拘急而为紧。故《伤寒论》云："伤寒若吐若下后，心下逆满，气上冲胸，起则头眩，脉沉紧，发汗则动经，身为振振摇者，茯苓桂枝白术甘草汤主之。"此亦为阳虚水饮上泛而脉紧。

（2）气血虚：血家不可发汗，气血俱亡失，不能温煦濡养经脉，致经脉拘紧而为紧。故《伤寒论》云："衄家，不可发汗，汗出必额上陷，脉急紧，直视不能眴，不得眠。"

紧脉可与其他脉象同时出现。

浮紧在表，为伤寒发热在表；沉紧在里，为里寒，心腹痛，胀满呕逆，阴疝痃癖。尺部见紧脉，为腰痛症，由于感受寒邪。沉紧主腹痛，一般在左关脉多见沉紧。腹痛属阳热者则脉数滑。

总之，紧脉为寒气凝滞，经脉拘急的表现。主寒邪、主痛。

四、症脉辨治案例

（一）痛证

【案例1】两足、踝、膝、肩、肘疼痛难忍，昼轻夜剧，脉紧。（《续名医类案》卷十三痛痹之陈良甫治验）

辨析：脉紧，知其乃风寒所致。宜祛风散寒，宜小续命汤治之。此以症定病位兼病性，脉定病性。

【案例2】腹疠痛，左关弦虚，右关弦紧。（《名医类案》汪石山治验）

辨析：脉证相合辨为脾虚肝邪所乘。宜以补中益气汤加半夏、木香。此以症定病位兼病性，脉定病性兼病位。

【案例3】腹拘急时痛，胁胀腰痛，脉沉紧。（《关鞠通医案》卷五脾胃病治案）

辨析：脉沉紧为里寒，木旺土衰，浊阴上攻，需苦辛通法兼醒脾阳。宜藿香梗、厚朴、生香附、生薏苡仁、郁金、官桂、姜半夏、广木香、白蔻仁、荜茇、台乌药、广陈皮。此以症定病位兼病性，脉定病性。

【案例4】脐腹大痛，口干裂，胸烦躁，上身有汗，下身无，脉阳浮数，阴沉紧。（《王旭高临证医案》脘腹痛治验）

辨析：脉证相合辨为上热下寒，宜黄连汤。此以症定病位兼病性，脉定病性兼病位。

【案例5】小腹胀痛、绞痛，得排气则稍缓，面青口黑，脉沉紧。（验案）

辨析：此小肠气痛，寒凝则阻气，宜辛温治之，散寒行气。大茴香、荔枝核各等量为末，温酒调下3g。此以症定病位兼病性，脉定病性兼病位。

【案例6】口噤不开，四肢强直，不能屈，时绕脐腹痛一阵，则冷汗如雨，痛定汗止，时作时止，脉极弦紧而急，如真弦状。（《丹溪治法心要》卷三治案）

辨析：绕脐痛似实，时作时止为虚，诸紧为寒。劳倦伤血，风寒乘虚而入，当用辛温养血，辛凉散风，宜芍药、当归、川芎、青皮、钩藤、白术、甘草、陈皮、桂枝、木香、黄连、红花。此以症定病位兼病性，脉定病性兼病位。

【案例7】胃中大痛，至夜痛厥，手足微温，身体软重，六脉沉紧而滑。（《素圃医案》女病治验）

辨析：脉沉主里，滑为痰，紧主寒，此寒痰满中，非辛热不醒。宜附子、干姜、半夏、茯苓、白蔻仁、陈皮。此以症定病位兼病性，脉定病性兼病位。

（二）伤寒

【案例1】恶寒，头痛如破，腰痛如折，周身骨节酸痛，怕冷异常，舌无苔，脉紧而细。（《景岳全书》伤寒治验）

辨析：此正太阳寒伤营证，寒伤营也。宜大温中饮去熟地、麻黄、肉桂，加桂枝。此以症定病位兼病性，脉定病性兼病位。

【案例2】冬日伤寒，谵语，时而烦躁，六脉沉细兼紧。(《吴佩衡医案》伤寒治验)

辨析：脉证相合辨为少阴伤寒之症。宜麻黄附子细辛汤主之。此以症定病位，脉定病性兼病位。

【案例3】身热恶寒，头痛项强，口干烦渴，尿赤便燥，舌苔黄色，脉来浮举则紧，沉按则数。(《诊余举隅录》冬月伤寒两感治验)

辨析：脉证相合辨为表有寒，里有热，伤寒两感之证。此以症定病位兼病性，脉定病性兼病位。

【案例4】遍身肿胀，色黄而暗，饮食锐减，舌苔灰白而厚滑，脉之紧而缓。(《遁园医案》肿胀治案)

辨析：脉紧为寒，缓为湿，此为寒湿流表，宜五皮饮加荆芥穗、防风、紫苏。

【案例5】伤寒发热，恶寒头痛，眩晕呕吐，却食烦闷，咳而多汗，脉两手三部皆浮而紧。(《名医类案》卷一伤寒之滑伯仁治案)

辨析：脉浮以汗解，脉沉以下解，今脉浮紧，且证在表，当汗。此以症定病位兼病性，脉定病性兼病位。

（三）咳嗽

【案例1】咳嗽，身热气急，胃减肉削，呕恶频频，脉浮弦而紧，兼见有力。(《孙文垣医案》咳嗽治案)

辨析：咳嗽多夹水饮，弦则为饮，紧则为寒，其为水饮无疑矣。宜小青龙汤。此以症定病位兼病性，脉定病性。

【案例2】咳逆上气，吐涎沫而不渴，或咳而痰白且结，苔白腻，脉紧滑。(《临证指南医案》叶天士治验)

辨析：脉紧者为寒，滑者为饮，此寒痰壅肺。温肺化饮止咳。宜干姜、五味子、白术、细辛、半夏。此以症定病位兼病性，脉定病性。

（四）呕吐

【案例】患内伤冷饮食，外受寒冷，恶寒头疼，腹心痛而呕，脉沉且紧，时伏而不见。(《名医类案》卷一伤寒之滑伯仁治验)

辨析：在法下利清谷，当急救里，清便自调，当急救表。诸紧为寒，宜桂枝人参汤治之。此以症定病位兼病性，脉定病性。

（五）喉痹

【案例】喉肿痛，食不得下，身热头痛，大便不通，脉紧数。(《历代无名医家验案》服麻黄洗浴治伤寒案)

辨析：诸紧为寒，是感寒气所致。以法验得寒热，浴室中坐火，用炒木葱汤沐浴，若是病热，则此暖处必有汗，而咽喉痛不减。若是感寒，则虽沐浴无汗。患者遂入沐淋洗而无汗。就浴室中服麻黄一服，须臾大汗出，大便通。此以症定病位兼病性，脉定病性。

（六）水肿

【案例】遍体俱肿，肤色鲜明，气喘促，小便闭，苔白，不思饮，脉浮紧。(《柳选四家医案·爱庐医案》肿胀治案)

辨析：脉浮为风，紧为寒。此风水也。水湿之邪，藉风气而鼓行经隧，是以最捷。当以开鬼门，洁净府为要着。宜麻黄、杏仁、赤茯苓、紫苏子、桂木、薏苡仁、紫菀、椒目、浮萍、大腹皮，外用麻黄、紫苏、羌活、浮萍、生姜、防风，闭户煎汤，遍体揩熨，不可冒风。此以症定病位，脉定病性。

（七）眩晕

【案例】妇人痛头眩呕吐，饮食减少，经水不调，大便秘结，畏寒抱火，手足麻木，脉细紧而滑。(《素圃医案》卷二女病治验)

辨析：症辨为眩晕，此气病，非血病，乃脾胃虚寒痰饮证也，所以脉紧而滑，若血病则涩矣。宜半夏天麻汤。此以症定病位兼病性，脉定病性。

（八）泄泻

【案例】夏月恣食瓜果，泻止而呕吐不已，脉细紧无伦。(《素圃医案》卷二暑证治验)

辨析：此中寒厥逆于上也。宜来复丹以开格拒而止吐，继用四逆汤去甘草，加半夏、茯苓以温里。此以症定病位，脉定病性。

（九）胸痹

【案例】喉中微痛，胸中胀闷，手足无力，举动维艰，四肢冷厥，呕逆，汤水入喉即吐，两寸俱微，关尺小紧。(验案)

辨析：两寸俱微，关尺小紧，胸闷，此属胸痹，宜薤白、桂枝、生甘草、炙甘草、白豆蔻。此以症定病位兼病性，脉定病性兼病位。

（十）晕厥

【案例】立辄晕厥，少时而苏，心下硬满，乳下悸动，脉紧数。(《生生堂治验》癫狂治案)

辨析：脉证相合辨为痰热积滞，宜瓜蒂散吐之，后以柴胡加龙骨牡蛎汤。此以症定病位，脉定病性。

（十一）癫狂

【案例】偶一烦劳，则癫病即发。神不自主，谵言妄语，不省人事或语鬼神，其状非一，舌中心陷有裂纹。两寸尺空大无伦，两关弦紧。（《一得集》癫狂治案）

辨析：病属虚证。神不守舍，神虚则惊，非有鬼祟，神气浮越，故妄见妄言。宜桂枝龙牡汤加龙眼肉。此以症定病位兼病性，脉定病性兼病位。

（十二）虫证

【案例】年八龄，患黄病，身肿时作，腹疼痛，半饥时痛者为多，饱时减轻，痛时有长条如指许者，脉细紧。（《湖岳村叟医案》黄疸治验）

辨析：脉证相合定有虫。宜白术、炙甘草、雷丸、使君子、鹤虱、榧子、芜荑、川楝根、槟榔、白薇、黄芩。虫痛可致六脉参差，又见唇现白点，饥时痛甚，饱时略减，此虫积无疑也。此以症定病位兼病性，脉定病性。

（十三）淋证

【案例】小便短数，热赤涩痛，腰痛，小腹拘急胀痛，脉紧似数。（验案）

辨析：脉证相合辨为热淋证，宜清热通淋。宜瞿麦、栀子、甘草梢、赤芍、牛膝。此以症定病位兼病性，脉定病性。

（十四）痹证

【案例】关节疼痛，得热可减轻，遇寒则加重，严重者手足拘挛，脉沉紧。（验案）

辨析：脉紧为寒。此名寒痹，又名痛痹。宜散寒逐痹。宜杜仲、川芎、细辛、附子、桂枝、丹参。此以症定病位兼病性，脉定病性。

（十五）中风

【案例1】突发口眼㖞斜，脉浮弦而紧。（验案）

辨析：暴发者风也，浮弦主风痰，此风痰上阻经络。牵正散加味。白附子、僵蚕、全蝎、蜈蚣等量，研细末，每服3g，葛根汤调服。此以症定病位，脉定病性兼病位。

【案例2】面如醉人，张目疾视，鼻煽气喘，四肢颤动，两手紧握，小便自遗，似中风脱证，六脉浮紧有力。（《续名医类案》卷二中风之孙文垣治验）

辨析：果系脱证，脉必沉散，何得浮紧？手必直撒，何能握固？由此推之，面如醉人者，阳气怫郁也；张目直视者，寒涩血也；鼻鼾气喘者，阴寒上蔽清道，呼吸为之不利也；四肢战栗者，诸寒收引，气血流行之道艰也；小便自遗者，膀胱为寒所逼也。阴邪盛则见雨雪，目昏眩则见雀飞，正合太阳寒伤营证。宜用麻黄汤大剂灌之。此以症定病位，脉定病性。

第二十六节　芤脉

一、脉象辨识

"浮取大而软，重按之边实中空，如按葱管。"

二、脉象体悟

芤是草名，其叶类葱，中心虚空。

芤脉的脉象最早记载于《脉经》。《脉经》云："芤脉，浮大而软，按之中央空，两边实。""浮大而软"，说明浮取可得，其脉大而软，如沉按之如按葱管，中间有落空感而手指左右两边硬。"边实中空"，是指中取时的感觉，此时上部之脉管已经按下，搏指之力顿减，现中空之感，而左右两边之脉壁扰指之力尚存，因而呈"边实中空。"

芤脉一般是在大失血的情况下出现的，血脉的内容物即血液减少，血液对血管壁的压力亦减小，同时由于失血反应，血管壁的紧张度稍增强，在指压切脉中取时，上部之脉管已经按下，搏指之力顿减，而左右两边之脉壁抗指之力尚存，就形成两侧相对明显而中间空软的感觉，即"中央空，两边实"。因此，古人以"如按葱管"形容芤脉颇为恰当。

故芤脉指下特征是：浮取大而搏指，但重按即下陷有落空感，有如按葱管（图37）。

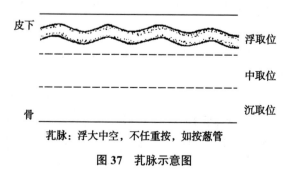

芤脉：浮大中空，不任重按，如按葱管

图37　芤脉示意图

三、脉理及主病

芤脉的形成，是由于亡血、失精、阴液耗伤。芤是失血的脉象，一般多见于暴然失血过多的病人。

常人气血充足，脉管充盈，故脉来徐缓，指下湛圆。若突然失血，血量骤然减少，营血不足，无以充脉，则脉管反而空虚。阴血大伤，阳无所依，乃致脉形大位浮，势软无力中空，形成浮大中空之象。

临床上芤脉常见于以下几方面：

1. 亡血失精　清谷，亡血、失精，均为阴液精血耗伤，血脉失充而中空，气失依恋而外浮，形成浮大中空的芤脉。男子失精，女子梦交，亦为阴盛阳动之征，脉乃见芤。芤脉以失血为多见。

出血尚有缓急之分，量有多少之别。缓慢而少量出血，脉多呈细致、微弱之脉，少数亦可见洪大、虚大的脉象。大量急性出血，血暴脱而气暴浮，多见虚大、洪大、芤或革，少数亦有细数虚弱之脉。一般芤脉须在大出血后较多见，突然大出血的更易见到。如小量出血或慢性出血，临床一时见不到芤脉，若时间较长，虽小量出血亦往往呈现芤脉，如女人患血症日久，有的甚至拖到 10 个月以上，多见芤脉。大量失血患者，若由芤脉很快转变为沉细脉，说明患者机体的失血性调节功能尚可，脉虽沉细，但脉体已柔软，不为险象。假若脉象长时间不发生变化，则表明患病机体的失血性调节功能已差，脉虽不"沉细"也不为佳象。

寸脉芤者，必然鼻血不止；尺脉芤者，常血崩下血不止。如诊得其脉，当有出血之虞。时未见其征象者，亦可很快见到此证，大概不超过 36 小时，大多见于中午 12 时，此乃阳盛之时刻。上血用金匮麦门冬汤加四物，下血用八珍加龙牡，多获奇效。

2. 热盛津伤　温热病到精气两伤之时，亦多见此脉。如《金匮要略·痉湿暍病脉证并治》曰："太阳中暍，发热恶寒，身重而疼痛，其脉弦细芤迟。"此为暑热伤津耗气，津气两伤，致脉芤而兼弦细迟。

3. 瘀血痈疡　盖瘀血不去，新血不生，新血不生而血虚，气失依附而浮越，再者，血瘀既久则化热，热动而气浮，故可致芤脉。寸芤主胸中积血，关芤主中焦失血，胃肠痈脓。尺芤多见血尿或便血。

总之，芤脉为阴血大伤，阳无所依之候。主失血、失精、脱液伤津等病。

四、症脉辨治案例

（一）头痛

【案例1】男子不忌酒食，发为微热咳嗽，误汗而其热愈盛，日晡阳虚头痛，脉弦大虚芤。（《名医类案》卷二内伤之吴茭山治验）

辨析：脉芤在男子则亡汗失精矣。与补中益气汤。此以症定病位兼病性，脉定病性。

【案例2】病头痛，历岁浸久，治风治痰不应，脉左沉，寸沉迟而芤。（《名医类案》卷六首风之俞子容治验）

辨析：此气血俱虚。当归二两，附子三钱，其病若失。此以症定病位，脉定病性兼病位。

（二）血证

【案例1】性多虑，每每若惊，健忘不寐，多汗遗精，溲赤，咳嗽吐血，咽痛口疮，左脉大而芤。（《清代名医医案精华》叶天士治验）

辨析：左手属血。《脉诀》曰："脉大而芤者为脱血。"经曰："忧愁思虑，曲运神机则伤心。"此为心血不足，天君不守之症。以天王补心丹主之。此以症定病位兼病性，脉定病性兼病位。

【案例2】吐红夜嗽，目眩心惕，自汗不寐，晡寒食减，脘痞不舒，脉虚芤，两寸浮。（《类证治裁》卷四血证治案）

辨析：芤主失血，此营损及卫也。宜用黄精、柏子霜、生黄芪、炙甘草、枸杞子、酸枣仁、茯神、白芍、川贝、龙眼肉、小麦煎汤缓服。此以症定病位兼病性，脉定病性兼病位。

【案例3】吐血既久，犹进苦寒，不思饮食，大便微溏，脉芤带数。（《续名医类案》卷十二吐血之吴孚先治案）

辨析：此凉剂太过，阴阳两损也。用人参、莲肉、山药、麦冬、五味子、白芍，兼左归丸而愈。此以症定病位兼病性，脉定病性。

【案例4】吐血，咳嗽发热，饮食不思，怔忡不寐，健忘惊悸，肌肉渐减，肚脐右侧有块作痛，面色白中泛红，舌色淡黄，不燥不滑，脉之左寸芤大，右关结滞，两尺洪盛。（《续名医类案》卷十二吐血之李士材治案）

辨析：症乃思郁伤脾，不能统血归经，致血虚发热，血燥作痛。其块必不阔而长，不横而竖，形若镰刀，非瘀亦非痞，乃脾也，而居胃旁者也。血盈则润而软，血少则燥而痛。凡郁怒甚与思虑重者类，多患此。《黄帝内经》

所谓"二阳之病发心脾，男子则隐曲不利，女子则月事不来"。宜用归脾汤去木香，加白芍、五味子，送服都气丸。此以症定病位兼病性，脉定病性兼病位。

【案例5】吐血，已盈痰盂，心中怔忡殊甚，几若不能支持，脉弦而芤，数逾五至，其左寸摇摇有动意。（《医学衷中参西录》吐血证治案）

辨析：脉芤失血伤阴，心悸怔忡是心气不得收敛而乱。宜生怀山药、生精石、细玄参、生地黄、生龙骨、生牡蛎，生杭芍、酸枣仁、柏子仁、甘草、三七。此以症定病位，脉定病性。

【案例6】下血数年，一日数行，气若注下，后重难忍，逾时便又溏泄，腰酸疼，少腹胀急，行动气逆，脉弦芤迟。（《一得集》损伤奇脉下血治验）

辨析：此证乃木强土弱，盖肝主藏血，脾主统血。令肝木之疏泄太过，则血不内藏而下泄矣。宜当归、白芍、川续断、山药、枸杞子、鹿角胶、熟地、龟甲、牡蛎、桑寄生、小茴香、木香、防风，煎送服济生乌梅丸。此以症定病位兼病性，脉定病性。

【案例7】妇人血崩后，服诸凉药，口干舌燥，夜间发热，下指即见空芤无力。（《辨证奇闻》治验）

辨析：脉空芤者失血，一定不易之脉也，故上手即知其血崩。失血者阴虚，故热，宜当归补血汤。此以症定病位兼病性，脉定病性。

（三）胁痛

【案例】性急味厚，左肋一点痛，脉轻弦重芤。（《名医类案》痈疽之朱丹溪治案）

辨析：知其痛处有脓，作内痈治，宜四物汤加桔梗、香附、生姜。此以症定病位兼病性，脉定病性。

第二十七节　革脉

一、脉象辨识

"浮取搏指，按之外坚中空，状如鼓皮。"

二、脉象体悟

革者，皮革也，外硬内软之象。

《金匮要略·血痹虚劳病脉证并治》曰："脉弦而大，弦则为减，大则为芤，减则为寒，芤则为虚，虚寒相搏，此名为革。"后世尊此学说，如《濒湖脉学》："弦而芤，如按鼓皮。"可见革脉乃弦芤相合之脉，其特点：①轻按即得，重按即空；②浮取长大坚实硬直，略带弦急，如按鼓皮。

革与芤脉均有按之中空的感觉，唯芤脉浮取大软，革脉浮取弦大绷急搏指。一软一硬，有区别也。革脉和芤脉基本相同，只是革脉比芤脉血管壁稍硬而已（图38）。

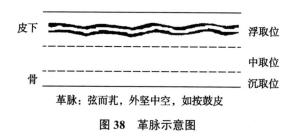

革脉：弦而芤，外坚中空，如按鼓皮

图38　革脉示意图

三、脉理及主病

革脉何以中空？精血大伤也。阴血不足，血脉失充，脉中无物故按之空。革脉何以外急？乃血虚不能内守，阳气奔越于外，搏击血脉，脉乃浮大而绷急。气越的原因，包括血虚、气虚、阳虚、阴虚四类。

血虚，气无所倚而浮越，搏击于外而为革。气虚，不能固于其位，浮越于外而为革。阳虚，阴寒内盛，格阳于外，搏击血脉而为革。阴虚不能内守，阳浮于外，脉亦为革。亦有因平素体弱，精血内亏，中气亏虚日久，复感阴寒之邪，客于经脉所致。

革脉是一种精血大伤之脉，临床上多见于久病正气大伤，或产后失血过多，或崩漏日久之人。虚劳亡血、失精、半产、漏下，以血虚为主时，常出现革脉。

若革脉弹弹搏指，有刚无柔，此为太过，亦为真脏脉之无胃气的表现，多为危候。

男子为失精亡血，妇人为半产漏下主革脉。

贫血虚证如再生障碍性贫血每多见此，盖精血大亏也。患再生障碍性贫血者每多此脉象，其面白，疲倦，腰酸腿软，察其脉来，浮取搏指，如按鼓皮，重按中空无力。是精血亏虚也。

总之，革脉为血虚气急之象。主亡血、失精、半产、漏下诸症。

四、症脉辨治案例

（一）臌胀

【案例】臌胀喘满，昼夜不得寝食，少腹至心下遂坚满如石，腰胁与少腹中疼痛如折。大便八九日不通，小便虽少，清白如常。脉弦大而革，按之渐小，举指复大。（《张氏医通》肿胀治验）

辨析：革脉属阴伤气浮，中气受伤，浊气上逆。宜六味地黄丸加肉桂、沉香、黑锡丹。此以症定病位，脉定病性。

（二）血证

【案例】腹痛，便血，神气委顿，脉弦细芤迟。（《问斋医案》治验）

辨析：脉弦细芤迟，正仲景所云革脉也。男子则亡血失精，妇人为半产漏下。此以症定病位兼病性，脉定病性。

第二十八节　滑脉

一、脉象辨识

"脉往来前却，指下脉动如珠替替然滚动、流利辗转，与数相似。"

二、脉象体悟

流利为滑。滑脉是反映脉的流利程度的一种脉象，与涩脉相对。

滑脉的特点是来去流利、圆滑，如珠般地旋转滚动，应于指下。是气血充盛的一种表现，故滑而有柔和之象的脉属于平脉，即《素问·玉机真脏论》所说："脉弱以滑，是有胃气。"

《脉经》曰："滑脉往来前却，流利辗转，替替然与数相似。"滑脉虽流畅，似带数象，但其速率并无明显过快迹象，同时也不受部位的限制。但滑与数多相兼倒是临床事实。

"往来前却"，却者却步也，有望而却步，到此回转的意思，即是指下搏动处明显，似有脉流不向前走而回转之感。"流利辗转，替替然如珠之应指。""替替然"就是珠子一个接替一个来。夫指下脉动感常表现为一个圆晕，有似一个圆润的珠子搏击脉管。脉管的流利程度表现就是感觉指腹下的脉动似一个个圆润的珠子在辗转滚动地冲击指腹，有一种充实有劲的感觉。其感觉不是一跳一跳地上下动，而是指腹下脉动以圆晕大小的珠子前后来回滚动冲击，频率似数而没有往前走的感觉（图39）。《脉经》对滑脉的论述可谓准确而生动。

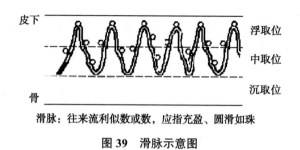

皮下

浮取位

中取位

沉取位

骨

滑脉：往来流利似数或数，应指充盈、圆滑如珠

图39　滑脉示意图

滑脉主要以关部表现最为明显，其次为寸，尺部则不太明显，这是寸口脉的共同特点。滑脉两手可有不同，可见一手呈滑象，另一手不呈滑象的现象。

诊法上不轻不重，举按并行，按之如珠，应指圆滑，故从"形"、从"势"诊。单纯浮取并不明显。

滑脉在妊娠中出现属于生理性的气血来盛的状态，表现为流利圆滑而柔和流畅。但在病理性的时候并不一定表现为这么典型。有的偏软而缓，有的偏弦劲有力，有的偏燥硬，有的滑而偏数动，在相兼脉中多见。

三、脉理及主病

滑为阳脉，其病机为营卫气实而血涌，血流加快，冲动脉搏致脉来流利圆滑，应指如珠。因脉为血府，血由气生，血由气行，故必气血充实，脉搏才能往来流利。

临床上滑脉主病，有虚有实，然实者占大半，一般从有力无力上辨之。

（一）常脉

（1）平人见滑脉，乃气血旺盛。

（2）肾之平脉沉而软滑。以肾藏精，五脏六腑之精皆聚于肾而藏之。精血同源，肾之精血充盛脉乃滑。又肾脉沉，乃封藏之象，滑为阳，乃火潜水中，故肾脉沉而软滑为平。

（3）孕妇聚血以养胎，故血盛而滑。妊娠性滑脉的特点是左寸脉、右尺脉、右关脉或右关尺脉脉浮滑。已婚妇女，经停之后，面、唇色泽荣华，脉见寸沉尺滑，再参以早孕反应可断为妊娠。有的怀孕两个月就现滑脉，三月以上更为显著，到分娩后数天仍然见滑脉。先兆流产可见涩而弦实；葡萄胎往往脉呈流利、圆滑，并有紧、弦、芤等脉象。

（二）病脉

（1）邪气壅实于内：滑为邪盛有余之脉。夫邪气壅实于内，致阴阳气血成有余之象，气血充盛，脉来滑利而脉滑。可以导致滑脉的邪气很广，热盛、水蓄、血结、气壅、痰饮、食积等皆可致滑。以上皆为邪实而致脉滑。痰、食、有形之邪郁于体内都能出现滑脉。此滑必按之有力。

凡实热、痰逆、食滞、蓄血，脉必滑而有力。

滑数之脉为风火痰热、热毒壅盛。少阴脉滑数，定为阴疮。

滑而兼浮为风痰，而兼沉实为食满积滞。

（2）正虚脉滑：滑本位有余之象，因虚而滑者，多系正虚元气不足，不得统摄阴火可见脉滑，此滑当按之无力。

脾虚生痰者，亦滑而无力，或缓滑不任重按。若脉滑实坚搏弹指，乏和缓之象，乃胃气败。如《素问·玉机真脏论》曰："真心脉至，坚而搏，如循薏苡子，累累然，色赤黑不泽，毛折，乃死。"此为真脏脉，乃大虚之象。

滑脉常与其他脉一起出现。滑而兼浮为风、为热、为痰火，主病在外；滑而沉者主痰、主饮、主宿食，又主孕。虚滑脉主精亏血少，虚热之象。滑而沉数多为热结，或胃实吐逆。滑而兼缓多为内热，滑而兼紧多为伤食吐泄，浮滑而散多为瘫痪。三部脉中，寸滑病在心肺上焦，多为痰火风热；关滑病在脾胃，多为伤食吐逆；尺滑病在下焦肾与膀胱，多为淋浊癃闭。

曾治一例。患者气喘反复发作数年，幼患哮喘，年轻时少发。唯近5年来年老体弱之后发作较频，逐渐加重，每因受风寒而发，尤以秋冬季节为多。此次于半月前因感冒后气喘发作，去市医院输液（抗炎、平喘、解痉等方法治疗），症状有所好转。现症见气喘气紧，平卧不得，夜间为甚，痰白黏而少，略咳嗽。无发热，体倦乏力，伴食欲不振，舌苔白厚腻，关脉滑，尺部弱。证属寒痰内积，肺肾不足。治法：温化寒痰，降逆平喘。方用三子养亲汤加味。处方：紫苏子7g，炒莱菔子7g，白芥子7g，前胡10g，陈皮5g，半夏10g，干姜7g，五味子7g，沉香6g，肉桂6g。5剂，服上药后气喘减轻，痰白稀多。上方加茯苓15g，党参，再服7剂，服药后症状基本缓解。守法增加益气纳肾之品，调治月余。

总之，滑脉为营卫气血充盛之征。主痰、宿食，病本多热而阳有余。

四、症脉辨治案例

（一）眩晕

【案例1】头目眩晕，羞日光，寒热时作，四肢历节疼痛，寸口脉沉而滑，尺脉弦。(《名医类案》卷三吴茭山治案)

辨析：症辨四肢皮腠之病，寸口主上焦，沉滑而弦是为痰饮，脉证相合辨为溢饮、湿痰也，但汗吐之。大羌活汤主之。宜羌活、独活、升麻、威灵仙、防风、苍术、当归、甘草、泽泻、茯苓。此以症定病位，脉定病性兼病位。

【案例2】目赤肿痛，便秘，头晕呕吐，两寸关俱滑大有力，两尺沉微。(《续名医类案》卷十七孙文垣治验)

辨析：两寸关俱滑大有力，此中焦有痰，肝胆有火。经曰：诸风掉眩，皆属于肝，诸逆冲上，皆属于火，无痰不作眩也。此以症定病位兼病性，脉定病性兼病位。

【案例3】头目眩晕，畏见日光，四肢疼痛，寒热时作，寸口脉沉而滑，两尺弦。(《古今医案按》吴茭山治案)

辨析：头目眩晕，畏见日光，为有痰饮。四肢疼痛，寒热时作，症辨皮腠，寸口沉滑是为痰，此溢饮湿痰也。当涌吐之。此以症定病位兼病性，脉定病性兼病位。

【案例4】粪后便血，临圊腹痛，便血时作时愈，苔白中黄，脉缓滑。(《立斋外科发挥》薛己治验)

辨析：便血自小肠来，其道远，谓之远血，此肠风类也。脉缓为湿，滑为热，槐花散加味。宜槐花、秦皮、荆芥炭、炒白术、条芩炭、焦白芍、侧柏炭、煨木香、炒枳壳、炙甘草、地榆炭、干荷蒂。此以症定病位，脉定病性。

【案例5】大便下血如腐，或紫或黑、头晕，其脉沉伏滑滞，脾部更甚。(《续名医类案》卷十二下血之钱国宾治验)

辨析：血脉病久，当见芤虚数涩。脉沉伏滑滞，脾部更甚，此痰脉也。以导痰汤加九制大黄。此以症定病位，脉定病性兼病位。

（二）痛证

【案例1】胃脘连胸胁痛，日轻夜重，药到口便吐，随吐出绿痰两碗许，痛即止，纳饮食。反复发作，两寸关弦滑有力。(《名医类案》卷六心胃痛之江汝洁治案)

辨析：症脉相合辨为痰在膈上，攻下之不去，必得吐法而后愈。此以症定病位兼病性，脉定病性兼病位。

【案例2】肝气痛，发时胸胁作胀，气逆眩晕，痰多食少，四肢倦怠，左关弦数，右关沉滑。(《问斋医案》治验)

辨析：左关弦为肝旺，右关滑为痰，皆由肝虚血燥，木旺侮土。过饮则脾湿不能运化，故气滞痰结，壅塞清道而然也。宜逍遥散并除湿汤。此以症定病位兼病性，脉定病性兼病位。

【案例3】中脘大痛，脉弦而滑，右为甚。(《续名医类案》卷三心胃痛之张三锡治案)

辨析：证辨胃病，右脉属脾胃，弦滑主痰食，乃食郁也。宜二陈汤、平胃散加山楂、草豆蔻、木香、砂仁。此以症定病位，脉定病性兼病位。

【案例4】胸脘偏左作痛，脘右弹之有声，胁肋气觉流窜从二便不利而起。脉左沉弦，右滑。(《王旭高临证医案》治验)

辨析：证辨为肝气病。左脉弦肝郁，右滑为痰滞于中焦，此肝气夹湿痰阻胃，气失下降。宜肉桂、吴茱萸、橘红、半夏、厚朴、茯苓、杏仁、冬瓜子、川楝肉、山栀子、当归、薤白、瓜蒌、椒目。此以症定病位，脉定病性兼病位。

【案例5】小腹脐傍刺痛连胁及胸，坐卧不安，六脉弦滑重取则涩。(《旧德堂医案》痛证治案)

辨析：脉弦滑主痰气郁，涩为气滞血瘀。此食后感怒，填塞太阴，致肝气郁而不舒，胸困作痛。木郁达之，解其郁而痛自止。用二陈汤合平胃散加枳壳、木香。此以症定病位，脉定病性。

【案例6】腹痛，腹胀便闭，按之甚坚，口臭溺无，舌绛苔黄，脉滑而数。(《归砚录》卷四腹痛治案)

辨析：腹胀痛者气滞也，口臭、脉滑数是痰热，此热阻气也。以雪羹煎汤调益元散灌之，后送服当归龙荟丸。此以症定病位兼病性，脉定病性。

【案例7】腹中大痛而喜按，自汗出，肢冷至肘，浑似虚状。脉虽弦细，而右关沉滑。(《清代名医医案精华》叶天士治验)

辨析：症辨太阴之病，脉沉滑为痰食，弦细为气虚。此食填太阴，温之固当。与槟榔、枳实、厚朴、炒山楂、神曲、炮姜、砂仁。此以症定病位兼病性，脉定病性兼病位。

【案例8】肥盛而肢节痛，腰更甚，脉沉濡而滑。(《续名医类案》腰痛

之张三锡治案）

辨析：脉濡为脾湿，脉滑为痰，此湿痰也。宜二陈汤加南星、二术、二活、秦艽、防风。此以症定病位兼病性，脉定病性。

【案例9】胃脘连胸胁痛，日轻夜重，药及用汤水，皆吐而不纳，两寸关弦滑有力。（《名医类案》心脾痛之江汝洁治案）

辨析：寸关弦滑有力，此盖痰在膈上，故脘痛日轻夜重，痰属阴也。攻下之不去，必得吐法而后愈。此以症定病位兼病性，脉定病性兼病位。

【案例10】胸脘作痛，咳嗽食少，脉弦滑。（验案）

辨析：脉证辨为湿痰阻塞肺胃。气不下降。治宜化湿痰而肃肺胃。宜酒炒薤白、半夏、全瓜蒌、橘红、杏仁、紫菀、冬瓜子。此以症定病位兼病性，脉定病性。

【案例11】腹痛拒按，时时下利，色纯黑，身不热，口渴，脉滑大。（《经方实验录》大承气汤治案）

辨析：脉滑主痰食气滞，此《金匮要略》所谓宿食下利当有所去，下之乃愈，宜大承气汤之例也。此以症定病位兼病性，脉定病性。

【案例12】少腹疼证，寒热并作，四肢厥逆，小便赤涩，痛苦万分，渴思饮水，两尺脉洪滑有力。（《湖岳村叟医案》腹痛门治案）

辨析：症辨下焦有热，脉洪滑辨此系湿热壅遏下焦之故，宜金银花、槐花、滑石、生地、栀子、黄连、黄芩、川黄柏、大黄、芒硝、木通、乳香、甘草。此以症定病位兼病性，脉定病性兼病位。

（三）痹证

【案例1】关节红肿热痛，发热、口渴，脉滑数。（验案）

辨析：脉证相合，此热痹也。宜清热祛湿：牛膝、木瓜、五加皮、骨碎补、金银花、紫花地丁、黄柏、萆薢。此以症定病位兼病性，脉定病性。

【案例2】左膝肿痛，渐次延至背痛，不能转侧，日轻夜重，嚏则如绳，束缚腰胁，痛楚不堪，呵气亦应背痛，或时梦遗、白浊。脉皆缓弱无力，左脉略滑。（《古今医案按》卷七背痛之汪石山治案）

辨析：缓，脾脉也，缓弱无力，脾虚可知；左脉滑者，血热也。疼痛日轻夜重，是血分病。脉证合之，是血虚有热致痹。宜人参、黄芪、茯苓、白术、当归身、麦冬、牛膝、神曲、陈皮、黄柏。此以症定病位兼病性，脉定病性兼病位。

【案例3】妇人多食青梅，得痰饮病，日间胸膈中大痛如刀锥，至晚胸

中痛止，而膝大痛，六脉洪数而滑。(《名医类案》卷三虞恒德治案)

辨析：疼痛游走，辨为痰饮随气升降故也。六脉洪数而滑，清痰也，非胃寒，因其脉宜见沉迟或紧。涌痰即愈。此以症定病位兼病性，脉定病性。

(四) 泄泻

【案例1】晨泄日久，粪色青，腹膨，服补脾肾之药，皆无效。脉尺寸俱无，两关沉滑。(《续名医类案》卷九饮食伤之孙文垣治验)

辨析：证辨非虚。脉两关沉滑，此中焦食积痰泄也，积胶于中，故尺寸脉隐伏不见，法当下去其积。保和丸加备急丸治之。此以症定病位兼病性，脉定病性兼病位。

【案例2】泻利不止，腹鸣如雷，不敢冷坐，两寸脉皆滑。(《儒门事亲》寒形治案)

辨析：脉滑为饮，腹鸣如雷，不敢冷坐是为饮邪游窜。脉证相合，积水所致。始以涌泄积水，后以淡剂渗之而安。此以症定病位兼病性，脉定病性兼病位。

【案例3】泄泻脘痛，汛事不调，极其畏热，脉不甚显，而隐隐然弦且滑。(《回春录》泄泻治案)

辨析：脉沉弦滑是痰郁也。症辨也属肝郁气滞，此肝强痰盛之证。此以症定病位兼病性，脉定病性。

【案例4】吐泻腹痛，口渴倦怠，六脉滑数不匀。(《名医类案》卷三程仁甫治案)

辨析：滑数湿热，不匀，脾胃伤也。脉证相合是中气虚而有湿热。宜六君加麦芽、山楂、黄连、藿香、乌梅、香连丸。此以症定病位兼病性，脉定病性。

【案例5】五更泄日久，必腹微痛，数如厕，凡七八度，日以为常，食少，倦怠嗜卧，右关滑数，左尺微弦无力。(《古今医案按》卷二泄泻之江应宿治验)

辨析：左尺无力是为肾虚。右关滑数是为痰热，此肾虚而脾中有积热病也。投黄连枳术丸。后与四神丸、八味丸滋其化源。此以症定病位兼病性，脉定病性兼病位。

【案例6】每五更倒饱，必泻一次，腹常作胀，间亦痛，脉之两手寸关洪滑，两尺沉伏。(《孙文垣医案》泄泻治案)

辨析：脉沉伏而滑，此肠胃中有食积痰饮也，宜滑石、甘草、木香、枳壳、山楂、陈皮、白芍、酒黄连。此以症定病位，脉定病性兼病位。

（五）癫狂

【案例1】病嗜炉中灰，杂饭猛噬，且喃喃骂人，喜在暗处妄语，三部皆弦直上下行，而左寸口尤浮滑。（《名医类案》卷三丹溪治验）

辨析：神志之乱辨为心包之病。脉弦而滑，是有痰饮，盖风痰留心包证也，法当涌其痰而凝其神。此以症定病位兼病性，脉定病性兼病位。

【案例2】患痫证日久。初则数月病作，后乃渐近，甚至一日数发，口角流涎，脉右三部洪滑流利，左关弦而搏指，左寸上溢鱼际。（《一得集》痰痫宿病治验）

辨析：脉滑弦长是肝气盛，痰火壅塞，证属痰火充斥，上蒙胞络，闭塞神明之府，故昏厥猝倒，不省人事。竹沥入生姜汁二三滴化服，复以鲜石菖蒲、郁金、胆南星、羚羊角、桑叶、钩藤、橘红等宣络道而清疏之。此以症定病位兼病性，脉定病性兼病位。

【案例3】寒热如疟，言语谵妄，如见鬼状，右寸浮滑。（《名医类案》卷六恶寒之吴孚先治案）

辨析：右寸浮者主风，滑者为痰，此为风痰胶固肺脏，故洒淅寒热。痰迷心窍，故语言谵妄，宜发表利气。宜二陈加紫苏、防风、前胡、葛根、枳实、桔梗、桑叶、杏仁。此以症定病位，脉定病性兼病位。

【案例4】丧子悲伤，忽当雷雨交作，大恐苦无所避，旦日或泣笑，或自语或骂詈，如见鬼祟。心脉浮滑，余皆沉细。（《续名医类案》卷二十一癫狂之李士材治验）

辨析：脉细为血弱，浮滑主风痰，此气血两亏，忧恐伤心，心伤则热，热积生风也。宜滚痰丸用桔梗、延胡索、陈皮、杏仁，煎汤送下。此以症定病位，脉定病性兼病位。

（六）咳嗽

【案例1】患咳嗽内热，夜不安寐，吐痰每次半碗许。若咳时痰不得出，则咳声不休，饮食减少，面色微黄。但觉膝内隐隐痛起，则延及遍身皆痛，六脉弦滑，约五至，两尺近弱。（《续名医类案》卷十五咳嗽之薛立斋治验）

辨析：此脾经湿郁而然，脾土受郁，久则为热，上蒸于肺，故令咳嗽，金虚则脾土弱，饮食不作，肌肤悉皆化痰涎矣。盖足膝内痛，起则延及遍身皆热痛者乃足三阴血虚故也。阴虚生内热。脉弦滑有痰热，尺弱是血虚。宜逍遥散倍当归加人参、川贝母、浙贝母、地骨皮、麦冬、陈皮、酒黄芩。此以症定病位兼病性，脉定病性兼病位。

【案例2】咳嗽月余，舌体无荣，苔根白腻，神气疲倦，饮食并废，脉沉弱而滑。(《时病论》临证治案)

辨析：脉沉弱为气虚，滑为有痰。此禀赋素弱，湿袭于脾，脾不运作，酿痰入肺所致。脾为生痰之源，肺为贮痰之器。治当补脾为主。宜六君子汤加紫苏子、生薏苡仁治之。夫痰嗽之证，须知有新感、有伏气。新感之脉必多浮，伏气之脉必多沉。新感之嗽，必兼鼻塞声重，头痛发热；伏气之嗽而无诸证也。此以症定病位兼病性，脉定病性。

【案例3】咳嗽，身热胁痛，日轻夜重，寝食俱废，脉之左手浮弦，右手弦滑。(《续名医类案》卷十五咳嗽之陆肖愚治案)

辨析：左脉浮弦主风，右脉弦滑为痰，此内有食积痰饮，外感风邪所致也。少为消导疏散即愈。宜苏叶、柴胡、青皮、白芥、桑白皮、前胡、杏仁、陈皮、半夏、山楂、枳实。此以症定病位兼病性，脉定病性兼病位。

【案例4】咳嗽，痰黏，口干，脉沉滑而数。(《临证指南医案》咳嗽治验)

辨析：沉者阴也；滑者阳也，痰也；数者，火也。邪伏化热生痰也。宜紫苏叶、杏仁、甘草、桔梗、瓜蒌、半夏、萝卜汁、北沙参。此以症定病位兼病性，脉定病性。

【案例5】咳复作，痰少不厚，时有肝气左升，腹痛得呕泄始平，脉弦兼滑，左尤甚。(《清代名医医案精华》叶天士治验)

辨析：症辨在肝肺脾，脉弦滑是肝郁脾湿。饮咳本宜甘温以和之，所谓饮家咳不治咳也，今既肺降不及，肝升有余，甚至痰滞凝血，此湿痰夹火。宜法半夏、旋覆花、蛤壳、竹茹、陈皮、代赭石、川黄连、桑叶、茯苓、海浮石、炙甘草。此以症定病位兼病性，脉定病性兼病位。

【案例6】患伤风咳嗽，恶寒发热，鼻流清涕，每日寅卯时，咳嗽更甚，咳嗽重浊，三五声方有痰。两寸脉浮，两关脉滑。(《吴鞠通医案》咳嗽治验)

辨析：寸浮为风，关滑为痰，总由肺虚生痰，痰滞结胸，阻遏肺气。宜苏桔二陈汤加白蔻仁。此以症定病位兼病性，脉定病性兼病位。

【案例7】咳嗽，咳则面赤气急声声接续，右寸浮滑而数，余则平平。(《醉花窗医案》痰火郁肺治案)

辨析：浮者风象，滑者痰象。素积痰，复感于风，风痰相搏，而嗽作。宜芩连二陈丸加桑白皮、枳实。此以症定病位兼病性，脉定病性兼病位。

【案例8】咳嗽声哑，寒热往来，吐白沫，脐腹痛，小便赤，大便黄。

脉右尺寸不足，关滑大，左三部软数。(《旧德堂医案》治验)

辨析：关脉滑大，此乃脾胃有留滞之象，当先理之。宜陈皮、枳壳、山楂、炙甘草、赤芍、神曲、半夏。食解乃疏表。此以症定病位兼病性，脉定病性兼病位。

【案例9】喘咳经年，每咳甚，或至晕绝不醒。右寸关脉坚凝而滑，几乎搏指，余则平平。(《醉花窗医案》喘咳治案)

辨析：滑者痰象也，坚凝者，痰结也，见于右部寸关之间，盖顽痰结于肺胃之管。肺为清道，胃为浊道，两道为痰所壅，故甚则晕厥也。非礞石滚痰丸下之。此以症定病位，脉定病性兼病位。

(七)厥证

【案例1】病不知人，稍苏，即号叫数次而复昏，肝脉弦数而且滑。(《辨证奇闻》卷五厥证治验)

辨析：脉弦为肝气盛，数滑有痰热。此怒心所为，盖得之怒而强酒也。痰火攻心为患。以流痰降火之剂，而加香附以散肝分之郁。此以症定病位，脉定病性。

【案例2】发热，有汗不解，脘痞作痛，神昏谵语，时常痉厥，口干苔黄，中心灰黑厚腻，脉来沉实而滑。(《孟河四家医集》痉厥治验)

辨析：症辨为痰热，脉沉实滑，脉证相合辨为阳明内热，非急下存阴，不能挽救。此以症定病位兼病性，脉定病性。

【案例3】饮食之后，气忽阻塞，如有物梗，食到喉间，不能下咽者，病噎膈证，饮食减少，大便燥结，脉虚濡细涩，右关独滑数。(《诊余举隅录》卷上反胃噎膈寒热证治验)

辨析：右关独滑数是为胃脘热滞，清不升，浊不降，中宫失健运之司。宜开关利膈汤加石膏、枳实。此以症定病位兼病性，脉定病性兼病位。

(八)喘证

【案例1】上气喘急，其脉寸口洪滑。(《续名医类案》薛立斋治案)

辨析：寸口主上焦，洪滑者，痰滞胸膈也。宜稀涎散，以热水频频饮之。此以症定病位，脉定病性兼病位。

【案例2】久喘，每发时，不食数日，声撼四邻，寸脉沉伏，关脉滑。(《名医类案》汪石山治案)

辨析：脉沉伏而滑，痰饮无疑，此痰饮伏积。用人参、白术、当归、地黄姜汁制之，瓜蒌实、陈皮、茯苓、黄芩、黄连、干姜煎汤，下青礞石丸。

此以症定病位，脉定病性兼病位。

（九）不寐

【案例1】每至夜间，胃中如焚，烦躁不宁，目不交睫，谷则稍安，毫不倦怠，饮食虽进而无味，面色红亮而浮，脉息沉小滑而有力，关部尤甚。（《沈氏医案》治验）

辨析：症辨为火，脉沉滑有力，关部尤甚，是肝火郁而不舒，胃中胶痰固结而不通也。"胃不和则卧不安"又"阳明病不得眠"。宜二陈汤、石膏、黄连、山栀子、石菖蒲、钩藤、瓜蒌实、枳壳。此以症定病位兼病性，脉定病性兼病位。

【案例2】夜不能瞑目，脉弦滑。（《北山医案》失眠治验）

辨析：症辨为阳不入阴之病，脉弦滑为痰气郁阻，宜半夏秫米汤调其阴阳，其千扬水当须先以火煮沸其水，而后置药于沸汤之中。此以症定病位兼病性，脉定病性。

【案例3】咽喉有痰，饮食无味，彻夜不寐，舌红，脉息沉迟而结，唯右关带滑。（《古今医案按》卷六不寐之汪石山治验）

辨析：阳不入阴而失眠，脉沉迟是阳气虚，右关带滑是为痰邪。《内经》云，沉属阴病，迟则为寒，结乃阴凝不化，滑则有痰，其为中寒痰饮无疑。但痰饮证舌苔必白，舌色却纯红。痰饮证体倦多眠，却彻夜不寐，全是一团阴寒为患。宜附桂理中汤加砂仁、豆蔻、干姜、半夏以散逆涤饮。此以症定病位兼病性，脉定病性兼病位。

【案例4】日夜不寐，天明时尤觉烦躁不宁，舌润痰多，两手均见弦滑，左寸长出鱼际。（《柳选四家医案》评选继志堂医案内伤杂病门治验）

辨析：脉弦滑而长是肝气盛而痰郁，凡湿邪上逆之病，往往舌润痰多。肝为风木之胜，木盛则克土，土病则聚液而成痰，风生则火发，宜温胆汤加青黛、郁金、生白芍、朱砂安神丸。此以症定病位兼病性，脉定病性兼病位。

（十）水肿

【案例1】素饮食不知饱，但食肉必泄。忽遍身发肿，头面加多，致目亦不可开，膈满如筑，两足麻至膝而止，浑身不可见风，脉左沉而重，取不应，右三部虽短小，却有和滑气象。（《续名医类案》卷十三肿胀之朱丹溪治案）

辨析：脉沉主里，右脉短滑是痰湿滞气，面肿曰风，食则胀泻，是脾虚。单煮白术汤饮，早晨空心探而去之。食后白术、麻黄、川芎、防风作汤，下保和丸五十丸。此以症定病位，脉定病性兼病位。

【案例2】水气凌心则悸，积于胁下则胁下痛，冒于上膈则胸中胀，干呕短气，脉来双弦。(《经方实验录》十枣汤治案)

辨析：脉双弦为饮，证属饮家，兼之干呕短气，其为十枣汤证无疑。宜炙芫花、制甘遂、大戟，研细末分作两服。先用黑枣十枚煎烂，去渣，入药末，略煎和服。此以症定病位兼病性，脉定病性。

【案例3】湿痰之体，咳嗽，四肢浮肿，病情属溢饮，原当发汗利小便。咳而上气，但坐不眠，痰甚浓厚，脉结代。(《经方实验录》皂荚丸治案)

辨析：症辨为浊痰阻于胸膈，病急则治其标，法当先用皂荚丸以下胸脘之痰，大小便畅行，得以安睡，方是转机。脉结代是心气不足，脉有阻滞。宜土皂荚去里皮去子酥炙，研细蜜丸。以黑枣二十枚浓煎去渣送丸。此以症定病位兼病性，脉定病性。

（十一）郁证

【案例1】情怀不遂，忽患胸胁大，喘嗽不宁，饮食俱减，左脉弦而牢，右寸坚而滑。(《醉花窗医案》气郁喘嗽治案)

辨析：症辨肝肺之病，左脉弦为气郁，右寸坚滑为痰滞，以左金丸合颠倒木金散进。此以症定病位兼病性，脉定病性兼病位。

【案例2】竟日悲思，半载纳减。一若放声号泣，乃能爽快，睡醒之际特甚，余如默坐亦然。脉象右寸细数而小滑。(《柳选四家医案》评选爱庐医案内伤杂病门治验)

辨析：右寸属肺，脉滑而细数是有痰火，夫悲哀属肺，寝则气窒，醒则流通。想其乍醒之际，应通而犹窒焉，是以特甚。或更有所惊恐，惊则气结，结则成痹，痹则升降失常，出纳呆钝，胃气所以日馁耳。宜旋覆花、玄参、炒竹茹、瓜蒌皮、薤白头、紫菀、橘络、安息香、生铁落。此以症定病位，脉定病性兼病位。

（十二）黄疸

【案例1】黄疸证，面色黄明，声音壮厉，小便赤黄微疼，脾脉洪滑有力。(《湖岳村叟医案》黄疸门治案)

辨析：症辨黄疸，病位在中焦，脉洪滑此系湿热壅遏中焦，结而不通，所以发黄也。宜《金匮》栀子大黄方。此以症定病位兼病性，脉定病性兼病位。

【案例2】患胸腹作滞，小溲黄涩，目睛黄甚，恶风鼻塞，饮食作恶。左脉沉小而缓，右颇大而弦，脾部带滑。(《名医类案》黄疸之江篁南治案)

辨析：症辨黄疸兼有表证，脉缓而滑是有痰湿。乃食伤太阴，为食疸症也。兼风寒外袭，法宜疏利消导。宜防风、苍术、茵陈、紫苏叶、陈皮、茯苓、猪苓、泽泻、枳实、姜、葱。此以症定病位兼病性，脉定病性兼病位。

（十三）汗证

【案例】四季皆有表热，额汗如淋，汗时肤冷，汗收热灼，脉虚细，唯尺独滑。（《柳选四家医案》评选爱庐医案伏气门治验）

辨析：脉滑有湿热，尺脉独有是藏于少阴之分。此邪不在三阳，而在三阴，考仲圣有反发热一条，是寒邪深伏少阴之阳分，今乃湿温余邪，流入少阴之阴分。宜补肾阴、泄肾邪。宜熟地、枸杞子、独活、茯苓、五味子、细辛、牛膝、牡丹皮。此以症定病位兼病性，脉定病性兼病位。

（十四）痉病

【案例】手足瘛疭，左脉滑大，右脉沉弱，似有似无。（《古今医案按》卷十幼科之江应宿治验）

辨析：症辨为肝病，右脉主于气，脾之治，脉弱故曰气分大虚。脾气大衰，肝木乘而生风。宜补气健脾，佐以泻肝。此以症定病位兼病性，脉定病性兼病位。

（十五）痞证

【案例】苦胸中痞满，愦愦若怔忡状，头目昏痛，欲吐不吐，忽忽善忘，时一臂偏痹，关以上滑，按之沉而有力。（《名医类案》卷四痞满之滑伯仁治案）

辨析：症辨痰饮，脉象合之辨为积饮滞痰，横于胸膈。治法宜吐，以物探吐喉中。此以症定病位兼病性，脉定病性兼病位。

（十六）便秘

【案例】饮食不进，随进随出，大便燥结，脉虚濡细涩，右关独滑数。（《诊余举隅录》噎膈治验）

辨析：饮食之后，气忽阻塞，如有物梗者，名曰噎；心下格拒，饥不能食，或食到喉间，不能下咽者，名曰膈，食下良久复出，或隔宿吐出，名曰反胃。朝食暮吐，责之无火；随食随吐，责之有火。右关独滑数是为胃脘热滞，清气不升，浊阴不降，中宫失健运之司，治以开关利膈汤加石膏、枳实。此以症定病位兼病性，脉定病性兼病位。

（十七）失音

【案例】得之醉卧当风而成暗，脉独右关浮滑，余部无恙。（《古今医案

按》卷五吕元膺治验）

辨析：右关属脾络胃，挟舌本，盖风中廉泉。此以症定病位，脉定病性兼病位。

（十八）中风

【案例1】身体壮盛，正月间忽得中风，猝倒不省人事，口噤不能言语，喉如拽锯，手足不遂。六脉浮洪而滑，右手为甚。（《古今医案按》卷十一中风之朱丹溪治验）

辨析：《黄帝内经》曰：凡消瘅、击仆、偏枯、厥痱，气满发逆则在肥贵人，属膏粱之病。又经曰：上太过，令人肢体不举。其手足不遂也。脉浮主气浮，洪滑主痰热，即丹溪所谓湿土生痰，痰生热，热生风也。当先涌泻之。以稀涎散莱汁调灌之，涌出痰涎数碗。少顷，又以三化汤灌之厚朴、大黄、枳实、羌活。后以二陈汤加枳实、黄连、莱菔子、木香、白蔻仁理脾化痰调理。此以症定病位，脉定病性兼病位。

【案例2】忽昏迷，口噤舌强，不能言语，痰壅气急，两关浮滑弦劲。（《素圃医案》卷三诸中证治效）

辨析：关脉弦滑是为气郁有痰。此缘食后触怒，复感外邪，气食相乘，壅滞中脘，胃气不能运行，故有中气厥逆之痰。古云：中气因怒而得者，尤多是也，当是行吐法，以砂仁、陈皮、生姜炒盐煎汤，以指探吐、吐出宿食数碗，随与乌药顺气散灌之，以先解表气，而兼顺里气。此以症定病位兼病性，脉定病性兼病位。

【案例3】年逾花甲，猝仆于地，六脉弦滑而大。（《回春录》厥证治案）

辨析：脉滑大主痰、气盛。此痰、气、食相并而逆于上也。先以乌梅擦开牙关，横一竹箸于口，灌以淡盐姜汤，随以鹅翎探之。太息一声而苏，次与调气和中而愈。此以症定病位，脉定病性。

【案例4】猝然跌仆，不省人事，面赤目闭，噤口握拳，喉中有痰声，脉弦急而滑。（《凌临灵方》痰厥治验）

辨析：症辨中风之病，面赤为热，喉中有痰、脉弦滑是痰热。宜黄连、枳实、天竺黄、石菖蒲、陈胆星、半夏、郁金、厚朴、连翘仁，加竹沥，下牛黄清心丸。此以症定病位兼病性，脉定病性。

（十九）呕吐

【案例1】怒后纵饮，遂患吐逆，胸胁胀痛彻背，两寸滑数，左关弦，右关滑，两尺平。（《续名医类案》卷十六陆肖愚治案）

辨析：郁怒所致怒则血菀于上，脉弦主肝郁，滑主痰，脉证相合辨为气与痰胶结，浊阴不降，而腹胀生焉。法当涌之，常山、红花、酒一碗，煎一碗令通口服之。此以症定病位兼病性，脉定病性兼病位。

【案例2】妇人呕逆吐食，出多入少，皆利痰白沫，眩晕气急，半月有余，大肉尽消，手少阴脉动甚，两尺滑利。（《旧德堂医案》眩晕治案）

辨析：手少阴脉动甚，两尺滑利，妇人呕吐当辨为结胎之兆，而见恶阻之候，非翻胃也。宜人参、橘红、白术、半夏、紫苏梗、桔梗、赤茯苓、砂仁、枇杷叶、伏龙肝。此以症定病位兼病性，脉定病性兼病位。

【案例3】妊娠呕吐，胃纳不佳，饮食无味，倦怠嗜卧，晨起头晕恶心。干呕吐逆，口涎增多，时或吐出痰涎宿食，苔白而腻，脉细而滑。（验案）

辨析：脉证合参，胃中有寒饮也。"妊娠呕吐不止，干姜人参半夏丸主之"。此以症定病位兼病性，脉定病性。

（二十）消渴

【案例1】消中善食，食过即昏昏嗜卧，或时作酸作甜，或时梦交精泄，或时经日不饮，或时引饮不辍，声音，浊而多滞，其形虽肥盛，色苍而肌肉绵软，其脉六部皆洪滑而数，唯关特甚，两尺亦洪滑，而按之少神。（《续名医类案》卷九张路玉治案）

辨析：洪滑脉属痰热，见于两尺，此肾气不充，痰湿夹阴火泛溢于中之象。宜加味导痰加佩兰，次以六君子汤合左金丸，枳实汤泛丸。此以症定病位兼病性，脉定病性兼病位。

【案例2】病消渴，引饮无度，小便白浊，百治无效，悴疲日加，舌燥裂，脉浮滑。（《续名医类案》卷九刘完素治验）

辨析：脉滑主热，浮为虚，症辨中消，气阴俱伤。宜白虎加人参汤。此以症定病位兼病性为主，脉定病性为辅。

【案例3】肌肉消烁，肥体忽成瘦躯，两足痹痛，行步艰难，烦渴喜饮，咽喉干燥，时时饮茶方妙，少顷即欲小便，小溲泡沫高起数寸，六脉洪实带弦。（《友渔斋医话》消渴治案）

辨析：证辨消渴，膈消也，津液不足。脉洪实是属热。宜石膏、川黄连、黄芩、黄柏、知母、熟地、生地、天冬、麦冬、龟甲、白芍、甘草。此以症定病位病性辅以脉定病性合参。

【案例4】形肥嗜酒，形容憔悴，善饥脚软，年甚一年，脉洪数无伦。（《友渔斋医话》消渴治案）

辨析：善食而瘦是为消渴，脉洪数无伦，是下元亏虚而火热烈于上。遵《黄帝内经》"热淫所胜，治以咸寒，佐以苦甘"之旨，宜参须、石膏、石斛、黄连、知母、麦冬、甘草。此以症定病位兼病性，脉定病性。

（二十一）反胃

【案例】食下良久复出，或隔宿吐出，名曰反胃。渐神倦体疲，食入即吐。鼻准有红紫色斑如豆大，切其脉，六部滑数，尺尤有力。（《诊余举隅录》噎膈治验）

辨析：红紫色斑为火热之发，症辨胃肠之病，脉滑数，知是肠胃宿火未清，浊邪因之上乘，非通下窍不可。宜承气汤去川厚朴加熟地、麦冬。此以症定病位，脉定病性兼病位。

（二十二）发热

【案例】腹疼，每发必先潮热，吐痰不止，右关脉沉滑。（《湖岳村叟医案》腹痛治案）

辨析：右关属脾胃，沉滑为痰郁，潮热腹痛是湿痰郁结所致。用瓜蒂散加减。郁金、栀子、白矾、瓜蒂。煎服半盅，一二时许遂吐白沫，如鸡蛋清者甚多，潮热即退。此以症定病位兼病性，脉定病性兼病位。

（二十三）呃逆

【案例1】呃逆有声，六脉弦而滑。（验案）

辨析：症属中焦，脉弦滑为痰热，此脾湿化热，浊痰阻气之证，覆赭二陈汤加减。此以症定病位，脉定病性。

【案例2】呃逆十余日，脉沉滑有力。（《湖岳村叟医案》卷十四呃逆治验）

辨析：脉沉滑为痰郁，有力为实。此乃寒痰为病，又实证也。治宜温胃祛痰。白术、炮姜、丁香、煅礞石、枳实、白芥子、莱菔子。此以症定病位，脉定病性。

【案例3】呃逆连声，气从腹升，潮热便闭，舌红，脉滑。（《湖岳村叟医案》卷十四呃逆治验）

辨析：证辨在肠胃，脉滑属热，此肠胃热蕴，误补气滞成呃，此乃实热证也。用大承气汤加味，降热化积。此以症定病位兼病性，脉定病性同参。

（二十四）白浊

【案例】阴道微湿，如浆糊一点，白而光亮，面赤如妆，六脉洪滑而数。（《续名医类案》卷二十淋浊之陆祖愚治案）

辨析：此是白浊，脉滑数为湿热，病在下焦。宜分清化浊。宜川草薢、石菖蒲、益智、乌药、茯苓、甘草。此以症定病位兼病性，脉定病性。

（二十五）伤食

【案例1】胸膈痛甚连及胁背，药不能纳，到口即吐，脉弦沉滑。(《慎五堂治验录》卷九)

辨析：脉证皆主痰食积滞上焦，气逆不通。萝卜子捣碎，以温汤和搅，徐徐饮之，就其势探而吐之。继以六君和胃调气。此以症定病位，脉定病性同参。

【案例2】气后食停，得心疼证。施补剂，服则痛甚，其脉右关实大而滑数。(《问斋医案》治验)

辨析：右关属胃，滑数实大是痰食气滞，脉证相合，气滞停食也。宜越鞠平胃散加枳实，重用香附。此以症定病位兼病性，脉定病性兼病位。

【案例3】每食后即大便，腹皮稍胀急，小便清长，脉之左寸涩，右寸滑，按之如黄豆大且鼓指，关尺皆弦小，左尺迢迢有神。(《续名医类案》卷十六孙文垣治案)

辨析：左寸涩，右寸滑，是痰积食滞，症辨在胃脘，拒按乃积痰郁于肺莫能出，以致大便之气不固也。用吐法去上焦痰积，大便自实矣。桔梗、莱菔子、橘红，水煎加蜂蜜半碗，饮之始吐胶痰二碗余。后以二陈汤加白术、旋覆花、麦芽调理。此以症定病位兼病性，脉定病性兼病位。

（二十六）重听

【案例】头晕，左耳重听，两尺脉平，右关脉滑而力强，余部见缓。(《王旭高临证医案》治验)

辨析：脉缓乃脾虚，右关脉滑乃痰盛，乃由气分不足，脾湿动而生痰，痰生热，热生风，以致头晕而耳重听也。患于左者属血虚也。治须益阴血，导湿痰为主。宜二陈汤去甘草加贝母、当归、红花、石斛、天麻、甘菊、秦艽、知母、生姜。此以症定病位，脉定病性兼病位。

（二十七）痿证

【案例】筋脉坦纵，肢体痿堕弛缓，亦惟右为然，且声音不能言，体肥白，两手脉沉滑而缓，唯右独甚。(《丁甘仁医案》治验)

辨析：脉滑为痰。且一手独滑者，半身不遂。足阳明虚则沉缓无力。脉证相合为气虚痰滞筋络，须补养为上，用六君子汤加桔梗、木通、独活、石菖蒲、姜汁、竹沥。此以症定病位兼病性，脉定病性兼病位。

（二十八）伤寒

【案例1】发热头痛，干呕烦躁，脉浮大而滑。（《临证指南医案》治验）

辨析：证辨太阳经脉，脉浮主表，脉滑主痰。此外感风邪，内停痰饮，宜参苏饮去枣，加杏仁、葱白。此以症定病位兼病性，脉定病性。

【案例2】伤寒，身寒逆冷，时或战栗，神气昏昏，大便秘，小便赤，舌燥，足暖。六脉沉伏，而重按之则滑数有力，愈按愈甚。（《续名医类案》卷一伤寒之吴孚先治案）

辨析：此阴证似阳，设投热药，火上添油矣。脉滑数有力是为痰火伏内，乃用苦寒峻剂。此以症定病位病性，脉定病性。

（二十九）鼻病

【案例】鼻塞不辨香臭，流浓黄涕，寸脉浮滑。（验案）

辨析：证辨鼻病，病位在肺。脉浮者为风，滑者为痰，邪滞肺位，气塞不通，此热壅肺窍。宜白薇、贝母、款冬花、百部，共为末，每用3g，以小蓟煎水冲服。此以症定病位兼病性，脉定病性兼病位。

（三十）惊恐

【案例1】心悸善恐，面目四肢微有浮肿之状，形肥白不坚，脉濡弱而滑。（《续名医类案》卷二十一惊悸之张路玉治案）

辨析：脉濡弱为气虚，滑为有痰，症病在心脾，此气虚痰饮积于膈上。宜导痰汤加人参、桂枝通其阳气。此以症定病位病性辅以脉定病性。

【案例2】惊惕时动，虚烦呕涎，体倦自汗，坐卧不安，脉弦数滑。（《张聿青医案》惊悸治验）

辨析：症辨在心，脉弦数而滑是为痰热。由于心虚胆怯，气郁生痰，虚火上冲，故心下筑筑然跳动，而成惊悸之证。宜温胆汤加羚羊角、菖蒲、麦冬，兼以加味归脾汤。此以症定病位兼病性，脉定病性。

（三十一）妊娠

【案例】妇形质瘦小，面色近紫，产后年余，经水不通。首夏忽病，呕吐，手指麻痹，挛拳不能伸展，声音哑小，哕不出声，脉细微近滑。（《古今医案按》卷九汪石山治案）

辨析：脉虽细微，似近于滑；又尺按不绝，乃妊娠也。以四君子加二陈治之。此以症定病位，脉定病性。

第二十九节　涩脉

一、脉象辨识

"脉往来迟难，如刀刮竹；或参伍不调。"

二、脉象体悟

艰滞为涩。涩脉是对脉管里的血液流利度的一种脉象，与滑脉相对。以脉来艰涩为基本特征。

涩脉特点：①脉搏往来艰涩而不流利，如刀刮竹，如雨沾沙，如病蚕食叶，如锯齿应于指下；②因往来不爽，涩滞不前，故上下搏动，指下体会不清，似有停顿，但非同结、促、代之止也；③脉管细弱。

这种脉象多在中取或沉取时始能体会出来。《脉经》认为："涩脉细而迟，往来难且散，或一止复来。"李时珍曰"参伍不调名曰涩"，是又兼至数不齐矣。观河道淤塞，水流常变细，且流速亦变缓，是涩脉常兼细而迟或结，但又非涩脉所有。故不能作为涩脉的必要条件。然涩脉多可见血少，故其脉来搏动幅度相应较小。

至于"一止复来"和"参伍不调"之说，说明涩脉的脉流有快速不一的感觉，但不是脉律不整的情况。考尿道有结石的患者排尿可知，其堵塞尿液致排尿时时断时续，时慢时快，其往来艰涩不畅之感与此相像。脉搏按之脉流快慢不一，初来细，渐而粗，突然重，似停顿，具有"一止复来"的脉感，其指下按之初始轻慢到逐渐加快，最后似乎加重突停，接着是低烈度的不同程度的回弹。这种回弹，似乎是奔腾的水流遇到大小不同阻碍而反流，而随着反流距离长短可大致估计病情的轻重。

涩脉的特点应是血流滞涩不畅伴有节律不整或脉来迟慢。"往来难"是涩脉的表现。其脉形迟细而短。如见参伍不调，则是脉来艰涩不前的严重表现（图40）。

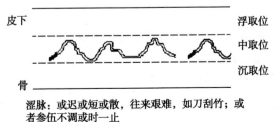

涩脉：或迟或短或散，往来艰难，如刀刮竹；或者参伍不调或时一止

图 40　涩脉示意图

三、脉理及主病

涩脉主病为瘀血。至于血瘀轻重，寒热虚实程度则随其所兼气血阴阳虚实脉象而定。

（一）气血虚而涩

血虚可致脉涩，故涩脉主精亏血少。对此，诸医家均无异议。精血同源，血少无以充盈血脉，故脉来蹇涩。因于血少，故见心痛、怔忡、经闭、艰嗣等。

对于涩主气虚，众医家皆非之。因《黄帝内经》云："涩者阳气有余也。"历代医家多宗此说，认为涩为多气。如《脉经》云："脉涩者少血多气。"《千金方》："脉涩者，少血多气。"《诊家枢要》："涩为气多血少之候。"《脉确》："涩脉血少气有余。"果若血少气有余，则鼓荡有力，脉当见浮、芤、革、虚等，而不会出现涩脉，这似乎与《黄帝内经》原文相悖。实则《黄帝内经》所指的"阳气有余"是指气滞而言，"脉涩则气涩也"。《脉学阐微》亦云："涩脉多见于情志不遂，血运郁涩所致。"至于涩主气虚，仅有少数医家论及。如《景岳全书》云："涩为阴脉，为气血俱虚之候。"《脉理求真》曰："涩为气血俱虚之候。"由此可见，气血虚，无力鼓搏于脉，致脉之搏幅小而形成涩脉。因虚而涩者，当按之无力。

（1）可见于津液亏耗之证：如汗、吐、泻；热病过久耗伤阴津，长期进水量不足等，均可引起血中之水分亏乏，使血中之有形成分浓缩，血黏稠度增加，流动迟缓，发生涩脉。

（2）可见于因脉道瘀滞，血流不畅，经络不通而引起的诸证：脉道涩滞、血流不畅而引起的疼痛，肌肤甲错，两目黯黑，腹痛有块，痛处不移。肢体末端疼痛、变色，最后溃烂脱落之脱骨疽，亦属经络不通之病变，在该病变之肢体局部也可见此脉。脉道的涩滞不畅，发生在不同部位可表现为不同部位的疼痛，所以涩脉有一定的局部诊断意义。如各种癥瘕积聚、痛经、闭经。

（3）亡精、遗精及房劳过度可见涩脉：涩脉，多是气血流行不畅而出现的脉形。新病多属气分郁结，气滞而血流不畅，多形成疼痛。久病即属于血少寒凝，血因寒而凝滞不畅，甚或闭而不行，如妇女闭经之病。李时珍说："涩缘血少或伤精，反胃亡阳汗雨淋，寒湿入营为血痹，女人非孕即无经。"这确实与临床现象是符合的。多见于尺脉中。

（二）邪阻气机不畅而脉涩

邪阻气血不畅，气血不能畅达以鼓搏血脉，致脉幅小而形成涩脉。起到阻滞作用的邪气，主要为外邪所客、气滞、血瘀、寒盛、热邪、食积等。如《伤寒论》48条："何以知汗出不彻？以脉涩故知也"。此涩，即表邪郁遏使营卫不畅，阳气怫郁不得发越而致涩。《脉理求真》曰："然亦须分寒涩、枯涩、热涩之殊耳。"指出涩脉可因寒客、阳虚、阴血枯涸、热邪滞塞所致。食痰胶固中外，七情郁结，及疝瘕奔气，滞碍隧道，皆可致涩。

临床所见，沉涩多主血瘀，沉细涩无力多为阳气不足、气血虚弱，浮大而涩为寒邪外束，表证发热，沉紧而涩多为过服寒凉药物所致。涩而坚大为有实热，涩而虚软为虚火炎上，浮细而涩为汗多亡阳，涩而兼弦为气滞血瘀。

曾治一患者，女，52岁。患者于月前早晨起床突发中风，经某医院住院救治后神志转清，后经CT检查诊为脑出血＜5ml。经治疗月余诸症向愈，但左侧半身仍不能自由活动，左手握物无力，左下肢软无力，不能行走，兼见言语不利，口眼无㖞斜。诊时见患者神志清楚，面色萎黄无华，舌暗淡有瘀斑，苔薄白，脉来虚沉迟细涩。夫沉迟属气不足，细主血虚，涩主脉络瘀阻气滞。治以益气活血，通经活络。方以补阳还五汤加减。炙黄芪60g，当归20g，干地龙15g，赤芍15g，桃仁10g，红花5g，炙全蝎15g，生甘草15g，桂枝9g，肉桂5g，川芎30g。6剂水煎服，日1剂。服后肢体渐有力，继服此方加减服二月余辅以物理功能锻炼，左侧肢体活动渐复，已能行走，诸症向安。

总之，涩脉为血行瘀阻之脉象。主血少瘀阻。女人非孕即无经。

四、症脉辨治案例

（一）血证

【案例1】产后失血，猝然昏倒，口噤失语，舌青紫，脉细涩。（验案）

辨析：神志症状定为心，脉细涩主血虚而瘀，此瘀血攻心。宜失笑散加人参、丹参主之。此以症定病位兼病性，脉定病性。

【案例2】初夏吐红，深秋未止。每午后喉间气窒不利，则嗽作血腥，脉右寸短涩，左关沉弦。（《类证治裁》吐血脉案）

辨析：夫阳主开，阴主阖，午后属阳中之阴，主敛，而气隧阻闭，非郁虑内因不至此。右寸主肺，短涩主气郁而滞。左关为肝，沉弦为木郁不疏，应主郁虑不舒，由气分伤及血络。宜桔梗、贝母、木香、瓜蒌、茯神、当归、白芍、降香末、熟地。此以症定病位，脉定病性兼病位。

【案例3】咯血，血鲜红，中间有紫小块。面色白，恶心，胸时频作痛，直牵至背，脉濡涩。(《临证指南医案》治验)

辨析：咯血定位在中焦脾胃，血络之病。胸痛、脉涩定性为血瘀而寒凝，是脾胃阳虚，寒凝脉络失温。宜理中汤加桂枝、桃仁、红花。此以症定病位兼病性，脉定病性。

【案例4】便血，日二三下，腹不疼，左脉沉涩，右脉漏出关外。(《孙文垣医案》董龙山夫人便血案)

辨析：便血定位于下焦及血脉经络，脉涩为血滞，右脉漏出关外，是为长，主气滞。必有瘀血积于经络，桃核承气汤加丹参、五灵脂、荷叶蒂，水煎，夜服之。继以补中益气汤，参苓白术散调理。此以症定病位，脉定病性兼病位。

【案例5】咳嗽，或时纯血，或时纯痰或时痰血相伴，夜热头眩，胸膈不舒，脚膝无力，饮食渐少，精神渐赢。脉两寸关沉数无力，两尺涩弱微浮。(《续名医类案》卷十五咳嗽之陆养愚治案)

辨析：此上盛下虚之症。上盛者心肺间有留饮瘀血，数为阴虚，涩弱为气弱，尺浮为阴虚阳浮，下虚者肝肾之气不足。宜用人参固本丸，空腹服之，日中用贝母、紫苏子、山栀子、牡丹皮、桃仁、红花、小蓟，以茅根煎汁，入药同煎。此以症定病位兼病性参以脉定病性兼病位。

【案例6】溺血屡予升补不应。茎中作痛，下多血块，形色憔悴，又多嗳气。右脉虚涩无神，右关独弦。(《续名医类案》卷十二溺血之马元仪治案)

辨析：右关主脾，脾位为弦，弦为肝脉，此肝脾积热之候也。肝热则阴火不宁，而阴血自动，以血为肝藏所藏。而三焦之火又寄养于肝也，故溺血，茎中作痛等症作。脾热则湿气内壅而生气不伸。而三焦之气又运行于脾也，故时时嗳气，形色憔悴之候生矣。当益肝之阴，利脾之湿。宜生地、白芍、熟地黄、萆薢、牡丹皮、甘草、车前子。此以症定病位兼病性，脉定病性兼病位。

【案例7】便下紫褐已近匝月，形寒畏冷，脘部隐痛，得温则减，胃纳欠佳，面色少华，舌苔白薄，脉来细涩。(《丁甘仁医案》便血治验)

辨析：脉症相合，此属远血，病在肝脾，肝不能藏血，脾虚不能统血，藏统失司，血不归经，溢于下则为便血。宜《金匮》黄土汤治之。此以症定病位病性，脉定病性。

【案例8】素常便血，时适澡浴，忽下血不已。遂汗出躁烦，心悸恍惚，转侧不安，两脉虚涩。(《续名医类案》卷十二下血之马元仪治汪氏妇案)

辨析：脉虚为气虚，涩为阴伤。人身阳根于阴，阴附于阳，两相维倚者也。今阴血暴亡，虚阳无偶，势必外越。阳越则阴愈无主。当急固其气，气充则不治血而血自守。宜先以参附理中汤，继以归脾汤补血气。此以症定病位兼病性，脉定病性。

(二) 痛证

【案例1】每食必屈曲下膈，梗涩微痛，右脉涩而关沉，左脉平和。(《古今医案按》卷五噎膈之朱丹溪治验)

辨析：右关主胃，沉为气郁，涩为络阻，食则膈痛。脉证相合，此污血在胃脘之口，气因郁而为痰，必食物所致。以生韭汁半盏，冷饮细呷之。此以症定病位兼病性，脉定病性兼病位。

【案例2】膈有一点相引痛，吸气皮觉急，脉涩。(《续名医类案》卷十六心胃痛之孙文垣治案)

辨析：疼痛相引，吸气更甚，是络滞，脉涩，此有瘀血也。宜滑石、桃仁、黄连、枳壳、炙甘草、萝卜汁。此以症定病位兼病性，脉定病性。

【案例3】心痛连下腹，如有物上下撞，痛不可忍，急以手重按之，痛稍定，按者稍松即叫号。脉虚涩也。(《续名医类案》卷十六心胃痛之廖仲淳治案)

辨析：痛甚乃血络滞塞，按之缓是为气虚，合之脉象，此必血虚也。宜白芍、甘草、橘红、砂仁、炒盐。此用炒盐之义，心虚以炒盐补之，即水火既济之意也。此以症定病位病性，脉定病性。

【案例4】骑马而惊，左胁肋即刺痛难忍，其痛不止，肋下膨急有形，昼夜呻吟，肌肉大脱，渐成积块乃大如盘，坚如铁矣，脉左关沉涩。(《对山医话》积证治验)

辨析：其脉证辨为少腹有血积无疑也。肠痈多在少腹脐旁，必兼寒热淋涩。宜当归尾、川芎、桃仁、肉桂、红花、青皮、泽兰、大黄。此以症定病位兼病性，脉定病性兼病位。

【案例5】病胸胁胀痛，怔忡呕逆，烦懑不食，六脉涩结不调。(《名医类案》怔忡滑伯仁治验)

辨析：脉涩为气滞血少，结则为痰。此忧思太过，思则气结。加之脾胃内伤，积为痰涎；郁于上膈，然也。宜祛痰顺气。此以症定病位参以脉定病性。

【案例6】齿口舌痛，反复发作，满口腐烂，两寸浮数而微，关尺浮弱而涩。(《续名医类案》卷十七陆养愚治验)

辨析：症辨少阴肾病，寸浮数是为火旺，尺弱涩是为下元不足。宜补下焦之阴而引火归原，八珍汤倍地黄加桂枝、附子。此以症定病位，脉定病性兼病位。

【案例7】筋骨疼痛，肩井缺盆，脚膝跟踝及骨节动处皆红肿而痛，卧床三年，腿间大肉尽消，唯骨节合处肿大而痛，脉之弦涩有力。(《续名医类案》卷十三痛痹之孙文垣治程参军案)

辨析：症定肝肾之病，湿热之邪，脉弦涩是为有瘀，脉证合之知为湿热痰火被寒气凝滞，涩经络也。先逐经络凝滞，然后健脾消痰。宜人参、石斛、苍术、黄柏、薏苡仁、苍耳子、牛膝、乌药、龟甲、红花、水牛角、木通、威灵仙。此以症定病位兼病性，脉定病性。

【案例8】病胸脘胀痛，心怔忡呕逆，烦意不食，情思惘惘不暂安，目眈眈无所睹。六脉皆涩结不调。(《名医类案》朱丹溪治案)

辨析：脉涩为气滞血少，结为痰涎，郁于上膈然也。此以症定病位，脉定病性同参。

【案例9】抑郁而胸痛，呕逆，脉沉细而涩。(《徐养恬方案》治验)

辨析：下手脉沉，便知是气，脉细而涩是络脉虚滞，病由情怀不畅，郁怒伤肝，木邪犯长，心脾气结，法当疏气平肝。此以症定病位兼病性，脉定病性。

【案例10】胃脘痛，痛则彻于背，以手重按之少止，痛时冷汗如雨，脉涩。(《孙文垣医案》卷五宜兴治验)

辨析：脉涩为血滞，痛以手重按之少止，是气虚也。脉证相合，此气虚而痛也（脉涩乃血虚，此独言气虚）以小建中汤加御米壳而愈。此以症定病位兼病性，脉定病性。

【案例11】自胃上脘至胸骨尽处，旁牵腰胁少腹，后及脊背，全部逆满胀痛异常。四肢逆冷，气机壅塞，痞闷不能坐卧，药入旋吐，脉伏涩若无。(《张聿青医案》治验)

辨析：药入旋吐，腹痛逆满，必由于冲脉横逆，营气失调，以致肝胃络脉不能交通。脉伏涩是气滞寒凝遏阻。非平冲气，和络脉，土木不能合德。

宜蜜炙半夏、醋炒当归须、茜草、淡吴茱萸、玫瑰花、青皮络、醋炒柴胡、赤茯苓、白茯苓、煅牡蛎、生麦芽、木香、枳壳。此以症定病位兼病性，脉定病性。

【案例12】胃气痛甚，剧痛则狂呼，已五日不食，食则呕。经停日久时一行，经来痛缓。六脉紊乱，时急时缓，且甚结涩。（《王旭高临证医案》治验）

辨析：剧痛，食呕，寒气逆，经来痛缓是肝经气滞，脉乱结涩是气乱血滞。脉证相合，此经气逆冲之痛，痛并不在胃。肝气闭塞，与以畅达肝气之方：桑枝、白芍、郁金、旋覆花、石菖蒲、香附、延胡索、红花。此以症定病位病性为主，脉定病性为辅。

【案例13】少腹连绵隐痛，大便不实，精神日衰，不能耐劳，脉弱迟涩。（《临证指南医案》卷八腹痛治验）

辨析：大便不实为阳虚，少腹痛定位在下焦，脉弱迟涩乃真阴精血亏损，下部虚寒，元阳不足肾阳虚弱，寒凝腹痛。宜右归丸去当归，加补骨脂、吴茱萸、肉豆蔻。此以症定病位兼病性，脉定病性为主。

【案例14】腹中阵阵作痛，苔白淡腻滑润，两脉沉涩近迟。（《张聿青医案》治验）

辨析：脉沉为在里，迟涩为寒为阳伤，此寒湿阻遏，脾阳不运。温其寒邪，以缓疼痛。宜炒川椒、川桂枝、炮姜、白蔻仁、艾叶炭、法半夏、木香、茯苓。此以症定病位兼病性，脉定病性。

【案例15】右肋疼痛，肌肤锐减，脉涩而中实。（《湖岳村叟医案》腹痛门治案）

辨析："涩主宿血"，疼不移处，定是瘀血作祟，宜当归尾、桃仁、穿山甲、玄胡、生蒲黄、大黄、枳实、牡丹皮、藏红花、川芎、茜草、焦山楂、当门子。此以症定病位兼病性，脉定病性为主。

【案例16】患腹部气痛有年，每发先感腹部不舒，似觉内部消息顿停，病进则自心膈以下，少腹以上，胀闷痞痛，呕吐不食，此次发而加剧，欲吐不吐，欲大便不大便，欲小便亦不小便，剧时口面青，指头和鼻尖冷，似厥气痛、肠绞结之类，脉弦劲中带滞涩象。（《冉雪峰医案》腹痛治案）

辨析：痛利为虚，痛闭为实，观大小便俱闭，干呕和指头鼻尖冷，内脏痹阻较甚，化机欲息，病机已迫，非大剂推荡不为功，脉弦滞是为气滞，此中焦寒凝气滞，肠道不运。宜厚朴三物汤合左金丸：厚朴、枳实、大黄、黄连、吴茱萸。此以症定病位病性，脉定病性为辅。

【案例17】胁痛，按之有声，大似饮邪，脉弦左涩。(《张聿青医案》治验)

辨析：胁痛为肝络之病，按之有声合脉弦主痰，涩为血络瘀滞，此气痹络瘀之胁痛。痰瘀阻络也。当用旋覆花、茯苓、橘络、新绛、玄胡、当归须、赤芍、炒枳壳、生香附、路路通、青葱管。此以症定病位兼病性，脉定病性为主。

【案例18】每三四更腹痛，竟夜不寐，口渴不欲饮，必极滚热饮方觉畅快，脉细涩。(《龙砂八家医案》孙御千治案)

辨析：腹痛夜甚，卧重褥不欲饮，喜滚汤，乃血滞之候，非寒也。疼痛不止，日轻夜重，脉细涩，瘀血谛矣。瘀血腹痛也。宜白蒺藜、芫蔚子、牡丹皮、赤芍、炒滑石、牛膝、当归尾、郁金。此以症定病位兼病性，脉定病性。

【案例19】气短吐痰，足跟作痛，尺脉浮大，按之则涩。(《古今医案按》卷五朱丹溪治验)

辨析：症辨肾病、痰饮，尺脉主肾，浮大为虚，涩为络阻气滞，此肾虚而痰饮也。用四物汤送六味丸。故仲景曰：气虚有饮，用肾气丸补而逐之。若劳则吐痰体倦，此脾虚有痰。此以症定病位，脉定病性兼病位。

（三）泄泻

【案例1】夏末患泄泻，至秋深治不愈，神不悴，溺涩少不赤，膈微闷，食减，脉涩颇弦。(《古今医案按》卷二泄泻之朱丹溪治案)

辨析：泄泻，膈闷，是肺与大肠也。脉弦主肝主痰，涩是为痰食积滞。此痰积在肺，肺为大肠之藏宜，大肠之不固也，当澄其源而流自清。以吴茱萸、陈皮、青葱、生姜，浓煎和砂糖饮探吐积痰。此以症定病位病性为主，脉定病性为辅。

【案例2】长夏患泄泻，饮食下咽，即泄出不变，昼夜数次，皆完谷不化、清水如注，身凉，四肢厥冷，六脉沉伏，无力而涩。(《名医类案》卷三罗山人治验)

辨析：症辨为脾虚受湿，脉沉伏而涩为气郁，无力为虚。为肝木所乘。健脾疏风燥湿，升提其下陷之气，宜五苓散加苍术、羌活、防风、炮姜、半夏、厚朴、芍药。此以症定病位兼病性，脉定病性为辅。

【案例3】夏间水泄，完谷不化，不思饮食，四肢困倦，小便黄赤，脉虚迟涩。(《古今医案按》卷二李东垣治验)

辨析：症状辨位在中焦，脉虚迟涩是脾胃虚，此感受风暑湿气，脾寒胃弱而致飧泄。宜升阳除湿汤加人参。此以症定病位兼病性，脉定病性。

（四）伤食

【案例1】素多怒，因食烧酒，次早面浮，绝不思食，身倦怠，脉沉涩。（《名医类案》卷三朱丹溪治验）

辨析：面浮，不思食，是痰食阻滞，此痰也。体虚有痰，气为痰所隔不得降，脉沉涩。此体虚，有痰所隔，不得下降，当补虚利痰为主。探吐与补脾间行。宜煎六君吞滚痰丸。此以症定病位兼病性，脉定病性。

【案例2】病恶寒而吐痰，食减中痞，发热，口干不渴，六脉紧涩。（《续名医类案》卷十二吐血之朱丹溪治案）

辨析：脉紧为寒，涩为血少。恶寒发热，此感寒也。吐痰，食减中痞辨为中虚，缘于腹饥冒寒。宜小建中汤加桔梗、陈皮、半夏。此以症定病位兼病性，脉定病性为主。

【案例3】酒后烦躁不得寐，唯大醉后得吐，始熟寐一二时，然日间则倦不能起，饮食无味。以热汤澡浴，是夜睡至天明，由是临卧必浴，即不能长睡，而或一二更安寝。烦闷而畏热，暑月竟无汗，六脉沉涩，两寸尤甚。（《续名医类案》卷二十一失眠之陆养愚治验）

辨析：今得吐则睡，是内壅塞，须决也，澡浴则睡，是外之经络须通也。两寸沉涩甚是上膈有酒食蕴伏。以独圣散，涌其涎饮，后用麻黄、紫苏叶、干葛、防风、威灵仙、半夏热服取汗。此以症定病位兼病性，脉定病性兼病位。

（五）痞证

【案例1】胸中痞急，不得喘息，按之则痛，脉数且涩。（《续名医类案》卷十张子和治验）

辨析：症辨胸脾痹也。脉数而涩为痰热气阻，因与小陷胸汤，二剂而愈。此以症定病位兼病性，脉定病性。

【案例2】腹中痞块似孕，脉涩而小。（《续名医类案》卷十张子和治验）

辨析：块者血滞，涩脉主丈夫伤精，女人败血，脉证相合是下焦有瘀血痰块，桃核承气汤下之。此以症定病位，脉定病性。

【案例3】患痞，服消导二陈之类，痞满益甚。补中益气汤亦不效。饮食大减，肌肉渐消，大便时泻时结。诊其脉浮之弦大，沉之涩小。（《续名医类案》卷十三肿胀之陆肖愚治案）

辨析：症辨非气虚与痰食积滞。脉大且涩小，是为虚中有滞，宜用调气养荣汤加人参、白术、木香、白豆蔻。此以症定病位兼病性，脉定病性。

【案例4】胃脘中坚硬如盘，有六七寸，饮食二便行动如常，脉来坚涩。（《程杏轩医案》治验）

辨析：脘中有块，饮食二便却如常，中宫无病，痞积证也，寒气夹痰阻于皮里膜外。脉坚涩，营卫凝涩不通，非温补不可。此以症定病位，脉定病性为主。

（六）发热

【案例】秋深，浑身热。手足疼如煅，昼轻夜重，服风药愈痛，气药不效，饮食如常，形瘦，脉涩而数，右甚于左。（《名医类案》卷八痛风之丹溪治案）

辨析：脉涩为少血，为瘀。数则为热。昼轻夜重，是为阴虚。宜四物倍川芎、芍药，加人参、五味子。此以症定病位兼病性，脉定病性兼病位。

（七）痢疾

【案例1】病滞下，腹痛腰胀，脉沉而滞而尺涩。（《名医类案》卷三壶仙翁治案）

辨析：沉滞则气不和，涩则精血伤。滞下胀痛辨为气血滞郁而然，宜四物汤合五苓散、木香。此以症定病位兼病性，脉定病性兼病位。

【案例2】长夏行经之时，因渴饮冷水，半夜患痢，痛而急迫，其下黄黑色，两尺紧而涩。（《古今医案按》卷三吴茭山治案）

辨析：诸紧为寒，诸涩为血少。此寒伤荣也，血被冷水所凝，瘀血归于大肠，热气所以坠下。宜桃核承气汤主之。此以症定病位，脉定病性兼病位为主。

（八）噎膈

【案例】年逾五十患噎膈，形瘦而苍，脉弦涩而缓，尺脉浮而无根。（《古今医案按》噎膈之汪石山治案）

辨析：尺脉当沉反浮，所主肾水有亏，其余脉皆弦涩而缓者，弦脉属木，涩为血少，缓，脾脉也，此系血液枯槁，而有肝木凌脾。此以症定病位兼病性，脉定病性兼病位。

（九）伤寒

【案例】形肥肌厚，夏日恶寒战栗，喜啖热，御绵，多汗，浑身痒甚，脉沉涩，重取稍大。（《名医类案》卷五恶寒之朱丹溪治案）

辨析：症辨为气虚而寒，大脉为虚，其热甚而血虚也。以四物汤去芎，加白术、黄芪、炒黄柏、生甘草、人参。此以症定病位病性，脉定病性。

（十）痈疽

【案例】背患疽年余，疮口甚小，色黯陷下，形气怯弱，脉浮缓而涩。（《名医类案》卷十背痈疽疮之薛己治案）

辨析：症辨为气血虚，脉缓为虚，涩为寒伤营也。脉证相合，此气血虚寒也，宜十全大补加附子。此以症定病位及病性，脉定病性。

（十一）郁证

【案例1】妇人月事不行三月，胸闷而善叹息，心悸不寐，入寐则梦病来如神灵所作，脉弦涩。（《张聿青医案》气郁治验）

辨析：月事不行、胸闷心悸，神志乱辨为膈上血府病，脉涩为瘀血，皆是血府有瘀所致。此以症定病位兼病性，脉定病性兼病位。

【案例2】性躁多郁，陡然发厥，厥回呕吐不止，汗冷、肢麻，言微气短。胸膈胀闷，每欲以手频捶胸臆，叫喊声彻户外，脉细涩。（《程杏轩医案》治验）

辨析：经云大怒则形气绝，而血菀于上，使人薄厥，此郁病也。脉细言微，此脉乃郁而不流，非真细弱，欲言而讷，乃气机阻闭故也。其以手频捶胸臆，全属中焦郁而不舒，宜越鞠丸加郁金、枳壳、茯苓、陈皮、半夏。此以症定病位，脉定病性。

【案例3】性沉，多怒，大便下血，食减形困，心摇动，或如烟熏，早起面微浮，则神思清。忤意则复作。脉左浮大虚甚，久取滞涩而不匀，右沉涩细弱，寸沉欲绝。（《名医类案》卷八下血之朱丹溪治案）

辨析：症状定位于肝脾，左脉虚滞是为木郁，右脉细弱而涩是为气虚而血少。此气郁生涎，涎郁胸中，心气不升，经脉壅遏不降，心血绝，不能自养故也。非开窍不足以行气，非气升则血不归隧道。以壮脾药为君，诸药佐之。宜二陈汤加红花、升麻、当归身、酒黄连、青皮、贝母、泽泻、黄芪、芍药、附子。此以症定病位，脉定病性兼病位。

（十二）胀证

【案例】胀满日久。以补中气，利小水者，皆无功。喘急而汗沾衣，呕逆不能下，昏乱殊死。浮取弦数，沉取涩滞。（《续名医类案》卷二十肿胀之关桥治案）

辨析：非虚非水，脉弦数而又涩滞是为瘀热蓄于里。蓄血也，下之宜。桃核承气汤下败血。此以脉定病位病性为主。

（十三）汗证

【案例】日中时常出汗，体倦肢冷，偶遇劳役烦热及饮食酒后，汗出尤多，脉浮涩无力。（《续名医类案》卷十五汗证之罗谦甫治验）

辨析：症辨气虚，合之脉象，此气虚阳弱，卫气不固，则表虚自汗，而津液为之发泄也。宜芪附汤加麻黄根、牡蛎、浮小麦。此以症定病位兼病性，脉定病性兼病位。

（十四）尿浊

【案例1】尿白浊，两尺大而涩。（《续名医类案》卷二十淋浊之李士材治案）

辨析：症状定位为肾病，尺脉主肾，大脉为虚，涩为血滞。此龙火虚炎，精瘀窍道，用牛膝、茯苓、黄柏、麦冬、山药、远志、生甘草。此以症定病位，脉定病性兼病位。

【案例2】尿浊经年，脉细涩无力，两尺尤甚。（《素圃医案》卷三男病治验）

辨析：尿浊日久伤精，定位为肾病，两尺细涩无力，是精伤气弱。宜六味地黄汤加当归、麦冬、五味子、车前、菟丝子、人参。此以症定病位，脉定病性。

（十五）遗精

【案例】患夜梦精，身体困倦，六脉微涩无力。（《续名医类案》遗精之龚子才治案）

辨析：夜梦遗精是为相火旺，脉微涩无力是为阴虚。此阴虚火动之遗精症。宜六味丸加沙苑子、菟丝子、炒黄柏、龙骨。此以症定病位兼病性参以脉定病性。

（十六）奔豚

【案例】每至心悸，辄气冲至咽喉，呛咳呕吐，顿即色夺出汗，有欲发厥之状，后耳鸣头晕，脉尺涩关弦。（《张聿青医案》痉厥治案）

辨析：气冲上心，定位于肾，脉尺涩关弦，定性为厥阳上升太过。调气而潜之。宜制香附、茯苓神、制半夏、广陈皮、砂仁、煅磁石、煅龙骨、炒枳壳、左牡蛎。此以症定病位为主，参以脉定病性为辅。

（十七）水肿

【案例】全身漫肿，已达二月未退，胸宇塞闷，口淡无味，胃纳减退，小溲短少，大便溏泄，舌苔白腻，两脉涩迟。（《王旭高临证医案》肿胀治验）

辨析：水肿及脾胃诸症定位中焦之病，定性为气虚，脉涩迟定性为阳虚有寒，乃脾阳不振，浊阴停滞，水反侮土。治拟温中实脾。宜桂枝、制苍术、淡附子、草果、茯苓、槟榔、生姜皮、冬葵子、平地木。此以症定病位病性为主，参以脉定病性为辅。

（十八）消渴

【案例】患消渴症，茶饮不能辍口，小便多而数，殊不欲食，及食后即饥，精神困怠，肌肤枯涩，脉沉濡而涩。（《续名医类案》卷九陆养愚治验）

辨析：凡人身之津液，以火而燥，然必以气化而生。能食而渴者，白虎汤倍加人参，大作汤剂，多服之；不能食而渴者，钱氏白术散倍加干葛，亦大作剂服之。今不能食，及食即饥，定位为脾，合脉濡而涩是气虚而血少，当合二方加升脉，佐葛根以升清阳之气，少用桂枝以合从治之法。每味数两，大砂锅浓汁，禁汤饮，以此代之。此以症定病位兼病性为辅，脉定病性为主。

（十九）痹证

【案例1】先腿痛，后四肢皆痛，游走不定，至夜益甚，服除湿败毒之剂不应，脉滑而涩。（《续名医类案》卷十三薛立斋治验）

辨析：症辨为痹证，夜甚痛定性为阴病，脉滑而涩，此湿痰浊血为患。以二陈汤加苍术、羌活、桃仁、红花、牛膝、草乌，治之而愈。凡湿痰湿热或死血流注关节，需用辛温之剂开发腠理，流通隧道，使气行血和。此以症定病位病性，以脉定病性为主。

【案例2】关节掣痛，患肢麻痛，舌青，脉涩。（验案）

辨析：舌青，脉涩是皆为有瘀血，症状定为经络之病。活络效灵丹治之，宜黄芪、当归、乳香、没药、丹参。此以症定病位病性，参以脉定病性为主。

（二十）淋证

【案例1】小便淋沥不畅，腹胀呕吐，心中烦热，饮食不进，六部俱沉，滞涩有力。（《临证指南医案》淋浊治验）

辨析：症辨膀胱有热，脉沉滞有力，腹内必有积血。所积之血，经行不顺，阳气尽郁于血分，胞宫积血之区，其蕴热必深。宜香附、延胡索、枳实、郁金、赤芍、当归、川芎、柴胡、鳖甲、大黄、红花。此以症定病位参以脉定病性。

【案例2】小便涩痛，淋沥不通，血尿，脉弦涩。（验案）

辨析：症状定位石淋证，湿热下注。脉定性为气滞血瘀。宜车前子、海金沙、白芍、甘草、黄芪 30g，水煎服。送服丸散：鸡内金、火硝、硝石研末，每次 5g。此以症定病位，脉定病性为主。

（二十一）胸痹

【案例 1】心胸憋闷，头目不清若帛裹，或时见纳少腹胀，舌隐隐见青、苔腻，脉沉涩。（验案）

辨析：症状定位为心痛，脉沉浊阴之邪，涩者血滞。痰浊阻痹心阳，宜枳实薤白桂枝汤主之。此以症定病位，辅以脉定病性为主。

【案例 2】胸痹心痛，痛引背俞，食入腹胀，甚则泛吐，舌苔白腻，脉左弦、右涩。（验案）

辨析：痛甚食吐是为寒气上逆，脉左弦是邪气逆，右涩是血络阻。此寒客中焦，厥气上逆，犯胃贯膈，浊阴闭塞所致。宜瓜蒌薤白半夏汤。此症定病位病性辅以脉定病性。

【案例 3】心悸，心前区刺痛，心绞痛，可牵引臂内侧、肩胛、剑骨后，大汗，面、唇、甲青紫，肢厥，舌质瘀暗或青紫，脉细涩结或微细。（验案）

辨析：此真心痛，脉涩结定性为气滞血瘀，心气痹结。宜丹参、川芎、薤白、降香送服苏合香丸。此症定病位病性参以脉定病性。

（二十二）癥瘕

【案例】唇生血管瘤，质软，推之不移，随年岁增长而逐渐长大，脉沉细涩。（验案）

辨析：脉涩者血滞不行，细者血弱。症状定位为血脉有瘀热。宜生干地黄 50g，乌贼骨 100g，茜草 20g 内服。当归、马齿苋制灰，与金果榄磨酒调敷患处。此以脉定病性为主。

（二十三）失音

【案例】喉痛，咽干，失音，有梗塞感等，脉沉涩。（验案）

辨析：脉涩者定性为血瘀，咽干有虚热，此瘀热结喉。咽喉，肺之门户，若有瘀热滞留，脉络失于宜通而发咽痛失音。治宜清热宣肺化瘀。宜桔梗、甘草、桃仁、红花、牛膝、生地。此证与玄麦甘桔汤证类似，后者无瘀。此以脉定病性为主，症定病位兼病性为辅。

（二十四）鼻鼽

【案例】遇风寒则鼻塞、流涕，天暖或睡时鼻窍则通，舌面瘀斑点点，脉虚涩。（验案）

辨析：鼻塞遇风寒则发，暖则通，合脉虚，定性为气虚也，定位为肺，舌面有瘀斑点点，脉涩则为有瘀滞。宜苍耳子6g（为末冲服）、黄芪、防风。后两味水煎冲服苍耳子末。此以症定病位病性参以脉定病性。

（二十五）昏迷

【案例】突然神识不清，痰鸣气急，脉弦滑。（验案）

辨析：症状定为心窍，脉滑为痰，此痰迷心窍。宜石菖蒲、郁金、远志，煎汤送下：瓜蒌壳两个，明矾枣大，同烧存性，研末，每服1g。此症定病位，脉定病性为主。

（二十六）麻木

【案例】两手麻木，左甚于右，脉左弦、右濡涩。（《丁甘仁医案》卷三类中治验）

辨析：麻木定性于气血之虚，左甚于右是气病为先。弦主痰主气郁，右脉濡为气虚，涩为血滞。此气虚血瘀痰湿入络，营卫痹塞不通。当宜益气活血，化痰通络。宜生黄芪、全当归、川芎、半夏、陈皮、秦艽、木瓜、桑枝、紫丹参、藏红花、五加皮，送服指迷茯苓丸。此以症定病位病性、脉定病位病性同参。

后　　记

　　脉诊的难学是公认的。以脉辨病机尚可有规律可循，然如何辨别脉象却是问题的关键。针对脉诊的繁杂、客观性问题，简化脉诊应该提到议事日程中来。根据本书所拟的八纲划分法，脉象可以精简到21～25种，如何改，怎么改？这些都可以在临床中摸索。

　　从遍身诊法、三部九候诊法到独取寸口诊脉法的独步医林，独取寸口诊脉法的成就及对中医的影响有目共睹，但其缺点和问题也很突出，在现今的时代反而成为中医发展的拦路虎之一。因此，变革独取寸口的诊法也就显得急迫和意义重大。独取寸口脉法和遍身诊法的结合应用应是中医脉学发展的方向，有待于中医从业者深入探索和研究。

　　中医诊脉之根本目的在于诊查病机（气机变化），是为辨证施治服务的。脉象是人体脏腑营卫气血在寸口上的变动反映，因此"营卫气血"应该在诊脉过程中当作诊察对象被把握。以阴阳为总纲，表、里、寒、热、虚、实贯穿诊脉全过程。倘能悟彻此理，则千变万化的各种脉象，可一理相贯，触类旁通，而不必囿于众多脉象之分，画地为牢，死于句下。

　　刚走上中医临床的学生首先面临的是要找出实践中可行的辨证论治方法。望、闻、问、切四诊所收集的症状，有些虽然可以拿来辨证，但最重要的一环是脉诊。脉象的病机脉书和教科书上讲得明明白白，掌握并不难，难的在于是否掌握了真正的脉象。别人说的是滑象，自己摸到的脉象却是数而有力，由此的辨证论治岂不是差之千里？因此，初及临床首先应学会如何把准脉，带着这个问题去学习，包括今人的和前人的著作，别人摸脉是怎么样的手法，然后在临证中去验证和体会。特别是对脉象的论述，历代脉学的著作论述很多，人云亦云的不少，甚至有些是矛盾的，这些东西都需要在实践中体会才能知道对不对，是否有用。

　　本书自第1版出版以来，读者们提出了许多宝贵意见，同时，个人对脉象也有一些较新的体会和认识。因此，借助再版的机会修正了书中的一些错误，增加了脉图等内容。在成书过程中，部分学生参与了校对整理等工作，在此一并表示衷心感谢。

　　中医脉学博大精深，本书仅反映了笔者"进与病谋，退与心谋"苦苦寻觅的一得之见，谬误和缺陷在所难免，欢迎读者批评指正。值此机会感谢教育过我的老师、信任我的患者、支持帮助我的家人和朋友们，也希望与大家一起学习和努力，将中医脉学发扬光大。

徐培平

2024 年 4 月

主要参考文献

1. 王叔和. 脉经 ［M］. 北京：学苑出版社，2007.

2. 卢敬之. 脉学指南 ［M］. 北京：中国书店，1987.

3. 恽铁憔. 脉学发微　病理杂谈 ［M］. 北京：科技卫生出版社，1959.

4. 任应秋. 脉学研究十讲 ［M］. 上海：上海卫生出版社，1957.

5. 戴起宗. 脉诀刊误 ［M］. 上海：上海科学技术出版社，1958.

6. 李中梓. 诊家正眼 ［M］. 北京：中国中医药出版社，2008.

7. 周学霆. 三指禅 ［M］. 北京：中国中医药出版社，1992.

8. 刘冠军. 中华脉诊 ［M］. 北京：中国中医药出版社，2002.

9. 钱乐天. 医学传心录 ［M］. 石家庄：河北人民出版社，1975.

10. 黄琳. 脉确 ［M］. 北京：中医古籍出版社，1981.

11. 李时珍. 濒湖脉学　奇经八脉考 ［M］. 北京：中国中医药出版社，2007.

12. 张翼. 谈切脉 ［M］. 西宁：青海人民出版社，1976.

13. 张琪. 脉学刍议 ［M］. 哈尔滨：黑龙江人民出版社，1965.

14. 时逸人. 时氏诊断学 ［M］. 上海：上海卫生出版社，1991.

15. 孙思邈. 备急千金要方 ［M］. 北京：华夏出版社，2008.

16. 林之翰. 四诊抉微 ［M］. 北京：中国中医药出版社，2002.

17. 黄世林. 中医脉象研究 ［M］. 北京：人民卫生出版社，1986.

18. 赵恩俭. 中医脉诊学 ［M］. 天津：天津科学技术出版社，2001.

19. 许进京. 脉法精粹 ［M］. 北京：中医古籍出版社，2001.

20. 刘伯祥. 脉法求真 ［M］. 西安：陕西科学技术出版社，2004.

21. 杨洪明，杨绍戊. 脉理探邃 ［M］. 北京：中医古籍出版社，2007.

22. 祝华英. 黄帝内经十二经脉揭秘与应用 ［M］. 西安：世界图书出版公司，1998.

23. 周楣声. 周楣声脉学 ［M］. 青岛：青岛出版社，2009.

24. 王光宇，陈嘉彬. 王光宇精准脉诊带教录 ［M］. 北京：人民军医出版社，2008.

25. 张润杰. 轩岐脉法 ［M］. 北京：中国中医药出版社，2008.

26. 黄宫绣. 脉理求真 ［M］. 北京：人民卫生出版社，1984.

27. 赵绍琴. 文魁脉学 ［M］. 北京：北京出版社，1988.

28. 李士懋，田淑霄. 脉学心悟·濒湖脉学解索 ［M］. 北京：人民军医出版社，2009.

29．徐明．脉学纵横谈［M］．哈尔滨：黑龙江科学技术出版社，1987．

30．王金芳．脉学精微［M］．西安：陕西科学技术出版社，1988．

31．罗哲初．脉纬［M］．南宁：广西人民出版社，1983．

32．金伟．金氏脉学［M］．济南：山东科学技术出版社，2000．

33．杨春波．几种中医简易诊断学［M］．北京：人民卫生出版社，1963．

34．崔玉田，赵恩俭．中医脉学研究［M］．石家庄：河北人民出版社，1965．

35．朱进忠．中医脉诊大全［M］．太原：山西科学技术出版社，2003．

36．程士德．内经讲义［M］．上海：上海科学技术出版社，1984．

37．刘渡舟．伤寒论通俗讲话［M］．北京：人民卫生出版社，2013．

38．张仲景．金匮要略［M］．北京：人民卫生出版社，2005．

39．郭霞珍，许筱颖，邓小峰．《四诊心法》要诀白话解［M］．北京：人民军医出版社，2008．

40．王洪图．难经白话解［M］．北京：人民卫生出版社，2005．

41．王洪图．黄帝内经灵枢白话解［M］．北京：人民卫生出版社，2005．

42．朱震亨．脉因证治［M］．北京：中国中医药出版社，2008．

43．周信有．决生死秘要［M］．兰州：甘肃科学技术出版社，1985．

44．管玉衡．诊脉三十二辨［M］．上海：上海科学技术出版社，1985．

45．费兆馥．现代中医脉诊学［M］．北京：人民卫生出版社，2003．

46．李延昰．脉诀汇辨［M］．上海：上海科学技术出版社，1982．

47．许跃远．中华脉神［M］．合肥：安徽人民出版社，2007．

48．周华青．图像诊脉法［M］．合肥：安徽科学技术出版社，1991．

49．赵德田．实用新脉学［M］．哈尔滨：黑龙江科学技术出版社，1985．

50．徐迪华．中华脉诊的奥秘［M］．南京：江苏科学技术出版社，2005．

51．郝恩恩．脉学名著十二种［M］．北京：中医古籍出版社，2005．

52．金伟．我的脉学探索［M］．北京：中国中医药出版社，2006．

53．张汤敏，孙仁平．脉学指要［M］．北京：化学工业出版社，2007．

54．丹波元简．脉学辑要［M］．北京：人民卫生出版社，1983．

55．黄杰熙．实践脉学［M］．太原：山西科学技术出版社，1994．

56．萧熙．脉诊在临床运用上的经验交流座谈会［J］．广东中医，1955：5．

57．易非．我之脉学观［M］．北京：中国社会出版社，1996．

58．曹炳章．清代名医医话精华［M］．北京：农村读物出版社，2007．

59．吕郁哉．凭脉辨症凭症用药［M］．兰州：甘肃人民出版社，1962．

60．中国中医研究院．蒲辅周医案［M］．北京：人民卫生出版社，2006．

61. 谢映庐. 一得集［M］. 上海：上海科学技术出版社，1962.

62. 张铁山. 诊脉一得［J］. 中医杂志，1964（6）：38.

63. 李克绍. 伤寒解惑论［M］. 济南：山东科学技术出版社，1978.

64. 陈明. 伤寒名医验案精选［M］. 北京：学苑出版社，2006.

65. 项祺. 萧通吾脉诀及脉案［M］. 太原：山西人民出版社，1981.

66. 范学文. 范中林六经辨证医案选［M］. 北京：学苑出版社，2007.

67. 张锡纯. 医学衷中参西录［M］. 石家庄：河北科学技术出版社，2002.

68. 王堉. 醉花窗医话［M］. 太原：山西人民出版社，1985.

69. 李可. 李可老中医急危重症疑难病经验专辑［M］. 太原：山西科学技术出版社，2002.

70. 张志斌. 温病大成（第五部）［M］. 福州：福建科学技术出版社，2008.

71. 孔秀缇. 切脉与临床［J］. 长春中医学院学报，1995，11（50）：6-7.

72. 杨雨禾. 张仲景有关虚脉论述之浅析及实践［J］. 浙江中医药大学学报，2006，30（5）：456-457.

73. 张波，张连同，王中琳. “气虚脉数”机理浅析［J］. 中医药学报，2003，31（3）：61-63.

74. 韩先知. 促脉、结代脉案举隅［J］. 四川中医，1995（8）：34-35.

75. 龙开贡. 散脉在现代中医内科中的应用［J］. 中华综合临床医学杂志，2003，5（3）：4-5.

76. 郑意珍. 寸口脉判断高血压的研究［J］. 新中医，1993（7）：55-56.

77. 唐亚平，樊新荣，杨宏宝. 芤脉脉象探析［J］. 中医研究，2007，20（8）：4-5.

78. 徐灵胎. 徐灵胎医学全书［M］. 北京：中国中医药出版社，1999.

79. 吴瑭. 温病条辨［M］. 北京：人民卫生出版社，2005.

80. 张介宾. 景岳全书［M］. 上海：上海科学技术出版社，1959.

81. 俞震. 古今医案按［M］. 北京：中国中医药出版社，1998.

82. 鲁兆麟. 中国古今医案类编［M］. 北京：中国建材工业出版社，2001.

83. 江荣禧. 中医数值诊断与论治方元［M］. 南宁：广西科学技术出版社，1989.

84. 廖育群. 汉以前脉法发展演变之源流［J］. 中华医史杂志，1990，4：193-196.

85. 廖育群. 周潜川、廖厚泽与《古脉法》［J］. 中国科技史料，2001，22（4）：343-346.

86. 黄龙祥. 中国针灸学术史大纲［M］. 北京：华夏出版社，2001.

87. 钱远铭. 《奇经八脉考》研究［M］. 广州：广东科技出版社，1988.

88. 陈志渊. 中国民间几种特殊脉法的研究［D］. 北京：北京中医药大学，2005.

89. 徐培平，符林春. 经络的实质浅谈［J］. 现代中医药，2000（6）：3-5.

90. 徐培平，符林春. 伤寒六经营卫观［J］. 安徽中医学院学报，2000，19（6）：7-10.

91. 王忠鑫. 古遍诊脉法整理与研究［D］. 济南：山东中医药大学，2006.